Regina Naumann

Bioaktive Substanzen:
die Gesundmacher in unserer Nahrung

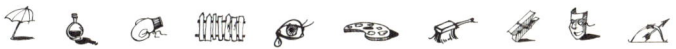

Heilstoffe und ihre Wirkung,
Einkaufstips und Rezepte

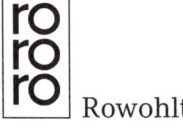

Rowohlt

Originalausgabe
Veröffentlicht im Rowohlt Taschenbuch
Verlag GmbH, Reinbek bei Hamburg, Mai 1997
Copyright © 1997 by Rowohlt Taschenbuch
Verlag GmbH, Reinbek bei Hamburg
Umschlaggestaltung und Fotos Barbara Thoben
Illustrationen Jörg Asselborn
Satz Candida PostScript, QuarkXPress 3.32
Gesamtherstellung Clausen & Bosse, Leck
Printed in Germany
1690-ISBN 3 499 60211 3

Inhalt

Einleitung

Die Vitamine bekommen harte Konkurrenz. Ausgerechnet Außenseiter schicken sich an, die bis jetzt unangefochtenen Spitzenreiter vom Platz eins der «Gesundheits-Hitliste» zu verdrängen – und die Namen dieser Aufsteiger sollte man sich merken, denn es sieht so aus, als würden sie in Zukunft die Diskussion über die gesundheitliche Wirkung von Lebensmitteln entscheidend mitbestimmen.

Die Rede ist von den *bioaktiven Substanzen,* zu denen definitionsgemäß diejenigen Nahrungsbestandteile gehören, die wir nicht notwendig zum Leben brauchen, die aber sehr förderlich für Gesundheit und Wohlbefinden sind: die *sekundären Pflanzenstoffe,* die *Ballaststoffe* und die *Milchsäurebakterien.* Daß Ballaststoffe und Joghurt gesund sind, weiß inzwischen fast jeder, die sekundären Pflanzenstoffe sind hingegen noch weitgehend unbekannt. Zu ihnen gehören zum Beispiel Pflanzeninhaltsstoffe wie die *Carotinoide, Terpene, Glucosinolate, Flavonoide* und viele andere. Sie dienen nicht direkt dem Stoffwechsel der Pflanze und werden deshalb, im Gegensatz zu den notwendigen, sogenannten primären Inhaltsstoffen wie Eiweiß, Fett und Kohlenhydraten, als sekundär, also «zweitrangig», bezeichnet. Doch sie haben erstaunliche Auswirkungen auf die menschliche Gesundheit. Wußten Sie, daß Inhaltsstoffe der Sojabohne die Versorgungsgefäße von Krebsgeschwülsten kappen können und so zu ihrer Schrumpfung beitragen? Daß sich in allen Kohlgemüsen, besonders im Brokkoli, ein ganzes Arsenal an Krebskillern befindet? Daß die Flavonoide in Äpfeln und Tee Herzinfarkte verhüten helfen? Daß chemische Substanzen aus Lebensmitteln Umweltgifte unschädlich machen können?

In der «Apotheke der Natur» stehen nicht nur wohlbekannte Heilkräuter wie Kamille und Weißdorn, sondern auch – und vor allem! – ganz normale Lebensmittel wie Orangen und Weißkohl, Äpfel und Linsen.

Dabei ist dieses Wissen nicht neu. Auch wenn es uns heutzutage seltsam und ungewohnt anmutet, tägliche Nahrungsmittel als «Arznei» zu betrachten – in der Geschichte der Menschheit ist diese Trennung von Heil- und Nahrungsmitteln, wie wir sie jetzt kennen, etwas völlig Neues. Für drei Viertel der Weltbevölkerung sind Nahrung und Heilmittel noch immer eins. Auch in Europa war das Wissen um die Heilkraft der Nahrung früher tief verwurzelt, wie die Anweisung von Hippokrates (etwa 460–370 v. Chr.), dem «Vater der modernen Medizin», deutlich zeigt: «Laßt eure Nahrung eure Medizin und eure Medizin eure Nahrung sein!» Noch im 2. Weltkrieg wurde Knoblauch als Antibiotikum benutzt, und viele alte Hausrezepte basieren auf der Heilwirkung von Ost und Gemüse.

Wie konnte es zum Verlust dieses alten Erfahrungsschatzes kommen?

Mit dem Aufstieg der modernen naturwissenschaftlich geprägten Medizin vor etwa zweihundert Jahren setzte sich mehr und mehr ein rational geprägtes, mechanistisches Weltbild durch, in dem für überlieferte, schwer beweisbare Erfahrungswerte kein Platz mehr blieb. Der Mensch wurde in dieser Denkweise eine ‹Maschine›, die nach Input-Output-Kriterien funktionierte und nach allen Regeln der medizinischen Kunst gemessen, gewogen und analysiert wurde.

Es wurde entdeckt, daß der Mensch zum Leben bestimmte Nährstoffe *unbedingt braucht und unbedingt mit der Nahrung zuführen muß*, weil er sie nicht selbst herstellen kann.

Auf diese wichtigen, sogenannten *essentiellen Nährstoffe* konzentrierten sich die Ärzte und Ernährungswissenschaftler. Gesunde Ernährung wurde eine Frage von Energie- und Nährstoffbilanzen. Unzählige, teilweise sehr unsinnige und einseitige Diäten entstanden (und geistern immer noch durch die entsprechenden Gazetten), die alle darauf basieren, der «Maschine Mensch» die richtige Menge an «Treibstoff» zuzuführen. Das wichtigste Handwerkszeug in der Ernährungsdiskussion und -beratung wurden Tabellen – mit Kalorien, Vitaminen, Proteinen, Mineralstoffen und Fetten.

Doch die ersehnte Gesundheit wollte sich nicht einstellen. Im Gegenteil, trotz perfekt bilanzierter Diätpläne scheinen wir etwas falsch zu machen: Ernährungsbedingte Krankheiten wie Arteriosklerose, Bluthochdruck, Typ-II-Diabetes sowie viele Krebsformen verursachen, neben viel persönlichem Leid und Verlust an Lebensqualität, jährlich Kosten in Milliardenhöhe. Da begannen in den achtziger Jahren einzelne Wissenschaftler, sich unsere Nahrungsmittel unter einem neuen Gesichtspunkt anzusehen. Nicht für die *Ernährungsphysiologie* interessierten sie sich, also für die Frage, welche Nährstoffe wir für ein reibungsloses Funktionieren unbedingt brauchen, sondern für die *Ernährungspharmakologie.* Sie gingen also der Frage nach, ob es in Lebensmitteln ebenso wie in Heilkräutern medizinisch wirksame Substanzen gibt und welche Einflüsse sie auf unsere Gesundheit haben könnten.

Diese Frage hatte bis dahin kein Forscher gestellt. Das lag zum einen daran, daß diese nicht-essentiellen Pflanzenstoffe keine Nährwirkung haben und als völlig nutzlose Abfallprodukte betrachtet wurden, um deren Erforschung sich nur ein paar Biologen kümmerten. Zum anderen interessierte sich niemand für die jahrhundertelangen Erfahrungen der Volksmedizin, da diese aus der Sichtweise der modernen Naturwissenschaft als unwissenschaftlich und nicht beweisbar galten.

Das hat sich zum Glück geändert. In den letzten zehn Jahren hat bei den Ernährungswissenschaftlern und Medizinern ein Umdenkprozeß eingesetzt; heute beschäftigen sich überall auf der Welt Forschungsgruppen mit den gesundheitlichen Wirkungen der sekundären Pflanzenstoffe.

Dabei haben sie schon viele Schätze geborgen: Es gibt Tausende und Abertausende von Substanzen in Obst, Gemüse, Nüssen und Getreide, die genau *den* Erkrankungen vorbeugen und sie teilweise sogar heilen können, unter denen wir in den Industrieländern am meisten leiden: Krebs, Herz-Kreislauf-Erkrankungen, Immunschwächen, Verdauungsstörungen. Gegen jedes Übel ist nicht nur ein Kraut gewachsen, sondern auch Grapefruit, Spinat, Melone, Sojabohne und Grünkohl. Man könnte fast glauben, die Pflanzen würden all diese Stoffe nur produzieren, damit wir Menschen gesund bleiben! Eine neue Sichtweise beginnt Fuß zu fassen in Medizin und Ernährungwissenschaft: Nicht nur Heilpflanzen, sondern *alle* Pflanzen haben pharmakologische Wirkungen und damit Einfluß auf unsere Gesundheit. Diese Wirkungen können, wie bei den Nahrungsmitteln, sehr milde sein und sich nur über längere Zeiträume und bei täglicher Verabreichung bemerkbar machen. Pflanzen, deren Wirkstoffe stärker in den Stoffwechsel eingreifen, benutzen wir als leichte oder starke Arzneimittel.

Die «Nahrungsmedizin» boomt. Vor allem in den USA haben Wissenschaftler die gewaltige Bedeutung der sekundären Pflanzenstoffe erkannt. Eine Datenbank an der Universität Illinois enthält bereits über 50 000 Veröffentlichungen zu diesem Thema, und das National Cancer Institute, das nationale amerikanische Krebsforschungsinstitut, hat eine Langzeitstudie über fünf Jahre mit fünf Millionen Dollar finanziert. Untersucht werden sollen die Wirkungen der sekundären Pflanzenstoffe auf die Krebsentstehung. Auch in Deutschland beschäftigen sich Arbeitsgruppen vor allem in Potsdam (Deutsches Institut für Ernährungsforschung) und Karlsruhe (Bundesforschungsanstalt für Ernährung) mit den gesundheitlichen Wirkungen der sekundären Pflanzenstoffe.

Und auch die Lebensmittelindustrie zeigt bereits Interesse. Könnte es demnächst Müsliriegel geben, die durch Carotinoide zu Anti-Herzinfarkt-Riegeln werden? Oder mit Indolcarbi-

Abb. 1 Die pharmakologische Verwendung von Pflanzen

Seit jeher nutzen Menschen die vielen unterschiedlichen Inhaltsstoffe von Pflanzen: je nach Wirkstärke als tägliche Nahrung und zur Vorbeugung von Erkrankungen oder als Heilmittel bei Krankheiten. Gewürze nehmen eine Mittelstellung zwischen Lebensmitteln und leichten Arzneimitteln ein. Sie werden nur in kleinen Mengen verzehrt und haben häufig schon leichte Arzneimittelfunktion.

Nutzung der Pflanze	Einnahme	Wirkung
als Lebensmittel z. B.: Kohl, Karotte, Bohne, Apfel, Weintraube	täglich in großen Mengen zur Ernährung und Vorbeugung gegen Krankheiten	viele Wirkstoffe mit leichter Wirkung
als Gewürz z. B.: Anis, Kümmel, Curry, Knoblauch	täglich bis gelegentlich in kleinen Mengen zum Genuß und zur Vorbeugung gegen Krankheiten	mehrere Wirkstoffe mit leichter bis mittelstarker Wirkung
als leichtes Arzneimittel z. B.: Kamille, Baldrian, Pfefferminze, Enzian	gelegentlich in kleinen Mengen zur Behandlung von leichteren Erkrankungen und Beschwerden	wenige Wirkstoffe mit leichter bis mittelstarker Wirkung
als starkes Arzneimittel z. B.: Schlafmohn, Tollkirsche, Fingerhut	selten in sehr kleinen Mengen zur Behandlung von schwereren Erkrankungen	einzelne, oft isolierte Wirkstoffe (z. B. Morphin, Atropin) mit starker Wirkung

nol angereicherte Anti-Krebs-Burger? Die Bestrebungen der Industrie gehen durchaus in Richtung solchen «functional foods» (Lebensmittel mit besonderen Funktionen), doch warnen Ernährungswissenschaftler und Ärzte entschieden vor einer solchen Entwicklung. Es kann nicht deutlich genug gesagt werden: *Jede Isolierung von einzelnen, als gesundheitlich wirksam erkannten bioaktiven Substanzen und deren erhöhte Einnahme bringt natürliche Regulationsmechanismen durcheinander und kann die gegenteilige Wirkung hervorrufen!*

Das gilt auch für scheinbar so harmlose Substanzen wie Kleie und Betacarotin. Unser Organismus ist durch eine Millionen Jahre lange Anpassung an die Pflanzen unserer Umgebung gewöhnt, an Tausende von oft nur in Spuren vorhandene Biostoffe. Wir fangen gerade erst an, dieses komplizierte Netzwerk von Gleichgewichten und gegenseitigen Beeinflussungen zu entdecken. Nur dieses Gleichgewicht zwischen den Stoffen in unserer Nahrung hält uns gesund – einseitige Bevorzugung einiger weniger Substanzen stört diese Selbstregulation.

Am besten kann man dieses Zusammenspiel mit einem wunderbar musizierenden Orchester aus Hunderten von Instrumenten vergleichen. Stellen Sie sich vor, ein Forscher wollte herausfinden, welche Instrumente zu dieser Gesamtwirkung beitragen, und entdeckt beispielsweise, daß Blockflöten eine wichtige Rolle spielen. Er setzt nun verstärkt Blockflöten ein, um diese Wirkung zu intensivieren, vielleicht läßt er sogar andere wichtige Instrumente dafür weg. Doch je mehr er die Blockflöten bevorzugt, um so mehr geht die Gesamtwirkung verloren – Blockflöten allein können eben keine Symphonien spielen.

Wir stehen am Beginn einer interessanten Entwicklung: Uraltes Heilwissen über Nahrungspflanzen wird erstmalig mit modernen wissenschaftlichen Methoden untersucht – und bestätigt! Dabei gehen die Wissenschaftler wie unser «Orchester-Forscher» vor: Sie isolieren und analysieren die einzelnen Substanzen und überprüfen die Ergebnisse in Zellkulturen, in Tierstudien und am Menschen – alles streng nach den Kriterien und Regeln der rationalen Naturwissenschaft. Nur so können wir nach unserem wissenschaftlichen Verständnis *beweisen*, ob ein sekundärer Pflanzenstoff auch wirklich eine bestimmte, vermutete Wirkung hat.

Dieses analytische Vorgehen erleichtert uns das Zurechtfinden in einer verwirrenden Vielfalt, es sollte jedoch nicht das eigentliche Ziel sein und darf uns nicht den Blick auf das Ganze verstellen. Auf die Analyse muß die Synthese folgen, die neuen Erkenntnisse müssen in einen Gesamtzusammenhang eingebaut werden. Auf die bioaktiven Stoffe angewandt, bedeutet dies: Nicht die Isolierung einzelner Inhaltsstoffe von Lebensmitteln und deren Anwendung in hohen Dosierungen – bei sonst unveränderter Ernährung – darf das Ziel sein, sondern die Übernahme dieser Erkenntnisse in den täglichen Speisezettel. Die wissenschaftliche Erkenntnis etwa, daß Flavonoide vor Herzinfarkt schützen, kann so durch täglichen Verzehr flavonoidreicher Lebensmittel in die Tat umgesetzt werden.

Dieses Buch wendet sich an alle, die mehr über die «Obst- und-Gemüse-Apotheke» und über einen spannenden Bereich der Ernährungsforschung wissen möchten. Wie schafft es Knoblauch, den Cholesterinspiegel zu senken, warum sind Zwiebeln gut bei Husten, und welche geheimnisvollen Bestandteile in der Nahrung sind für die niedrige Brustkrebsrate von Japanerinnen verantwortlich?

Auf diese und andere Fragen können Wissenschaftler bereits interessante Antworten geben.

Im ersten Teil erfahren Sie, warum es die pharmakologisch wirksamen sekundären Pflanzenstoffe überhaupt gibt und warum wir sie so dringend benötigen. Den bis jetzt bekannten und untersuchten bioaktiven Stoffen sowie ihren Heilwirkungen sind jeweils einzelne Kapitel gewidmet. Die getrennte Behandlung soll jedoch nicht dazu verleiten, einzelnen Substanzen eine herausragende Bedeutung zu verleihen. Wie beim Orchester sind *alle* wichtig, und die optimale gesundheitliche Wirkung entsteht durch das Zusammenspiel *aller* Bioaktivstoffe in der Nahrung. Da es in diesem Buch vor allem um die noch weitgehend unbekannten sekundären Pflanzenstoffe geht, bleiben andere, für die Gesundheit ebenso wichtige Nahrungsbestandteile wie Vitamine, Mineralien und Spurenelemente im Hintergrund. Sie werden auch deshalb nicht ausführlich behandelt, weil zu den bioaktiven Substanzen im engeren Sinne nur die sekundären Pflanzenstoffe, Milchsäurebakterien und die Ballaststoffe gehören.

Der zweite Teil lenkt den Blick verstärkt auf den Beitrag der bioaktiven Pflanzenstoffe zur Vorbeugung vor den typischen Zivilisationskrankheiten. Da es sich bei allen bioaktiven Stoffen in Lebensmitteln um milde Heilmittel handelt, die ihre Wirkung über längere Zeiträume entfalten, *muß ausdrücklich davor gewarnt werden, schnelle Erfolge zu erwarten oder womöglich Medikamente abzusetzen.*

Der dritte Teil stellt eine Auswahl von gut untersuchten und im Hinblick auf bioaktive Substanzen besonders interessanten Nahrungsmitteln vor – Vollständigkeit ist nicht beabsichtigt! Eher Anregung zum Experimentieren mit neuen ebenso wie mit altbekannten Lebensmitteln, wozu auch die Rezepte einladen sollen. Hier werden auch wichtige Vitamine, Mineralien und Spurenelemente einbezogen, wenn sie in besonders hohen Konzentrationen vorkommen oder eine außergewöhnliche Bedeutung haben.

Übrigens: *Nur* Pflanzen stellen bioaktive Stoffe her – niemals Tiere. Warum das so ist, ist eine spannende Geschichte, die vor langer Zeit ihren Anfang nahm und die Wissenschaftler jetzt erst zu entschlüsseln beginnen. Es ist die Geschichte von der Auseinandersetzung zwischen Pflanzen und Tieren – und von Pflanzeninhaltsstoffen, die zu bioaktiven Heilstoffen in unserer Nahrung wurden.

I. Die Heilstoffe
in Obst und Gemüse

Sekundäre Pflanzenstoffe –
die Kommunikationsmittel von Pflanzen

Es begann alles mit einem Dilemma: Pflanzen können nicht weglaufen! Das klingt banal – ist aber ein Überlebensproblem für ein Lebewesen, das seinen Feinden hilflos ausgeliefert ist, weil es nicht fliehen kann. Wie soll es sich vor Raupen, Insekten, Mäusen und all den gefräßigen Angreifern retten, die in ihm nur eine willkommene Mahlzeit sehen?

Fest verwurzelt an Ort und Stelle, unfähig zum Knurren und Fauchen, hatten deshalb seit Urzeiten diejenigen Pflanzen die besten Überlebenschancen, die eine «Sprache» entwickelten, um einem hungrigen Tier klar und deutlich zu sagen: «Laß mich in Ruhe – oder es wird dir sehr schlecht gehen!»

Diese «Pflanzensprache» sind die *sekundären Pflanzenstoffe* – genial einfach mit zwei für alle Pflanzen lebenswichtigen Aussagen: «Bleib weg!» und «Komm her!» Tödliche Gifte, Scharf- und Bitterstoffe, aber auch lockende Düfte und Farben – das sind die «Wörter», die von fast allen Tieren verstanden werden. Mit ihnen können Pflanzen Feinde abwehren und am Ende ihrer Vegetationsperiode Insekten und Vögel zum Verbreiten von Pollen und Samen anlocken.

Im Laufe einer jahrmillionenlangen gemeinsamen Evolution von Tieren und Pflanzen ist dieses wirkungsvolle Kommunikationssystem entstanden. Durch zufällige Mutationen (Veränderungen am Erbgut) entstanden im Stoffwechsel der Pflanzen chemische Substanzen, die ihnen einen Vorteil im Überlebenskampf verschafften. Sei es, daß sie weniger gefressen wurden, weil ein Tier den Geschmack nicht mochte, oder daß eine neue leuchtende Farbe mehr Insekten zum Bestäuben anlockte – auf jeden Fall hatte die Pflanze mit dieser neuen Substanz einen Vorteil gegenüber anderen Pflanzen ohne diesen Stoff. Sie konnte sich erfolgreicher fortpflanzen und den Bauplan für diese nützliche Substanz weitervererben. Eine positive Auslese (Selektion) dieser Pflanzenstoffe fand statt.

Im Laufe der Evolution, über Millionen von Jahren hinweg, entstanden immer neue Formen, die beiden Botschaften zu übermitteln, verschiedene «Dialekte» der Kommunikation von Pflanzen mit Mikroorganismen, Tieren und anderen Pflanzen. Die «Wörter» der Pflanzensprache sind die Phytochemikalien (die Silbe «Phyto» bezeichnet alles, was mit Pflanzen zu tun hat). Abertausende von chemischen Substanzen haben Wissenschaftler in den letzten Jahrzehnten in Pflanzen gefunden und in mühsamer Kleinarbeit analysiert.

Sie gaben ihnen, um das Chaos etwas zu ordnen, den Sammelbegriff «Sekundäre Pflanzenstoffe». Sekundär deshalb, um sie von den primären Stoffwechselprodukten der Pflanze zu unterscheiden. *Die primären Pflanzenstoffe dienen dem Stoffwechsel der einzelnen Pflanze.* Es sind die Nährstoffe, die für die Existenz aller Tiere und Menschen lebensnotwendig sind: Kohlenhydrate (von Einfachzuckern wie Glucose bis zu riesigen, zusammengesetzten Kohlenhydraten wie Stärke oder Zellulose), Fette und Eiweiße. Alle Pflanzen können mittels der Photosynthese und mit Hilfe von Stickstoff aus Luft oder Erde diese Grundnährstoffe aus Kohlendioxid, Wasser und Sonnenenergie herstellen und ermöglichen damit überhaupt erst das Leben von Tieren, die diese «Lebens-Mittel» nicht selbst produzieren können.

Entsprechend ihrer Bedeutung für die Pflanze und den Menschen wurden diese Nährstoffe von Naturwissenschaftlern, Ärzten und Ernährungswissenschaftlern sehr ausgiebig erforscht – während die sekundären Pflanzenstoffe eher stiefmütterlich behandelt wurden und lange eine Domäne nur einiger weniger Biologen und Ökologen blieben.

Primäre Pflanzenstoffe
Stoffgruppen:
- Kohlenhydrate
- Fette
- Eiweiß

Merkmale:
- Hauptbestandteile der Pflanze,
- üben Nährstoffwirkungen aus.

Die sekundären Pflanzenstoffe dienen im weitesten Sinne der Kommunikation der Pflanze mit der Außenwelt. Sie leisten keinen direkten Beitrag zum Stoffwechsel der Pflanze. Deshalb wurden sie zuerst als Abfallstoffe des Zellstoffwechsels deklariert – was sich auch anzubieten schien bei dieser verwirrenden Anzahl verschiedener Verbindungen, die noch dazu häufig von der Pflanze in Extrazellräumen, den Vakuolen, gesammelt werden, ganz so, als sollten sie in einem Mülleimer entsorgt werden.

Doch offensichtlich sind die sekundären Pflanzenstoffe mehr als Abfall, da sehr komplizierte chemische Verbindungen zu ihnen gehören, die die Pflanze mit erheblichem Energieaufwand herstellt. Zu den sekundären Pflanzenstoffen gehören die Farben und Duftstoffe von Blüten und Früchten, die Aromastoffe von Früchten, Bitter- und Scharfstoffe ebenso wie der typische Spargelgeschmack oder die Oxalsäure in Spinat und Rhabarber, von der die Zähne «pelzig» werden. Aber auch das Solanin der Kartoffel oder das Amygdalin der Bittermandel, als Arzneimittel genutzte Stoffe wie die Digitalisglykoside des Fingerhuts oder Ergotamin aus dem Mutterkorn des Roggens sind sekundäre Pflanzenstoffe. Durch sie bekommt jede Pflanze ihre unverwechselbare Identität, nur durch die sekundären Pflanzenstoffe können wir – abgesehen von der Form und der Konsistenz – sehen, riechen, schmecken, ob wir in einen Apfel oder in eine Birne beißen.

Der «Wortschatz» der Pflanzen ist riesig: Bis jetzt sind etwa 30 000 Sekundärstoffe bekannt – und ständig werden neue entdeckt und identifiziert.

Sekundäre Pflanzenstoffe
Stoffgruppe:
- zahlreiche, chemisch sehr unterschiedliche Verbindungen

Merkmale:
- üben pharmakologische Wirkungen aus.

Wie Tiere und Menschen auf die Pflanzensignale reagieren

Zur Abwehr möglicher Fraßfeinde ziehen die Pflanzen alle Register. Sie produzieren Gifte, von denen die Angreifer sofort getötet werden (zum Beispiel Strychnin), sie machen sich unverdaulich, indem sie die Verdauungsenzyme im Darm der Tiere lahmlegen, und sie beeinflussen mit Östrogenen die Fruchtbarkeit und damit die Populationsdichte der Tiere ihrer Umgebung. Sie kämpfen wirklich an allen Fronten – und doch sieht es so aus, als ob sich Tiere und Menschen durchaus gut ernähren könnten. Sie scheinen sich mit den Abwehrmechanismen der Pflanzen arrangiert zu haben.

In der Tat: Genauso, wie bei den Pflanzen durch zufällige Mutationen Phytochemikalien zur Abwehr entstanden sind, haben auch Tiere auf diese Bedrohung reagiert. Sie entwickelten Gegenstrategien: Sie lernten, die unbekömmlichen Pflanzen zu meiden, formten die Gifte in ihrem Stoffwechsel so um, daß sie ihnen nichts mehr anhaben konnten, und begannen sogar, die Pflanzenstoffe zu nutzen.

Anpassungsmechanismen an pflanzliche Abwehrstoffe

Die Menschen haben die seit Jahrmillionen bewährten tierischen Strategien übernommen – und oft ist uns gar nicht klar, daß bestimmte Reaktionen auf Nahrungsmittel unbewußte, tiefsitzende Vorsichtsmaßnahmen sind.

1. Anpassung des Verhaltens

So ist die Scheu vor neuen, unbekannten Gerichten («Was der Bauer nicht kennt, das ißt er nicht!») ebenso fest im genetischen Programm verankert wie die Vorliebe für Eßgewohnheiten aus unserer Kindheit. Beide Verhaltensweisen reduzieren die Gefahr, möglicherweise an ein unbekömmliches Lebensmittel zu geraten. Ein sinnvoller Anpassungsmechanismus ist auch die vorübergehende Übersättigung an einem Gericht, das wir sehr mögen und deshalb besonders häufig essen. «Selektive Sättigung» nennen Wissenschaftler diese Reaktion – auch sie ist ein Schutz vor zu vielen Phytochemikalien der gleichen Art. Nach neueren Erkenntnissen ist diese selektive Sättigung auch ein Signal des Immunsystems, das durch ununterbrochene «Bombardierung» mit den immer gleichen Substanzen überfordert werden könnte – und so kurz vor einer Überreizung die «Notbremse» zieht. Hinweise auf die Verträglichkeit von Kräutern, Früchten und Wurzeln bekamen unsere Vorfahren durch das Beobachten des Freßverhaltens von Tieren. Und von diesen haben wir nicht nur den Umgang mit pflanzlicher Nahrung gelernt – auch die Enzyme in unserem Verdauungssystem sind die gleichen, die sich schon seit Urzeiten im Tierreich bewährt haben.

2. Anpassung des Stoffwechsels

Tierische Organismen können nicht, wie Pflanzen, ihre Nährstoffe selbst aufbauen, sondern sind auf die Zufuhr von außen angewiesen. Von Anfang an bildeten sich deshalb im Verdauungssystem Mechanismen heraus, um eventuelle Gifte so zu entschärfen, daß sie für den Organismus nicht mehr schädlich waren und leichter ausgeschieden werden konnten. Diese Aufgabe leisten zum einen *Darmbakterien* und zum anderen ganz spezielle *Entgiftungsenzyme.* Die allererste Hürde für die Phytochemikalien sind die Verdauungsenzyme im Speichel, Magen und Darm sowie die Magensäure. Wenn sie diese Hindernisse unversehrt überwunden haben, werden sie von den Darmbakterien in die Mangel genommen. Viele von ihnen können Fremdstoffe so verändern, daß diese nicht mehr durch die Darmschleimhaut in den Blutkreislauf aufgenommen werden können. Es ist jedoch unvermeidlich, daß trotzdem toxische Stoffe verdaut werden. Dann beginnt die Arbeit der Entgiftungsenzyme. Sie befinden sich in allen Geweben, besonders viele jedoch in der Leber, weil in diesem gut durchbluteten Organ Entgiftungsreaktionen schnell stattfinden können.

Der «Auftrag», den diese Enzyme seit etwa 300 Millionen Jahren erledigen, heißt: «Macht alles, was in den Körper kommt und nicht dem Stoffwechsel dient, so schnell wie möglich wasserlöslich und bindet es an große Moleküle, damit es unschädlich wird und rasch ausgeschieden werden kann!»

Für diese Aufgaben stehen zwei Gruppen von Enzymen zur Verfügung, die in zwei Phasen zum Einsatz kommen:

• In der Phase I bereiten die *mischfunktionellen Oxidasen (Oxidationsenzyme)* die Fremdstoffe für das Festbinden an körpereigene Entgiftungssubstanzen vor. Die Moleküle werden durch chemische Reaktionen so weit verändert (transformiert), daß an ihnen gut bindende Stellen entstehen – kleine «Haken» sozusagen. Dies ist noch *keine* Entgiftungsreaktion, im Gegenteil, oft entstehen durch diese Transformation aus ungefährlichen Stoffen erst gefährliche, zum Beispiel aus dem an sich harmlosen Aflatoxin A 1 (Gift, das in Schimmelpilzen auf Nüssen entsteht) das giftige Aflatoxin.

- In der Phase II werden an diesen reaktionsfreudigen Stellen mit Hilfe von *Transferasen (Transportenzymen)* große körpereigene Moleküle befestigt, zum Beispiel Glutathion oder Glucuronsäure. Damit werden die Fremdstoffmoleküle biologisch inaktiv und wasserlöslich und können mit dem Urin ausgeschieden werden.

Dieser hauptsächlich in der Leber stattfindende Entgiftungsprozeß ist absolut lebenswichtig für uns. Er ist entstanden, um tierische Organismen vor Pflanzen*giften* zu schützen, wenn sie die für ihre Ernährung notwendigen Pflanzen*nährstoffe* aufnehmen.

Die gesundheitsfördernde Wirkung der sekundären Pflanzenstoffe

Genau diese Entgiftungsenzyme spielen jetzt eine große Rolle, wenn wir die gesundheitsfördernde Wirkung vieler sekundärer Pflanzenstoffe betrachten.

Das scheint auf den ersten Blick ein Widerspruch zu sein. Viele sekundäre Pflanzenstoffe werden doch von den Pflanzen hergestellt, um möglichen Fraßfeinden (und damit auch uns Menschen) zu schaden und sie abzuschrecken. Und nun sollen diese Phytochemikalien unserer Gesundheit nützen?

Dieser scheinbare Widerspruch läßt sich erklären.

1. Sekundäre Pflanzenstoffe aktivieren Entgiftungsenzyme

Durch jahrmillionenlange Erfahrung mit Pflanzennahrung und Auseinandersetzung mit den Pflanzeninhaltsstoffen «weiß» unser Körper, daß er diese Substanzen rasch entsorgen muß. Er kurbelt also, wenn sie auftauchen, das Entgiftungssystem auf Hochleistung an. Vor allem die Enzyme der Phase II (die Transportenzyme) werden sehr viel schneller gebildet. Das hat jedoch zur Folge, daß auch andere Gifte, krebsauslösende

Substanzen etwa, schneller aus dem Körper entfernt werden. Die antikanzerogene Wirkung vieler sekundärer Pflanzenstoffe beruht zum großen Teil auf dieser Vermehrung und schnelleren Reaktion der Entgiftungsenzyme – auf einer Abwehrreaktion des Körpers also.

2. Sekundäre Pflanzenstoffe schützen vor Oxidationsschäden

Eine andere, wichtige Wirkweise der sekundären Pflanzenstoffe beruht darauf, daß sich Pflanzen einen Schutz gegen die schädlichen Auswirkungen von Sauerstoff und UV-Strahlung aufgebaut haben. Beim Sauerstoff liegen Gut und Böse sehr nahe beieinander. Auf der einen Seite ist ohne Sauerstoff kein Leben auf der Erde möglich, auf der anderen Seite kann reiner Sauerstoff großen Schaden anrichten. Er ist ein starkes Oxidationsmittel und kann andere Moleküle so stark verändern, daß sie ihre Aufgabe nicht mehr erfüllen können. Ein Beispiel für Oxidation ist das Rosten von Eisen: Aus dem ehemals festen Metall entsteht bröseliger Rost.

Bei der Atmung und beim Verbrennen der Nährstoffe bilden sich zwangsläufig sehr reaktionsfreudige, *schädliche* Sauerstoffmoleküle: Peroxide *, Sauerstoff-Radikale * und Singulett-Sauerstoff *. Ganz besonders aggressiv sind die *freien Radikale*. Diese sind deshalb so gefährlich, weil ihnen auf ihrer äußersten Elektronenhülle ein Elektron fehlt. Das versuchen sie auf jeden Fall wieder einzufangen und gehen dabei nicht zimperlich vor: Sie entreißen einem anderen Molekül ein Elektron aus seiner Paarbindung. Nun steht dieses Molekül mit einem ungepaarten Elektron da – und der Reigen geht weiter: Die schönste Kettenreaktion ist im Gange.

Für den Organismus sind diese freien Radikale sehr gefährlich, weil sie alles angreifen, was ihnen in den Weg kommt:

---

* Alle mit * gekennzeichneten Begriffe werden im Glossar (S. 306 ff.) erklärt.

Zellwände, Eiweiße, Immunzellen und sogar die Erbsubstanz DNS (Desoxyribonukleinsäure).

Überall können in lebenden Zellen, die dem UV-Licht ausgesetzt sind und in denen Sauerstoffreaktionen stattfinden, Oxidantien (Substanzen, die andere Stoffe oxidieren) und Radikale entstehen. Deshalb haben sich in Pflanzen wirkungsvolle Mechanismen herausgebildet, um dieser Gefahr zu begegnen: die *Antioxidantien*. Das sind Enzyme und chemische Stoffe, die der Radikalbildung und Oxidation Einhalt gebieten können.

Unsere Radikalen- und Oxidantienabwehr steht auf drei Beinen: Neben den körpereigenen Enzymsystemen gibt es die fettlöslichen Antioxidantien, zu denen Vitamin E und die Carotinoide gehören sowie das wasserlösliche Vitamin C und die Flavonoide. So ist gewährleistet, daß alle Gewebe stets ausreichend mit dem lebenswichtigen Oxidationsschutz versorgt sind – wenn wir genug davon essen.

Antioxidantien		
körpereigene	in der Nahrung	
	fettlöslich	wasserlöslich
Glutathion-Peroxidase Katalase Superoxid-Dismutase	Vitamin E Carotinoide	Vitamin C Flavonoide

3. Sekundäre Pflanzenstoffe schützen vor Krebsentstehung

Für jeden Organismus ist die unkontrollierte Wucherung einzelner Zellen eine Gefahr. Auch für Pflanzen – und so haben sich im Laufe der Evolution Phytochemikalien herausgebildet, die das entartete Wachstum stoppen können.

Die Krebsentstehung (Kanzerogenese) ist ein komplizierter,

in mehreren Stufen ablaufender Prozeß, an dessen Beginn eine veränderte Erbsubstanz (Desoxyribonukleinsäure, DNS) steht. Jede Zelle trägt Gene, die eine unkontrollierte Teilung auslösen können, doch wird dieses «overkill»-Programm in gesunden Zellen normalerweise unterdrückt. Bestimmte Stoffe, die Kanzerogene (krebsauslösende Substanzen), können diese Blockade jedoch aufheben – sie wirken als Krebs-*Initiatoren* (Starter). Solche Krebsauslöser sind unter anderem UV- und Röntgenstrahlen, manche Viren und viele chemische Substanzen wie zum Beispiel Nitrosamine, polycyclische aromatische Kohlenwasserstoffe (Benzpyren) und Asbest. Bereits ein einziger Kontakt des Zellkerns mit dem Kanzerogen kann ausreichen, um die DNS zu schädigen. Doch dadurch muß noch nicht unbedingt ein Tumor entstehen. Zunächst versucht die Zelle, den Schaden zu beheben. Wenn das gelingt (und es gelingt jeden Tag millionenfach!), ist alles in Ordnung. Stören jedoch sogenannte Krebs-*Promotoren* (Förderer) diese Selbstregulation, dann kann es schlecht ausgehen und eine unkontrollierte Zellteilung beginnen. Beim Menschen gehören zu diesen Promotoren Fette, vor allem die Omega-6-Fettsäuren, Alkohol, freie Radikale, manche Hormone – und eine erhöhte Gesamtenergiezufuhr.

Viele sekundäre Pflanzenstoffe verhindern Zellentartungen, indem sie mögliche Kanzerogene so verändern, daß sie ungefährlich werden, oder indem sie die DNS vor Kanzerogen-Angriffen schützen. Auch von diesem Schutz profitieren wir, wenn wir pflanzliche Nahrung essen.

Es ist kein Wunder, daß eine obst- und gemüsereiche Ernährung hauptsächlich vor Krebs, Arteriosklerose, Infektionen und vorzeitigen Alterserscheinungen schützt. Genau bei diesen Erkrankungen spielen die Phytochemikalien eine wichtige Rolle, die in Pflanzen zum Schutz vor Krebswucherungen, Oxidationsschäden und Mikroben im Laufe von Millionen von

Jahren entstanden sind. So sind aus sekundären Pflanzenstoffen, die eigentlich nur die Pflanzen in ihrem Überlebenskampf unterstützen sollten, im Laufe der Evolution für den Menschen bioaktive Heilmittel geworden. Einige davon, vor allem aus der großen Gruppe der Alkaloide, sind wegen ihrer starken Wirksamkeit schon in geringen Dosierungen wertvolle Arzneistoffe (zum Beispiel Morphin, Atropin, Codein, Digitalis). Die große Mehrheit jedoch wirkt eher milde und ist Bestandteil unserer täglichen Nahrungsmittel. Sie halten uns gesund durch ständige Anwesenheit im Blutkreislauf und in den Zellen. *Wir brauchen diese bioaktiven Stoffe, sie sind für eine dauerhafte Gesundheit unerläßlich!* Dies zeigt sich sehr deutlich in allen Zivilisationsgesellschaften, die zu Wohlstand gelangen und mit einer unangepaßten, fett- und eiweißreichen Ernährung diese in vielen Millionen Jahren entstandene Balance durcheinanderbringen. Plötzlich fehlen die optimalen Mengen an bioaktiven Stoffen im Körper – und das Resultat für unsere Gesundheit kennen wir alle.

Doch nun zur ersten Gruppe der bioaktiven Stoffe. Sie sind das geruchliche Erkennungsmerkmal einer ganzen Pflanzenfamilie, zu der wichtige Nahrungsmittel gehören.

Sulfide –
«Stinker» gegen Vampire
und andere Übel

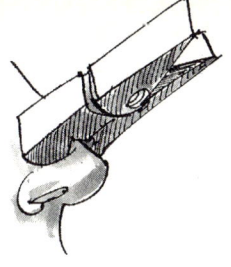

Die Sulfide 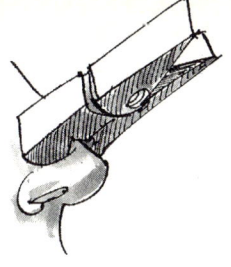 wecken Emotionen. Jeder kennt sie, ihr Geruch läßt niemanden gleichgültig, und kaum jemand kann sich der Parteibildung in erbitterte Gegner einerseits und überzeugte Anhänger andererseits entziehen.

Die Rede ist von den schwefelhaltigen Wirkstoffen der Allium-Familie, die zu den Lauchgewächsen (Liliaceen) gehören: Knoblauch, Zwiebel, Porree und Schnittlauch.

Die heftige Reaktion auf den Geruch dieser Gemüse läßt sich vielleicht entwicklungsbiologisch erklären: Als Säuglinge nehmen wir unsere Umgebung in der ersten Lebenszeit sehr intensiv über die emotional besetzten Sinne Riechen und Schmecken wahr und lernen die Welt in «gut» und «nicht-gut» zu unterscheiden. Bei dieser Orientierung helfen uns tiefsitzende, unbewußte Programme, die unser Verhalten steuern. Als «gut» empfinden wir Gerüche, die seit Urzeiten bekömmliche Nahrungsmittel signalisieren: zum Beispiel Aromastoffe von reifen Früchten. Über den Wohlgeruch von frischen Erdbeeren, frischgekochter Himbeermarmelade oder reifen Birnen gibt es deshalb auch kaum Meinungsverschiedenheiten. «Nicht-gut» waren im Laufe unserer Entwicklung Zersetzungsprodukte, die auf Fäulnis hinweisen könnten. Alle tierischen Eiweiße enthalten schwefelhaltige Aminosäuren, die bei Zersetzung durch Bakterien und Enzyme freigesetzt werden – und dabei einen für die menschliche Nase widerlichen Gestank verbreiten, der uns vor potentiell schädlichem Essen schützt. Schwefelverbindungen, und genau das sind Sulfide, erregen immer unsere Aufmerksamkeit, und oft empfinden wir sie als unangenehm.

Möglicherweise ist es diese tiefsitzende Abneigung gegen Schwefelverbindungen, die die eine Hälfte der Menschheit zu erklärten Feinden von Knoblauch und Zwiebeln macht. Die andere Hälfte hat sich jedoch durchgesetzt. Seit etwa 5000 bis 7000 Jahren werden Knoblauch und Zwiebel kultiviert und in großen Mengen verzehrt: 1986 betrug die Weltproduktion 28 Mio t.

Das liegt zum einen daran, daß die schwefelhaltigen Verbindungen der Lauchgewächse, zu denen etwa 30 bis jetzt bekannte Verbindungen gehören, einen äußerst aromatischen, oft scharfen Geschmack haben und aus der Küche vieler Kulturen nicht wegzudenken sind.

Und zum anderen haben die Menschen schon sehr früh die vielfältigen Heilwirkungen von Knoblauch und Zwiebel erkannt und genutzt.

So stehen bereits im berühmten Papyrus Ebers (1550 v. Chr.), einer altägyptischen Sammlung von 800 Heilrezepten, allein 22 Knoblauch enthaltende Rezepturen gegen Kopfschmerzen, Herzbeschwerden, Insektenstiche, Würmer und Geschwüre. Bis Ende des 19. Jahrhunderts waren die Wirkstoffe der Lauchgewächse die Hauptmittel bei der antibiotischen Behandlung – endgültig verdrängt wurden sie erst in der Mitte dieses Jahrhunderts durch die synthetischen Antibiotika.

Dann wurde es stiller um die geruchsintensiven Gemüse. Die naturwissenschaftlich orientierte Medizin interessierte sich nicht für pharmakologisch wirksame Substanzen in Lebensmitteln, und die überzeugten Knoblauchliebhaber, die «ihre» Knolle als Allheilmittel ansahen, glichen eher Predigern in der Wüste.

Nun werden sie rehabilitiert, denn seit Jahren entdecken Wissenschaftler immer neue Wirkweisen der Schwefelverbindungen.

So sind mittlerweile folgende Wirkungen der phytochemischen Tausendsassas bewiesen:

- Sie verhindern Mikrobenwachstum
- sie hemmen die Krebsentstehung,
- sie stoppen die Bildung von schädlichen Sauerstoff-Radikalen,
- sie können sklerotische Gefäßablagerungen verhindern,
- sie beugen der Thrombenbildung vor,
- sie verhindern Entzündungsprozesse,
- sie stärken das Immunsystem,
- sie fördern die Verdauung.

Dabei sind die Substanzen, die soviel Gutes verursachen, im frischen Gemüse nicht einmal enthalten. Sie entstehen erst durch enzymatischen Abbau bei der Verarbeitung aus einer – geruchlosen – Vorstufe, dem Alliin. Diese Substanz ist in frischem Knoblauch in einer Menge bis zu 4 g/kg enthalten. Durch Schneiden oder Zerdrücken der Zellen wird ein Enzym, die Allinase, freigesetzt, und erst dieses verwandelt Alliin in die typischen Substanzen: Beim Knoblauch entsteht das aromatisch riechende Allicin, bei der Zwiebel sowie in Schnittlauch und Porree hingegen der stechende, beißende «Tränenfaktor». Außer diesen Hauptstoffen bilden sich noch jede Menge weiterer Schwefelverbindungen (Diallylsulfid, Diallyldisulfid, Mercaptane, Thiosulfinate, Ajoen und viele andere), die auch bioaktive Bedeutung haben.

Schwefelverbindungen sind sehr reaktionsfähig, und so können sich zwei Moleküle Allicin so zusammenlagern, daß eine neue Verbindung entsteht. Diese heißt Ajoen (gesprochen Achoën) und spielt eine wichtige Rolle als Thrombosebekämpfer.

Sulfide als Mikrobenkiller

Auf dem Gebiet der Mikroorganismen-Bekämpfung sind die Schwefelverbindungen der Lauchgewächse, besonders die von Knoblauch und Zwiebel, unschlagbar. Seit Jahrtausenden werden sie deshalb als Arznei zur Behandlung von Infektionskrankheiten eingesetzt. Die Menschen machten überall auf der Welt die gleichen Erfahrungen:

In Indien wurde eine Schüttelmixtur mit Knoblauch zur Behandlung von Wunden verwendet, in China verabreicht man Zwiebeltee gegen Fieber, Cholera und Ruhr, Albert Schweitzer behandelte in Lambarene die Amöbenruhr mit Knoblauch, und noch während der beiden Weltkriege wurde Knoblauch als Antiseptikum gegen Wundbrand eingesetzt. Erst die Entwicklung von Penicillin, die im 2. Weltkrieg begann, beendete den Einsatz der pflanzlichen Antibiotika. Die neuesten Forschungen auf diesem Gebiet bestätigen in eindrucksvoller Weise die jahrtausendealten Erfahrungen: Knoblauch und Zwiebel stoppen das Wachstum vieler pathogener Keime, so von Staphylokokken und Streptokokken, Vibrionen, der Cholera-Erreger, Bazillen (darunter den Erregern von Typhus, Ruhr und Darmkatarrh) sowie von Pilzen und Hefen (etwa von Trichomonas und Candida, den Verursachern von Vaginalinfektionen).

Knoblauchsaft kann sogar noch in einer Verdünnung von 1 : 25 000 das Wachstum von Staphylokokken unterdrücken und hilft auch gegen Mikroorganismen, die gegen herkömmliche Antibiotika bereits resistent sind (Jacobey 1988).

Gegen Typhus-Bakterien wirkt Allicin, das Hauptantibiotikum im Knoblauch, sogar besser als Penicillin – ansonsten sind die Zwiebel- und Knoblauchsulfide jedoch eher milde Antibiotika. Sie wirken hauptsächlich vorbeugend, indem sie bei häufiger Zufuhr ständig eventuell vorhandene Keime am Weiterwachsen hindern.

Sulfide als Krebshemmer

Ein sehr wichtiges Forschungsgebiet hat sich mit der Entdeckung der tumorhemmenden Wirkung der Schwefelverbindungen aufgetan. In Gebieten mit hohem Knoblauch- und Zwiebelkonsum treten manche Krebsarten deutlich weniger auf: So haben die Bewohner in einem Knoblauchanbaugebiet im Norden Chinas signifikant weniger Magenkrebs. Laut einer Studie verzehrten sie jährlich drei Kilogramm mehr Zwiebelgemüse als eine Kontrollgruppe, die es auf nur 13,5 kg brachte.

Auch in den USA stellten Wissenschaftler einen deutlichen Zusammenhang zwischen Zwiebelverzehr und Magenkrebsrate her: In einem Zwiebelanbaugebiet in Georgia haben die Bewohner nur ein halb so hohes Risiko, an dieser Krebsart zu erkranken, wie die übrige Bevölkerung (Watzl/Leitzmann 1995).

Diese heiße Spur zu möglichen Krebskillern wird seitdem von vielen Forschergruppen in der ganzen Welt verfolgt. Sie untersuchten in Labor- und Tierversuchen die genauen Krebshemm-Mechanismen der Allium-Inhaltsstoffe mit dem eindeutigen Ergebnis: Knoblauch- und Zwiebelinhaltsstoffe können das Wachstum von Krebszellen blockieren. Dabei scheint sich die Hauptwirkung auf Krebsarten des Magen-Darm-Traktes zu erstrecken, bei Lungenkrebs wurde nur eine geringfügige Hemmung beobachtet. Aber auch auf die Entstehung von Brustkrebs scheinen die Sulfide einen hemmenden Einfluß zu haben. Bei Ratten, denen Wissenschaftler Brustkrebszellen einspritzten, entwickelte sich nur in etwa 30 Prozent der Fälle ein Tumor, wenn die Ratten gleichzeitig Knoblauch zu fressen bekamen (Watzl/Leitzmann 1995).

Die Hemmwirkung ist abhängig vom Zeitpunkt der Sulfid-Aufnahme. Wenn sich die Sulfide schon zwei bis vier Tage vor dem Kanzerogen im Körper befinden, verhindern sie zuverlässiger eine Krebsentstehung, als wenn sie erst kurz vorher gegessen werden. Fazit aus diesen Untersuchungen: So oft wie möglich Knoblauch oder Zwiebeln essen!

Es scheint mehrere Mechanismen zu geben, wie die Sulfide den Krebszellen den Garaus machen:

- Sie kurbeln möglicherweise diejenigen Enzyme in der Leber an, die körperfremde Substanzen (also zum Beispiel Kanzerogene) so verändern, daß sie leichter ausgeschieden werden können. Die krebsauslösende Substanz hat dann gar keine Zeit, Schaden anzurichten.
- Sie aktivieren in Reagenzglasversuchen die Freß- und Killerzellen des Immunsystems, die Makrophagen* und T-Helferzellen*, und können so die Abwehr des Körpers gegen Krebszellen stärken.
- Es hat sich herausgestellt, daß Ajoen, das Kondensationsprodukt aus zwei Molekülen Allicin, eine toxische Wirkung auf Tumorzellen hat.
- Sulfide können die Anlagerung von Kanzerogen an die Erbsubstanz DNS verhindern. Wenn die krebsauslösende Substanz direkt an der Erbsubstanz angreifen kann, entstehen nach der Zellteilung Zellen mit einer veränderten genetischen Information – und das kann ein unkontrolliertes Wachstum zur Folge haben.

Die Sulfide der Allium-Arten kämpfen also an mehreren Fronten gegen den Tumor, was sehr wirkungsvoll ist, da es sich ja bei der Krebsentstehung auch nicht um ein einheitliches Geschehen handelt.

Sulfide bekämpfen freie Radikale
und halten die Arterien frei

Alle Lebewesen, die Sauerstoff einatmen, befinden sich in einem Dilemma: Auf der einen Seite brauchen sie dieses lebenswichtige Gas, auf der anderen Seite kann es im Stoffwechsel jedoch in eine sehr reaktionsfreudige Form umgewandelt werden, die zur Bildung von freien Radikalen führt. Das sind äußerst aktive Moleküle, die ungesättigte Fettsäuren, Eiweiße und Nucleinsäuren oxidieren – und damit sehr viel Schaden anrichten.

Wenn zum Beispiel die ungesättigten Fettsäuren in den LDL-Partikeln (*low density lipoprotein*, Eiweißpartikel, die das Cholesterin transportieren) oxidiert werden, führt das über mehrere Zwischenstufen zur vermehrten Ablagerung von Cholesterin an den Arterienwänden – und damit zu den bekannten Folgeschäden wie Arteriosklerose, Bluthochdruck und Herzkranzgefäßerkrankungen. Viele der freien Radikale können die DNS auch direkt angreifen und verursachen dadurch Erbgutveränderungen und Krebs.

Kein Wunder also, daß der Körper Mechanismen entwickelt hat, um die unvermeidlichen Radikalbildungen auf ein Mindestmaß zu beschränken: die antioxidativen Enzymsysteme Glutathion-Peroxidase * und Katalase * (S. 28). Diese körpereigenen «Polizeitruppen» machen Jagd auf alle gefährlichen Sauerstoffmoleküle und entschärfen die freien Radikale.

Die Allium-Sulfide kurbeln die Arbeit dieser lebenswichtigen Enzyme an und tragen damit zum Schutz vor Krebs, Arteriosklerose und Herzerkrankungen bei.

Sulfide können auch direkt die Bildung von Cholesterin in der Leber unterdrücken und so niedrigere Serumcholesterinwerte verursachen. Bei gesunden Versuchspersonen, die eine Woche lang eine fettreiche Diät erhielten, erhöhten sich erwartungsgemäß die Blutlipidwerte um 30 Prozent (Cholesterin) und 17 Prozent (Triglyceride). In der zweiten Woche aßen die Probanden zusätzlich zu der fettreichen Kost täglich 5 g frischen Knoblauch – und die Blutfettwerte lagen am Ende der zweiten Woche sogar noch unter den Ausgangswerten (Watzl/Leitzmann 1995)!

Sulfide gegen Thrombose

Das Zauberwort heißt Ajoen. Diese und andere Substanzen im Knoblauch haben einen starken Einfluß auf die Blutgerinnung, der oft als «Blutverdünnung» bezeichnet wird.

Entscheidende Faktoren bei der Blutgerinnung sind zum einen das Zusammenkleben (Aggregation) der Blutplättchen (Thrombozyten) und als letzter Schritt die Bildung von Fibrinfäden, die den Blutpfropf endgültig zusammenhalten. Kleine Gerinnsel (Thromben), die bei geringfügigen Gefäßverletzungen dauernd entstehen, werden ständig durch Auflösen des Fibrins wieder abgebaut.

Ajoen und Allicin wirken auf zweierlei Weise der Bildung von Thromben entgegen. Sie verhindern das Zusammenballen der Blutplättchen und unterstützen die Wiederauflösung schon gebildeten Fibrins. Dabei ist die Hemmung der Thrombozytenaggregation von Ajoen etwa genauso stark wie die von Aspirin®, einem häufig benutzten Medikament zur «Blutverdünnung». Ajoen ist im übrigen noch niemals in Knoblauchzubereitungen wie Extrakten, Ölen, Tabletten und Kapseln gefunden worden. Es gilt also: Nur die frische Zehe bringt's!

Sulfide verhindern Entzündungen und Asthma

Schwefelverbindungen in Zwiebel und Knoblauch können die Produktion von Prostaglandinen * und Leukotrienen * im Körper hemmen – Stoffe, die sehr vielseitig sind und bei einer ganzen Reihe von unerwünschten Reaktionen ihre Hand im Spiel haben: so zum Beispiel bei entzündlichen Prozessen, Fieber, Schmerzen und allergischem Asthma. Walter Dorsch hat an der Universität Mainz entdeckt, daß in Zwiebelextrakten mehrere Phytochemikalien enthalten sind, die sowohl entzündliche Reaktionen wie Schwellung und Rötung des Gewebes unterdrücken können als auch die Symptome von allergischem Asthma. Da dieses oft auf einer chronischen Entzündung beruht, führt eine Unterdrückung der Entzündungsstoffe (Prostaglandine * und Leukotriene *) zu einer Milderung der Beschwerden.

Die schwefelhaltigen Inhaltsstoffe der Lauchgemüse, hauptsächlich von Zwiebeln und Knoblauch, entpuppen sich als äußerst wirkungsvolle Heil- und Vorbeugemittel gerade gegen die modernen Zivilisationskrankheiten.

Gibt es denn gar nichts Negatives über diese «Wundermittel» zu sagen? Nun, bei Überdosierung können eventuell Schleimhautreizungen auftreten – aber bis das passiert, ist wahrscheinlich schon eine andere gravierende Nebenwirkung aufgetreten: soziale Isolierung!

Verarbeitung

Knoblauch wirkt besser, wenn er nicht gehackt, sondern zerquetscht wird, weil dann mehr Zellen zerstört werden. Die heilsamen Wirkungen lassen sich am besten mit frischem Knoblauch erzielen, da viele Sulfide empfindlich auf Kochen reagieren.

Sulfidreiche Nahrungsmittel

Im *Frühling*: Frühlingszwiebeln, Schnittlauch
Im *Sommer*: Lauchzwiebeln, Schalotten, Schnittlauch
Im *Herbst*: Knoblauch, Lauch, Lauchzwiebeln, Schalotten,
   Zwiebeln
Im *Winter*: Lauch, Zwiebeln

Sulfide auf einen Blick

Sulfide (verschiedene Schwefelverbindungen) sind die Hauptwirkstoffe von Zwiebel, Knoblauch, Lauch und Schnittlauch.
Sie sind sehr geruchsintensiv.
Sulfide
* unterdrücken Mikrobenwachstum,
* hemmen die Krebsentstehung,
* verhindern die Bildung von schädlichen freien Radikalen,
* halten Arterien frei von Cholesterinablagerungen,
* helfen bei Entzündungen und Asthma,
* lösen Blutgerinnsel auf.

Glucosinolate –
tränentreibende Gesundheitskost

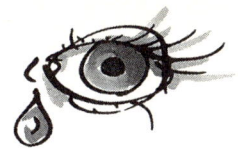

Steckrübenwinter und Nachkriegszeit haben bewirkt, daß den Kohlgemüsen immer noch ein wenig der Geruch der «schlechten Zeiten» anhaftet. Seit den Wirtschaftswunderjahren ist der Verbrauch an Kohlgemüsen ständig zurückgegangen – sehr zum Schaden unserer Gesundheit. Denn alle Kohlgemüse, von Weiß-, Rot- und Grünkohl über Rosenkohl zu Chinakohl, Brokkoli und Wirsing, sind wahre Fundgruben an Krebs- und Mikrobenkillern. Die wirksamen Pflanzenstoffe heißen Glucosinolate (ein anderer Name dafür ist Senfölglykoside), und sie befinden sich auch noch in anderen Gemüsen der Kreuzblütlerfamilie: in Senf, Meerrettich, Radieschen, Rettich und Kresse.

Das, was uns beim Meerrettich die Tränen in die Augen schießen läßt und bei Rosenkohl und Krautsalat so typisch riecht, sind die Glucosinolate.

Wenn Sie sich erinnern: Schärfe und typischer Geruch waren auch die Merkmale der Sulfide in Zwiebel und Knoblauch – und mit denen haben die Glucosinolate auch einiges gemeinsam.

Wie bei den Sulfiden enthalten die Moleküle Schwefel (Geruch und Schärfe!), und wie die Sulfide wirken auch die Glucosinolate gegen Krebs und Mikroorganismen und werden erst bei Verletzung der Pflanzenzelle durch ein Enzym freigesetzt.

Seit die antikanzerogene Wirkung der Glucosinolate bekannt wurde, hat in der Wissenschaft ein wahrer Sturm auf Kohl und Senf eingesetzt: Über hundert verschiedene Glucosinolate sind bis jetzt analysiert und auf ihre Wirkung untersucht worden.

Die Wirkstoffe sind in der Pflanze gut verpackt. Die scharfen Schwefelverbindungen sind mit einem Zuckermolekül verbunden und somit für die Pflanze ungefährlich. Sollte jedoch zum Beispiel eine Raupe am Kohlblatt knabbern, platzt die «Senfölbombe» (Nahrstedt). Bei Verletzung der Pflanzenzellen wird das Enzym Myrosinase freigesetzt, das sofort die Verbindung zwischen dem Schwefelstück und dem Zucker kappt, und der gefräßigen Raupe spritzt scharfer Senfölsaft ins Maul. Die Raupe wird diese gefährlichen Pflanzen in Zukunft wahrscheinlich weiträumig umkriechen, wir Menschen haben jedoch schon sehr früh erkannt, daß gerade diese Stoffe sowohl als willkommene Gewürze einzusetzen sind als auch unserer Gesundheit dienen. Seit Jahrtausenden werden deshalb Kohl & Co. zu Heilzwecken verwendet. Bei den Römern wurden Kreuzblütler hauptsächlich als Arzneimittel angebaut, und Plinius schrieb, man könne mit Kohl 87 Krankheiten heilen, unter anderem Kopfschmerzen, Taubheit, Durchfall, Gicht und Magenbeschwerden.

Diesen Heilstoffen sind die Wissenschaftler auf der Spur. Mit modernen Methoden untersucht, kristallisieren sich die Hemmung von Krebsgeschwulsten und von Mikrobenwachstum als Hauptwirkungen der Glucosinolate heraus.

Glucosinolate als Krebshemmer

Wenn Sie beim Kauen oder auch schon beim Zerschneiden oder Zerquetschen von Kohl, Rettich oder Senf die Zellen zerstören und damit den enzymatischen Abbau einleiten, entstehen aus den Glucosinolaten Substanzen mit so unaussprechlichen Namen wie Thiocyanate, Indole, Isothiocyanate und Sulforaphan.

In zahlreichen Tierversuchen wurden die krebshemmenden Eigenschaften dieser Verbindungen bestätigt. Sie stoppten die Entstehung von Magen-, Brust-, Leber- und Lungenkrebs bei Ratten und Mäusen, denen kanzerogene Stoffe verabreicht wurden.

Doch auch in Humanstudien konnte eine antikanzerogene Wirkung der Glucosinolate festgestellt werden: In einer umfangreichen Studie der School of Medicine der University of Utah wurde an 600 Personen gezeigt, daß für Menschen mit einem hohen Verzehr von Gemüse aus der Kreuzblütler-Familie das Risiko, an Darmkrebs zu erkranken, um 70 Prozent reduziert war. Alle bisherigen Versuche belegen: Kohlgemüse hat eine starke Antikrebswirkung, und ein häufiger Verzehr geht einher mit erniedrigten Tumorraten. Im Tierversuch hat sich gezeigt, daß die Wirkung stark davon abhängig war, ob die Glucosinolate *vor* oder *nach* dem krebsauslösenden Stoff gegeben wurden. Die krebshemmende Wirkung ließ nach, wenn die Glucosinolate erst nach dem Kanzerogen in den Stoffwechsel gelangten. Auch dies ist wieder, wie bei den Allium-Sulfiden, ein Grund, regelmäßig Kohlgemüse zu essen, damit ständig Glucosinolate im Blut kreisen, wenn Kanzerogene auftauchen sollten.

Diese Beobachtungen über den Wirkzeitpunkt haben die Forscher auf die Idee gebracht, daß die Senfölglykoside einen Einfluß auf die Leberenzyme haben, die für die Ausscheidung fremder Stoffe aus dem Körper verantwortlich sind. Das ist in der Tat so. Sie stimulieren die Bildung derjenigen Enzyme, die für die schnelle Bindung an das Transportenzym Glutathion zuständig sind (s. S. 26). Damit werden dem Kanzerogen sozusagen «Handschellen» angelegt, und es kann abtransportiert werden – mit dem Urin aus dem Körper hinaus!

Eine besondere Wirkung kommt dem Indol-3-carbinol zu, das in großen Mengen in Blumenkohl und Brokkoli zu finden ist. Es ist vor allem für Frauen von Bedeutung, da Indole über eine Beeinflussung des Östrogenstoffwechsels die Entstehung östrogenabhängiger Brusttumoren hemmen können.

Beim Abbau von Östrogen im Körper können zwei verschiedene Produkte entstehen: 16-Hydroxy-Östron und Catechol-Östrogen. Das 16-Hydroxy-Östron hat noch eine starke Östrogenwirkung, das Catechol-Östrogen hingegen nicht mehr. Wenn also beim Abbau mehr Catechol-Östrogen entstehen würde, könnte insgesamt der Einfluß von Östrogen auf das Brustgewebe reduziert werden. Und genau dieses ist die Wirkung von Indol-3-carbinol, dem Wirkstoff im Kohl: Es unterstützt die Wirkung derjenigen Enzyme, die Catechol-Östrogen bilden. Je mehr von dieser Östrogenverbindung entsteht, desto geringer ist im Laborversuch das Wachstum von hormonabhängigen Brustkrebszellen (Watzl/Leitzmann 1995).

Glucosinolate als Mikrobenjäger

Je schärfer der Geschmack, desto gefährlicher leben Bakterien. Bei der Spaltung der Glucosinolate in Senf, Meerrettich, Kresse und Radieschen bilden sich Senföle – und die treiben uns die Tränen in die Augen und Bakterien, Viren und Pilze aus unserem Körper. Bei Erkältungen, Bronchialkatarrh und Schnupfen ist dieser Reiz schon Teil der Wirkung. Durch die verstärkte Tränen- und Speichelbildung wird festsitzender Schleim gelöst und kann abgehustet werden. Vor allem das Senföl der Kapuzinerkresse (Benzylsenföl) hat es in sich. Es hat die stärkste antibiotische Wirkung der Senföle und wird deshalb als pflanzliches Breitbandantibiotikum bezeichnet.

Besonders wirksam sind die Senföle bei Harnwegsinfektionen. Schon in einer Konzentration von 5 µg/ml blockieren die Senföle von Kresse und Meerrettich das Wachstum von Staphylokokken und Influenzaviren. Die heilende Wirkung von Kohlgemüse bei Magengeschwüren beruht zum großen Teil darauf, daß die antibiotischen Glucosinolate das Wachstum des Bakteriums Helicobacter pylori hemmen.

Wie bei den Sulfiden gilt jedoch auch hier: Eine schwere Infektion ist natürlich mit Senf und Kresse nicht zu behandeln. Zur Vorbeugung bei häufig wiederkehrenden Harnwegsinfektionen und in Grippezeiten sind die pflanzlichen Antibiotika aber eine gute Behandlungs- und Vorbeugungsalternative. Wirkungsvolle Mengen sind: 10 bis 20 g Meerrettich oder Kresse pro Tag.

Negative Wirkungen

Eine Nebenwirkung von zu viel Kohlgemüse soll nicht verschwiegen werden. Bei der Zersetzung von Glucosinolaten entstehen auch Goitrine. Das sind Substanzen, die bei bestehendem Jodmangel zur Entstehung eines Kropfes führen können. Dieser sogenannte Kohlkropf war in Kriegszeiten bei sehr einseitiger Ernährung mit Kohl durchaus nicht ungewöhnlich. Allerdings bildet sich ein Kropf erst bei Mengen, die wir in normalen Zeiten kaum erreichen können. So müßten täglich 400 g Weißkohl, 2 kg Chinakohl oder 2,8 kg Rettich gegessen werden!

Zwar nicht schädlich, aber äußerst unangenehm sind Blähungen, die leider häufig eine Folge des Kohlgenusses sind. Der in der deutschen Küche übliche Kümmel kann Abhilfe schaffen. In den asiatischen Küchen erfüllen Ingwer und Knoblauch die gleichen Aufgaben.

Verarbeitung

Erhitzen verringert den Glucosinolatgehalt um 35 Prozent, bei Weißkohl sogar um 50 Prozent in nur zehn Minuten. Durch Kochen entweichen etwa die Hälfte der Senfglykoside ins Kochwasser. Deshalb nach Möglichkeit nur mit wenig Wasser dün-

sten und das Wasser dann zur Soßenherstellung benutzen.
Auch bei der Milchsäuregärung, also der Sauerkrautherstellung, gehen viele Glucosinolate verloren. Deshalb: Viel frischen Krautsalat, Rohkost mit Kohlrabi und Kresse essen und ansonsten Kohlgemüse nicht stundenlang kochen, sondern möglichst schonend dünsten. Vielleicht muß man ja ab und zu bei Sauerkraut, Rot- und Grünkohl eine kleine Ausnahme machen, denn, wie schon Wilhelm Busch wußte: «Wofür sie besonders schwärmt, wenn es wieder aufgewärmt!»

Glucosinolatreiche Nahrungsmittel

Im *Frühling*: Blumenkohl, Meerrettich, Radieschen, Rettich,
  Weißkohl, Wirsing
Im *Sommer*: Blumenkohl, Brokkoli, Kohlrabi, Radieschen,
  Rettich, Rotkohl, Weißkohl, Wirsing
Im *Herbst*: Brokkoli, Chinakohl, Rettich, Rotkohl, Wirsing
Im *Winter*: Chinakohl, Grünkohl, Rosenkohl, Rotkohl, Sauerkraut

Glucosinolate auf einen Blick

Glucosinolate sind die scharfen und riechenden Hauptwirkstoffe in Weiß-, Rot-, Grünkohl, Rosenkohl, Wirsing und vielen anderen Kohlgemüsen sowie in Senf, Kresse, Meerrettich, Radieschen.
Glucosinolate
• hemmen die Krebsentstehung,
• blockieren das Wachstum von Mikroorganismen.

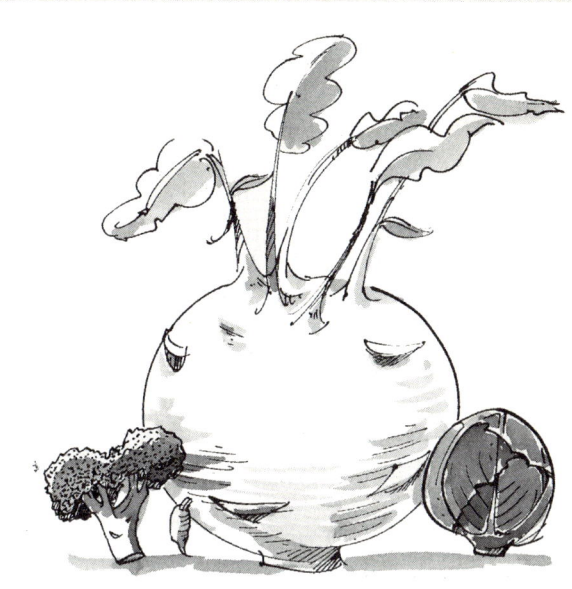

Glucosinolatgehalt verschiedener unerhitzter Gemüse
Die Größe der Gemüse ist entsprechend ihrem Glucosinolatgehalt in mg pro 100 g Frischgewicht dargestellt (nach Sones
1984):

Kohlrabi 109 mg/100g
Rotkohl   67 mg/100g
Brokkoli   61 mg/100g
Rettich   13 mg/100g

Carotinoide –
gelbroter Strahlenschutz

Die Carotinoide springen uns förmlich
in die Augen: gelbe und rote Paprika, gelb-
rote Karotten, rote Tomaten, gelber Kürbis
und orangefarbene Aprikosen. Im Gegen-
satz zu den Schwefelverbindungen, die sich in weißlichen und
grünen Gemüsen verstecken, trumpfen die Carotinoide mäch-
tig auf. Sie locken uns mit gelben, roten und orangen Farben
an – und wir lassen uns bereitwillig verführen, wissen wir doch
seit unseren Anfängen in der afrikanischen Savanne vor vier
Millionen Jahren, daß sich hinter diesen Farben oft reife, süße
und saftige Früchte verbergen. Diese Vorliebe für Gelb-Rot-
Töne bei Lebensmitteln sitzt so tief, daß uns die Lebensmittel-
und Arzneimittelindustrie mit diesen Farben kräftig an der
Nase herumführen kann. Gelbe und orangefarbene Dragees
werden lieber eingenommen als grüne oder violette, und ein
gelber Vanillepudding suggeriert Appetitlichkeit und hohen
Vanillegehalt – obwohl echte Vanille aus winzigen schwarzen
Samenkörnchen besteht und kein bißchen gelb ist!

Bei frischen und reif geernteten gelben und roten Früchten
und Gemüsen können wir uns aber noch auf unseren Instinkt
verlassen: Diese sind sehr reich an Carotinoiden und damit für
unsere Gesundheit äußerst förderlich.

Bei Carotinoiden denken Sie wahrscheinlich als erstes an
die Karotte, die Namensgeberin dieser Phytochemikalien –
aber wußten Sie, daß Spinat, Mangold und Grünkohl die Möhre als Carotinoid-Lieferant weit hinter sich lassen? Die gelbe
Farbe der Carotinoide wird in diesen Gemüsen lediglich durch
das Chlorophyll der Blätter überdeckt (wie bei den Laubbäu-
men, deren Carotinoide man erst im Herbst zu sehen be-

kommt, wenn das Chlorophyll abgebaut wird). Zu den Carotinoiden gehört weit mehr als nur Betacarotin, das jedoch als Vorstufe des Vitamin A am bekanntesten geworden ist. Aus zwei Molekülen Betacarotin kann sich der Körper bei Bedarf selbst Vitamin A herstellen. Deshalb wird Betacarotin auch als Provitamin A bezeichnet. Doch die Bedeutung des Betacarotins erschöpft sich nicht als Vitamin-A-Lieferant. Nur etwa zehn Prozent der Carotinoide werden in Vitamin A umgewandelt. Jedoch erfüllen *alle* Carotinoide unabhängig von der Vitamin-A-Wirkung wichtige Aufgaben als Antioxidantien:

- Sie stoppen das gefährliche Treiben der freien Radikale, indem sie die verhängnisvollen Kettenreaktionen unterbrechen. Dabei fängt das Carotinoid-Molekül zwei freie Radikale ein.
- Sie schützen die Haut vor den Angriffen der gefährlichen UV-Strahlung. Intensive Höhenstrahlung, zum Beispiel ein Skiwochenende, kann die Carotinoid-Moleküle in der Haut alle aufbrauchen und die Carotinspeicher völlig leeren.

Es sind bis jetzt etwa 600 verschiedene Carotinoide analysiert worden, die zwei Gruppen bilden: die mit und die ohne Sauerstoff im Molekül. Zur ersten Gruppe gehören Lutein und Zeaxanthin, zur zweiten Carotin und Lykopin.

Das ist nicht nur interessant für Chemie-Tüftler, sondern hat sehr praktische Auswirkungen: Die sauerstoffhaltigen Carotinoide vertragen nämlich keine Hitze, die sauerstofffreien sind dabei weniger empfindlich. Nahrungsmittel mit vielen sauerstoffhaltigen Carotinoiden sind Spinat, Mangold und Grünkohl, wogegen Tomaten, Aprikosen, Kürbis und Möhren viel sauerstofffreies Carotin und Lykopin enthalten. Deshalb sind Tomatenmark, Aprikosenmarmelade, Kürbissuppe und Karottenbrei immer noch reich an Carotinoiden, stundenlang gekochter Grünkohl jedoch mag zwar gut schmecken, von den ehemals gesundheitlich wertvollen Inhaltsstoffen wird aber nach einer solchen Behandlung nicht mehr viel übrig sein.

Und das ist sehr fatal, denn wir sind dringend auf diese Helfer angewiesen! An zwei Fronten kämpfen die Carotinoide gegen Krankheitserreger:

1. Sie machen als Antioxidantien Jagd auf freie Radikale und gefährlich veränderten Sauerstoff, den sogenannten Singulett-Sauerstoff *.
2. Sie rüsten das Abwehrsystem auf: Sie stimulieren die Bildung und Aktivierung von Freßzellen (Makrophagen *), T-Helfer-Zellen * und Natürlichen Killerzellen *.

Die Jagd auf freie Radikale

Von allen Carotinoiden ist das Betacarotin als Vorstufe des Vitamin A (in der Möhre) am besten untersucht. Andere Carotinoide (z. B. das Lycopin in der Tomate und Lutein in grünem Gemüse) scheinen eine ähnlich große antioxidative Wirkung zu haben.

Die Aufgabe der Carotinoide in der Pflanze besteht darin, die Zellen vor möglichen Schäden zu schützen, die durch UV-Strahlen auftreten können. Deshalb sind sie auch so weit verbreitet im Pflanzenreich. Sie «entschärfen» die gefährlichen, hochreaktiven Sauerstoffmoleküle, die durch energiereiche Strahlen des Sonnenlichts entstehen.

Carotinoide als Anti-Krebs-Schutz

Im menschlichen Körper üben die Carotinoide ähnliche Schutzwirkungen aus und fangen die gefährlichen freien Radikale ein. Da diese zu irreparablen Schäden im Zellkern und damit zu einer unkontrollierbaren Zellteilung führen können, wird die krebshemmende Wirkung von carotinoidreichem Obst und Gemüse verständlich.

Ein weiterer interessanter Aspekt scheint bei der Krebshemmung durch Carotinoide eine Rolle zu spielen: Sie verbessern die Kommunikation zwischen den Zellen. Wenn Zellen keine Verbindung mehr zu ihren Nachbarn haben, stellen sie eine Gefahr da, weil sie dann nicht mehr «wissen», mit welcher Geschwindigkeit sich der Zellverband vermehrt. Krebsfördernde Substanzen (Promotoren) verstopfen die Kommunikationskanäle – Betacarotin hingegen fördert die Bildung des Kuriers zwischen den Zellen, des Eiweißes Connexin.

Die krebshemmende Wirkung von Carotinoiden ist mittlerweile in zahlreichen Studien sowie Tier- und Laborversuchen untermauert worden. Es scheint vor allem ein Schutz vor Lungenkrebs zu bestehen. Untersuchungen an Rauchern und Nichtrauchern zeigen: Ihr Risiko, an Lungenkrebs zu erkranken, sinkt, wenn sie viel carotinoidreiches Gemüse essen (Watzl/Leitzmann 1995)! Auch gegen andere Krebsarten wie Brustkrebs, Magen-, Gebärmutterhals-, Speiseröhren- und Darmkrebs wurden Schutzwirkungen durch Carotinoide festgestellt. So waren mit Betacarotin gefütterte Mäuse gegen einen künstlich hervorgerufenen Krebs besser gerüstet als die Tiere, die diese Nahrung nicht bekamen.

Interessant ist bei all diesen Untersuchungen, daß der Verzehr von viel frischem Obst und Gemüse noch besser vor Krebs schützt als die Einnahme von isoliertem Betacarotin. Die Gesamtwirkung ist stärker als die der Einzelstoffe. Und die Carotinoide in dunkelgrünem Gemüse und in Tomaten, also Lutein und Lykopin, scheinen das Krebsrisiko womöglich noch stärker zu senken als Betacarotin.

Aus all diesen Untersuchungsergebnissen haben Wissenschaftler des National Cancer Institute der USA die wünschenswerte tägliche Betacarotin-Menge berechnet: 6 mg. Die Deutsche Gesellschaft für Ernährung hält 2 mg für ausreichend – bei der geschätzten Aufnahme der Deutschen von 0,8 mg kann also auf jeden Fall noch aufgeholt werden.

Carotinoide als Arterienputzer

Die Carotinoide sind nicht nur Waffen gegen den Krebs. Dadurch, daß sie die Bildung von freien Radikalen verhindern, tragen sie auch zur Verhütung von Folgeschäden dieser aggressiven Moleküle bei. Das sind in erster Linie Herz-Kreislauf-Erkankungen durch Ablagerungen an den Herzkranzgefäßen (Arteriosklerose) und grauer Star.

Diese Ablagerungen entstehen so:

Cholesterin, ein wichtiger Aufbaustoff für Zellmembranen, Gallensäuren und Hormone, wird im Körper zum Transport in Fett-Eiweiß-Hüllen (Lipoproteine) verpackt. Teilchen, bei denen viel Cholesterin in dünnen Lipoproteinhüllen steckt, heißen LDL-Cholesterin. Wenn diese an sich noch harmlosen Partikel von freien Radikalen attackiert werden, nimmt das Unheil seinen Lauf: Die Radikale oxidieren die ungesättigten Fettsäuren * der Transporthüllen, und nun halten die Freßzellen des Immunsystems, die Makrophagen *, diese für einen Fremdstoff, den sie durch Verschlingen unschädlich machen wollen. Das gelingt ihnen nur sehr schlecht, sie «verschlucken» sich, quellen auf und landen als *Schaumzellen* an den Gefäßwänden – wo sie dicke Plaqueschichten bilden und die Arterien verstopfen.

Das alles könnte verhindert werden, wenn die freien Radikale rechtzeitig unschädlich gemacht würden – wie das bei einer carotinoidreichen Ernährung auch geschieht.

Buntes Gemüse gegen grauen Star

Vitamin A ist gut für die Augen – eine Binsenwahrheit, die jeder kennt. Doch auch Betacarotin ist gut für die Augen, jedoch aus anderen Gründen als Vitamin A, das als Bestandteil des Sehpurpurs wichtig ist fürs Farbensehen.

Betacarotin hilft, den richtigen Durchblick zu behalten. Es macht freie Radikale unschädlich, die an den Augen eine Menge Unheil anrichten können: Sie führen zur Linsentrübung, dem grauen Star. Wissenschaftler an der Harvard University konnten zeigen, daß eine obst- und gemüsereiche Nahrung das Erkrankungsrisiko um 39 Prozent reduzierte.

Mit Möhren das Immunsystem füttern

Betacarotin und andere Carotinoide kurbeln das Immunsystem an:
- Sie erhöhen die Anzahl der Natürlichen Killerzellen,
- sie aktivieren die T-Helfer-Zellen,
- sie verstärken das Wachstum der T- und B-Lymphozyten,
- sie verstärken die Rückbildung von durch Viren ausgelösten Tumoren,
- und sie erhöhen die Aggressivität der Freßzellen.

Alles Gründe dafür, viele Möhren und viel grünes Gemüse zu essen. Laut Dr. Ronald Watson von der Universität Arizona reichen fünf bis zehn Karotten täglich (oder eine entsprechende Menge carotinreicher Gemüse), um das Immunsystem fit zu halten. Und das kommt der Abwehr von Krebszellen ebenso zugute wie dem Kampf gegen Bakterien und Viren.

Verarbeitung

Carotine brauchen Fett, damit sie sich lösen können!
Verarbeiten Sie carotinoidhaltige Gemüse deshalb immer mit etwas Fett (am besten Olivenöl), dann werden sie besser im Darm resorbiert! Dunkelgrüne Gemüse wie Spinat, Brokkoli und Mangold nicht lange kochen, sondern nur blanchieren und «al dente» servieren!

Außerdem kann Betacarotin aus der Karotte nur mit etwas Hitze freigesetzt werden. Aus rohen Möhren wird praktisch kein Betacarotin resorbiert.

Carotinoidreiche Nahrungsmittel

Im *Frühling*: Kopfsalat, Möhren, Petersilie

Im *Sommer*: Aprikosen, Bohnen, Brokkoli, Fenchel, Mangold, Melonen, Möhren, Paprika, Petersilie, Spinat, Tomaten

Im *Herbst*: Brokkoli, Feldsalat, Fenchel, Kürbis, Mangold, Melone, Möhren, Paprika, Spinat, Tomaten

Im *Winter*: Feldsalat, Fenchel, Grünkohl, Möhren, Petersilie, Rosenkohl

Carotinoide auf einen Blick

Carotinoide sind die meist gelben oder orangefarbenen, fettlöslichen Wirkstoffe in Möhren, Paprika, Aprikosen, Tomaten und – hinter Chlorophyll versteckt – dunkelgrünem Gemüse.

Sie haben antioxidative Wirkungen. Sie fangen freie Radikale ein und wirken der Oxidation von ungesättigten Fettsäuren und anderen leicht oxidierbaren Substanzen entgegen. Einige von ihnen sind sehr hitzeempfindlich.

Carotinoide
- schützen vor Krebs,
- schützen vor Oxidation des LDL-Cholesterins und damit vor Cholesterinablagerungen an den Arterienwänden,
- schützen vor grauem Star,
- stärken das Immunsystem.

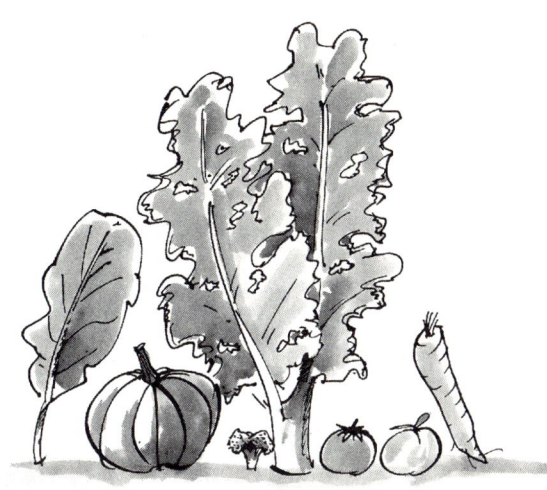

Carotinoidgehalt verschiedener unerhitzter Gemüse
Die Größe der Gemüse entspricht ihrem Gesamtcarotinoid-
gehalt (Betacarotin, alpha-Carotin, Lykopin, Lutein und Zea-
xanthien) in Mikrogramm pro 100 g Frischgewicht (nach
Mangels 1993):

Grünkohl	26,60 mg/100g
Karotte	11,76 mg/100g
Spinat	14,30 mg/100g
Kürbis	8,40 mg/100g
Tomate	3,70 mg/100g
Aprikose	3,50 mg/100g
Brokkoli	2,60 mg/100g

Flavonoide und Phenolsäuren – farbenfroher Gaumenkitzel

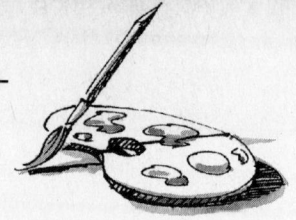

Sie sind überall, und nicht einmal der verbissenste Gemüsemuffel kann ihnen auf Dauer ausweichen. Spätestens mit dem nächsten Klecks Senf neben seiner Currywurst hat er sie auf dem Pappdeckel – die Flavonoide 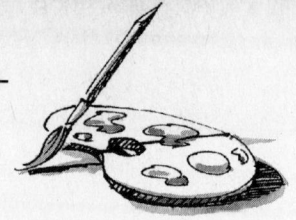, zu denen so unterschiedliche Pflanzenstoffe gehören wie die violette Farbe der Aubergine, das Gelb von Curry und Senf, das Bittere der Grapefruit und das Scharfe des Chilipfeffers.

Die Phenolverbindungen, zu denen die Flavonoide und die Phenolsäuren gehören, sind eine gut verständliche «Pflanzensprache»: Sie locken an (Blütenfarbstoffe, Farben von reifen Früchten), und sie wehren ab (Gerbstoffe, Bitter- und Scharfstoffe). Pilze, Schnecken und Raupen lassen sich mit diesen Signalen erfolgreich abwehren, auch Mikroben stellen ihr Wachstum ein, wenn ihre Nährlösung in den Zellen phenolverseucht ist – uns Menschen schaden diese sekundären Pflanzenstoffe jedoch nicht mehr. Unsere Darmflora, seit Urzeiten darauf trainiert, Phenolverbindungen in der Pflanzennahrung unschädlich zu machen, erledigt diese Aufgabe im Handumdrehen. Viele der Polyphenole werden gar nicht erst resorbiert, andere werden von den Darmbakterien chemisch verändert und dürfen dann erst die Darmwand passieren.

Und gerade weil die Phenolverbindungen unsere Entgiftungsmechanismen so selbstverständlich ankurbeln, sind sie so wirkungsvoll und gesund!

Viele Flavonoide bedeuten Genuß pur – oder kostet es Sie große Überwindung, Himbeeren, Äpfel, Kirschen, Nüsse und Orangen zu verspeisen, einen guten Assam-Tee zu trinken – oder ein Gläschen Rotwein? Es sieht fast so aus, als seien diese sekundären Pflanzenstoffe nur dazu da, all jene Miesepeter ei-

nes Besseren zu belehren, die «gesund essen» mit Selbstka-
steiung und lustlosem Körnerkauen verwechseln.

Die Flavonoide sind von der Pflanze sogar eigens dafür ge-
schaffen, Tiere anzulocken. Mit gelben (Flavone) und blau-
rot-violetten (Anthocyane) Blütenfarben machen sie Insekten auf sich aufmerksam. Die bunten Früchte sollen von
Vögeln und Säugetieren gefressen und die Samen dabei verteilt werden. Auch wir Menschen lassen uns nur zu gern von
leuchtendroten Äpfeln, Johannisbeeren und blauen Trauben
verführen. Der Lohn für unsere Samentransportdienste sind
Genuß, viele Vitamine – und jede Menge mitgelieferte Heilstoffe zur Vorbeugung gegen Infektionen, Krebs, koronare
Herzkrankheit, Thrombose und Arteriosklerose.

Eine andere Gruppe der Phenolverbindungen, die Phenolsäuren, werden zwar nicht in derart verführerischen Früchten
angeboten, sondern in eher «normalen» Lebensmitteln wie
Grünkohl, Zwiebeln, Radieschen, Weizen und grünen Bohnen,
sie stehen den Flavonoiden in ihrer Wirkung jedoch in nichts
nach.

Polyphenole	
Flavonoide	Phenolsäuren

• Quercetin (Zwiebel)
• Katechin (Tee)
• Tangeretin (Zitrusfrüchte)
• Nobiletin (Zitrusfrüchte)
• Naringin (Grapefruit)
• Curcumin (im Curry)
• Capsaicin (Chili)
• Anthocyanin (Aubergine,
  Rotkohl, rote Trauben)
	• Ellagsäure
	  (Walnuß, Weintrauben)
	• Ferulasäure (Getreide)

Die Hauptaufgaben der Phenolverbindungen in der Pflanze sind der Schutz vor Oxidationsschäden und vor Mikroorganismen – und wir sind die Nutznießer eines Schutzes, den sich die Pflanzen aufgebaut haben.

Flavonoide als Radikalfänger

Viele Flavonoide und andere Phenolverbindungen haben antioxidative Wirkungen, das heißt, sie sind in der Pflanze eigentlich zum Schutz vor Sauerstoffschäden entstanden. Mit den Phenolverbindungen bauen Pflanzen an ihren Außenschichten einen Oxidationsschutzwall auf, der das Eindringen der schädlichen Sauerstoffradikale in die tieferen Schichten verhindern soll. Die Phenole können gefährliche Superoxid-Anionen abfangen und Radikale unschädlich machen. Viele der wertvollen Antioxidantien befinden sich deshalb in der Schale von Obst und Gemüse. Bei der Möhre zum Beispiel sitzen 85 Prozent der gesamten Polyphenole in der Schale; Vollkornweizen enthält 500 mg/kg Ferulasäure im Gegensatz zum geschälten, niedrig ausgemahlenen Weizen mit nur 50 mg/kg. Auch geschälte Tomaten in der Dose und geschälte Äpfel verlieren einen Großteil ihrer Flavonoide.

Da die Flavonoide und Phenolsäuren praktisch in allen pflanzlichen Lebensmitteln vorkommen, stellen sie mengenmäßig die wichtigsten Antioxidantien dar. Ihre Fähigkeit zur Bekämpfung von freien Radikalen macht die pflanzlichen Phenolverbindungen zum idealen Schutz vor Arteriosklerose, Krebs und grauem Star. Besonders Ellagsäure, die in Weintrauben, Walnüssen und roten Beeren vorkommt, sowie Katechin aus grünem Tee haben sich in Tierversuchen als wirksam gegen Oxidationsschäden an der Hornhaut erwiesen (Huang 1994).

Flavonoide als Herzschutz

Die stärkste Wirkung haben die Flavonoide als Schutzmittel gegen Herz-Kreislauf-Erkrankungen und Thrombosen – ja, es sieht so aus, als könnten sie Cholesterin als Hauptverdächtigen entlasten. Und das alles nur wegen der Franzosen! Die haben nämlich trotz ähnlich schwerwiegender Risikofaktoren wie alle Menschen in den westlichen Industrieländern (hoher Fett- und Kalorienverbrauch, hoher Blutdruck, hoher Cholesteringehalt des Blutes, Rauchen) sehr viel weniger Herzinfarkte. Für kalorien- und cholesterinbewußte Mitteleuropäer und Amerikaner klingt das so unwahrscheinlich, daß der Name für dieses Phänomen gleich feststand: das französische Paradox!

Was die Südfranzosen indes schon immer wußten – jetzt wird es wissenschaftlich belegt: das gute Essen hält gesund! In der Hauptsache sind drei Bestandteile des traditionellen französischen Essens für den Schutz vor Herzinfarkt verantwortlich: Olivenöl, Knoblauch und Rotwein. Das Herzschutzgeheimnis des Rotweins scheinen die Flavonoide zu sein, die im Rotwein in einer Konzentration von 10 bis 20 mg/l enthalten sind. Diese können im Reagenzglas (in vitro) die Oxidation des LDL-Cholesterins verhindern und damit eine sklerotische Verengung der Herzkranzgefäße. Eine tausendfache Verdünnung von Rotwein schützte die LDL-Partikel wirkungsvoller als eine vergleichbare Menge an Vitamin E (Watzl/Leitzmann 1995).

Apropos Rotwein: Auch für dieses «Arzneimittel» gilt, daß die Dosis die Wirkung bestimmt! Mit einem Glas täglich zum Essen befindet man sich noch auf der sicheren Seite, vorausgesetzt, es bestehen keine Erkrankungen, die das verbieten.

Flavonoide halten das Blut flüssig

Die Flavonoide haben aber noch einen Trumpf in der Hand. Sie können nicht nur die Arterienverengung verhindern, sondern auch direkt die Entstehung von Blutklümpchen hemmen, indem sie die Bildung von Thromboxan * erschweren. Thromboxan ist eine gerinnungsfördernde Substanz, die über mehrere Zwischenstufen entsteht, wenn die Gefäßwände verletzt werden. Sie hilft dabei, die Blutplättchen zu Gerinnseln zu verkleben und damit die verletzte Stelle abzudichten. Das ist sehr sinnvoll und lebenswichtig – aber manchmal kann es des Guten zuviel werden. Wenn kleine Blutgerinnsel nicht rechtzeitig wieder aufgelöst werden, kann das böse Folgen haben: Sie verstopfen wichtige Gefäße und schneiden damit das dahinterliegende Gewebe von der Sauerstoffzufuhr ab.

Viele Flavonoide können diejenigen Enzyme blockieren, die zur Bildung von Thromboxan führen. Sie verhindern damit das Zusammenballen der Blutplättchen (Thrombozytenaggregation), und daraus resultiert eine geringere Thrombose-Neigung des Blutes («Blutverdünnung»). Michael Hertog vom Staatlichen Institut für Volksgesundheit und Umweltschutz in Bilthoven in Holland hat diese Zusammenhänge ausführlich untersucht (Hertog 1993). In einer Gruppe von 805 Männern im Alter zwischen 65 und 84 Jahren stellte er fest, daß ein hoher Flavonoidgehalt der Nahrung ein bis zu 30 Prozent niedrigeres Risiko bedeutete, an koronarer Herzkrankheit zu sterben und einen Herzinfarkt zu bekommen. Die Flavonoide der Holländer stammten zum größten Teil (84 Prozent) aus Zwiebeln, Äpfeln und Tee.

Auch aus China und Japan kommen diesbezüglich gute Nachrichten: Dort haben Forscher entdeckt, daß ein Inhaltsstoff in grünem (unfermentiertem) und schwarzem Tee, das Flavonoid Katechin, die Arterien von Blutgerinnseln freihält. Am wirkungsvollsten war in diesen Untersuchungen der grüne Tee, da ein Teil der Katechine beim Fermentieren zerstört wird – doch scheint auch schwarzer Tee noch genügend positive Wirkung zu haben, wie die holländischen Studien gezeigt haben.

Wer keinen Tee und Rotwein trinkt und auch kein Zwiebelliebhaber ist, für den gibt es noch weitere Flavonoidquellen. Als sehr wirkungsvoll gegen Blutgerinnsel haben sich in Laborversuchen die Flavonoide in Zitrusfrüchten erwiesen. Diese befinden sich in hoher Konzentration in den weißen Häutchen von Orangen und Grapefruits – ein Grund, die ganzen Fruchtschnitze zu essen und nicht nur den Saft auszupressen.

Flavonoide als Krebsbremse

Auch gegen die zweite Hauptgeißel der modernen Gesellschaften, den Krebs, scheinen die Flavonoide und andere Polyphenole wirksame Waffen zu sein. In vielen Tierversuchen konnten Wissenschaftler die tumorhemmende Wirkung der Polyphenole nachweisen. So stoppten sie künstlich hervorgerufenen Hautkrebs, Speiseröhren- und Magenkrebs bei Mäusen.

Die sehr wirkungsvolle Ellagsäure, die ausschließlich in einigen Früchten wie Weintrauben, Brombeeren, Himbeeren, Erdbeeren und – in hoher Konzentration – in Walnüssen vorkommt, ist in den letzten Jahren intensiv untersucht worden. Sie hemmt die Entstehung von Krebs durch polychlorierte Kohlenwasserstoffe im Reagenzglasversuch 80- bis 300mal besser als andere Phenolsäuren (Watzl/Leitzmann 1995).

In Versuchen mit Mäusen konnten Phenolsäuren und Flavonoide das Wachstum von Krebszellen stoppen, die durch Nahrungs- und Umweltgifte wie zum Beispiel Nitrosamine, Benzpyren und das Schimmelpilzgift Aflatoxin entstanden waren. Offensichtlich hemmen sie die Krebsentstehung schon zu einem sehr frühen Zeitpunkt:

- Als Antioxidantien verhindern sie die Bildung der gefährlichen Nitrosamine aus Nitrit und Amin.
- Ellagsäure verhindert die Krebsentstehung wahrscheinlich auch dadurch, daß sie schützend freie Bindungsstellen der DNS besetzt – Kanzerogene haben das Nachsehen.
- Sie hemmen die Phase-I-Enzyme, die aus (ungefährlichen) Prokanzerogenen erst die gefährlichen Kanzerogene herstellen können. So wird zum Beispiel das Aflatoxin des Schimmelpilzes erst durch die Tätigkeit der Oxidationsenzyme in der Phase I zum toxischen Kanzerogen (s. S. 25). Phenolsäuren blockieren in Tierversuchen diese Enzyme und können dadurch Leberkrebs verhindern.
- Auch wenn das Kanzerogen schon aktiviert ist, können Polyphenole noch helfen: Sie verbinden sich mit dem gefährlichen Stoff, «fesseln» ihn und machen ihn damit unschädlich.

Ganz oben auf der Liste der Krebskiller steht Quercetin. Dieses Flavonoid kommt in sehr vielen pflanzlichen Lebensmitteln vor – besonders viel jedoch in gelben Zwiebeln und in Grünkohl. Es schützt in Tierversuchen besonders vor Dickdarmkrebs und – auf die Haut aufgetragen – vor Hautkrebs.

Auch die Flavonoide in Zitrusfrüchten sind starke Waffen gegen Krebszellen. Die Forschungsarbeiten konzentrieren sich auf die Zitrus-Flavonoide Tangeritin und Nobiletin. Vor allem Tangeritin scheint bei der Krebsverhütung eine wichtige Rolle zu spielen: Es kann in Zellkulturen die Ausbreitung von bösartigen Zellen unterbinden, da es verhindert, daß Krebszellen in gesundes Gewebe wachsen (Huang 1994). All diese Untersuchungen zeigen eines: Wenn wir unseren Körper jeden Tag in seinem Kampf gegen unkontrolliert wachsende Zellen (die im Stoffwechsel ständig entstehen!) unterstützen und ihm die nötige Abwehrmunition in Form von sekundären Pflanzenstoffen liefern, dann haben wir schon einen wichtigen Schritt getan, daß sich bösartige Zellen nicht weiterentwickeln und festsetzen können.

Polyphenole gegen Mikroben

Phenolverbindungen sind nicht nur ein Schutz vor Sauerstoffradikalen, sondern auch gegen Mikrobenbefall. Vor allem Viren und das Bakterium Escherichia coli reagieren empfindlich auf die Pflanzenphenole. Die Flavonoide in Zitrusfrüchten wirken schon in niedrigen Konzentrationen antimikrobiell, und die Phenolsäuren in Beerenfrüchten hemmen Polioviren (Kinderlähmung) fast vollständig. Der Saft von Moosbeeren (Cranberries), in der Naturheilkunde schon lange als Mittel gegen Harnwegsinfekte eingesetzt, vermindert deutlich die Besiedelung der Harnwege mit Bakterien. Die antibakterielle Wirkstärke läßt sich daran ermessen, daß die Früchte an der Pflanze auch nach Monaten nicht verfaulen!

Interessante Ergebnisse stammen aus der Teeforschung: Einige Katechine im Tee können Grippeviren daran hindern, in die Zelle einzudringen. So ist sowohl grüner als auch schwarzer Tee ein gutes Vorbeugemittel gegen Grippe.

Gesundheitstips

Flavonoide sind oft farbig. Deshalb enthalten diejenigen Obstsorten und Gemüse am meisten davon, die am farbigsten und am dunkelsten sind. Also: Rote Zwiebeln statt weißer und hellgelber, dunkelgelbe und rote Äpfel, reife und dunkelrote Tomaten, rote Orangen und Grapefruit, blaue Weintrauben, dunkelgrünen Salat im Sommer und nicht hellgrünen im Winter essen. Obst und Gemüse mit Schale essen – gut waschen! Vollkorngetreide enthält viel mehr Flavonoide und Phenolsäuren als Weißmehl!

Verarbeitung

Da alle Flavonoide und Phenolsäuren oxidationsempfindlich sind, werden sie durch längere Lagerung zerstört. Deshalb nur frisches, knackiges Obst und Gemüse kaufen, das keine langen Anfahrtswege hinter sich hat. Im Winter gehen bei unsachgemäßer Lagerung bis zur Hälfte der Apfelflavonoide verloren – bei Temperaturen zwischen ein und vier Grad Celsius sind die Verluste jedoch gering. Die Flavonoide sind hitzestabil und vertragen es deshalb, erhitzt zu werden. Allerdings sollte man flavonoidreiches Gemüse nur mit wenig Wasser dünsten, da die wertvollen Heilstoffe sonst mit dem Kochwasser weggeschüttet werden.

Flavonoidreiche Nahrungsmittel

Im *Frühling*: Apfel, Frühlingszwiebeln, Grapefruit, Orangen

Im *Sommer*: Auberginen, grüne Bohnen, Brokkoli, Brombeeren, Eichblattsalat, Endivie, Erbsen, Erdbeeren, Himbeeren, Johannisbeeren, Kirschen, Kopfsalat, Lollo rosso, Paprika, Pflaumen, Rotkohl, Spargel, Tomaten, Zwiebel

Im *Herbst*: Apfel, rote Bete, Brokkoli, Pflaumen, Rosenkohl, Walnuß, Weintrauben, Zwiebel

Im *Winter*: Apfel, rote Bete, Grapefruit, Grünkohl, Orangen, Rosenkohl, Rotkohl, Walnuß, Zwiebel

Flavonoide und Phenolsäuren auf einen Blick

Flavonoide und Phenolsäuren sind weitverbreitete, wasserlösliche und oft farbige Pflanzeninhaltsstoffe. Sie schützen die Pflanzen vor Oxidationsschäden und Mikrobenbefall.

Flavonoide und Phenolsäuren

- schützen vor Arteriosklerose und Herzinfarkt,
- bekämpfen Viren und Bakterien,
- hemmen die Krebsentstehung.

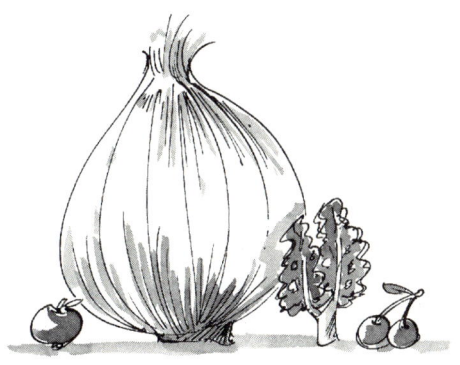

Quercetingehalt verschiedener unerhitzter Gemüse
Die Größe der Gemüse ist entsprechend ihrem Quercetingehalt in mg pro kg Frischgewicht dargestellt (nach Hertog 1992):

Zwiebel   347 mg/100g
Grünkohl   110 mg/100g
Äpfel   36 mg/100g
Kirschen   32 mg/100g

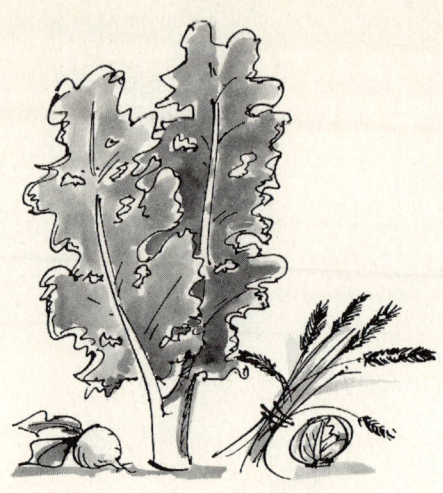

Gehalt verschiedener Gemüse an Phenolsäuren
Die Größe der Gemüse ist entsprechend ihrem Gehalt an
Phenolsäuren in mg pro kg Frischgewicht dargestellt (nach
Senter 1983):

Grünkohl   970 – 1555 mg/100g
Weißkohl   105 mg/100g
Radieschen   75 – 100 mg/100g
Weizenvollkorn   500 mg/100g

Phytoöstrogene – Erfolg mit Mimikry

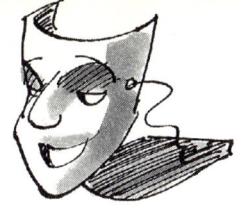

Östrogene in Pflanzen? In unserem Essen – in Brot, Bohnensuppe und Müsli? Klingt das nicht verdächtig nach Hormonzusatz, nach Manipulation von Nahrungspflanzen zum Zwecke schnelleren Wachstums?

Nein, diesmal steckt kein Hormonskandal dahinter. Nicht Umweltgifte und industrielle Produktion von Nahrungsmitteln sind die «Schuldigen», sondern eine äußerst schlaue und wirkungsvolle Methode von Pflanzen, die Anzahl ihrer Fraßfeinde zu begrenzen: Sie schränken deren Fortpflanzung ein. So produzieren einige Pflanzen, wie etwa der Granatapfelbaum oder die Dattelpalme, weibliche Geschlechtshormone; andere stellen Substanzen her, die den Hormonen sehr ähnlich sind und die sich anstelle der «echten» Hormone in den Stoffwechsel einschleichen. So gelingt es Pflanzen, in den Fortpflanzungszyklus der Tiere ihrer Umgebung einzugreifen mit dem Erfolg, daß sich deren Vermehrungsrate senkt und weniger Fraßfeinde heranwachsen.

In vielen Tier- und Pflanzenpopulationen können auf diese Art und Weise sensible ökologische Gleichgewichte entstehen. Die Begrenzung einer Wachtelpopulation mag als Beispiel für viele andere stehen: Eine Kleeart, die den Wachteln als Futterpflanze dient, entwickelt sich in regenreichen Jahren üppig, und die Blätter enthalten im Bezug zum Frischgewicht nur wenig Östrogen – die Wachteln vermehren sich gut, und es ist genug Futter da. In trockenen Jahren jedoch bleiben die Blätter klein. Nun ist die Östrogenkonzentration hoch – die Wachteln legen weniger Eier, und die Population wird kleiner.

Im Prinzip ist es bei uns ähnlich wie bei den Wachteln: Auch der menschliche Hormonstoffwechsel reagiert auf große Mengen an Phytoöstrogenen 🌿. Zu allen Zeiten und in allen Kulturen haben sich Frauen deshalb der Hormonwirkung von Pflanzen bedient: zum Empfängnisschutz, bei Menstruationsstörungen – und zur Abtreibung. Wurzeln und Samen des Granatapfels helfen bei Zyklusstörungen, in Thailand benutzten Frauen den Wurzelextrakt eines Leguminosenbaumes, um eine Schwangerschaft abzubrechen, und aus dem Progesteron der mexikanischen Yamswurzel ist von Gregory Pincus die «Pille» zur Empfängnisverhütung entwickelt worden. So haben die hormonähnlichen Stoffe in Pflanzen in der Erfahrungsmedizin und in der Frauenheilkunde schon eine sehr lange Tradition.

Neu sind hingegen Forschungen, die seit den achtziger Jahren vor allem an der Universität Helsinki durchgeführt wurden und zu überraschenden Ergebnissen führten: Sekundäre Pflanzenstoffe mit Östrogenwirkung befinden sich – wenn auch in niedrigen Mengen – in sehr vielen unserer Hauptnahrungsmittel. Bis jetzt bekannt sind die *Isoflavonoide* aus der Sojabohne und die *Lignane* aus Getreide, Bohnen, Gemüse und Leinsamen. Im Körper entstehen aus ihnen durch bakterielle Zersetzung während der Verdauung wertvolle Heilstoffe, die vor hormonabhängigen Tumorarten wie Brust-, Gebärmutter- und Prostatakrebs schützen können, da sie die Wirkung der Östrogene mindern.

Krebsprophylaxe mit Phytoöstrogenen

Epidemiologische Studien brachten Wissenschaftler auf diese heiße Spur: In Japan haben Frauen ein viermal geringeres Risiko, an Brustkrebs zu erkranken, als westliche Frauen. Und auch in westlichen Ländern sind Vegetarierinnen sehr viel weniger anfällig für diese bedrohliche Krankheit als Frauen, die eine Mischkost essen. Nun verringert eine fettarme, ballaststoffreiche Kost mit vielen sekundären Pflanzenstoffen das Krebsrisiko sowieso, doch scheinen mehrere Untersuchungsergebnisse auf eine spezielle Beteiligung der Phytoöstrogene hinzuweisen. So konnte bei Ratten das Wachstum von Milchdrüsenkrebs bereits mit geringen Mengen Soja und Leinsaat gehemmt werden, und auch in Zellkulturen entwickelten sich Krebszellen schlechter, wenn Phytoöstrogene aus Soja und Leinsamen zugegen waren.

Damit kein einseitiger Eindruck entsteht: Das Thema «Phytoöstrogene» geht nicht nur Frauen etwas an. Auch Männer können von den hormonähnlichen Substanzen in Soja und Vollkorn profitieren. In epidemiologischen Untersuchungen hat sich gezeigt, daß japanische Männer, die viel Soja und Gemüse essen, einen bis zu 110fach höheren Blutspiegel an Isoflavonoiden haben. Damit könnte ihr geringeres Risiko zusammenhängen, an Prostatakrebs zu erkranken. Zwar werden auch bei Japanern Krebsvorstufen gefunden, diese entwickeln sich jedoch nur selten zu einem bösartigen Tumor weiter (Adlerkreutz 1993).

Auf den ersten Blick scheint die Wirkung der Phytoöstrogene paradox zu sein: Sie imitieren im Körper das Östrogen und sollen doch die Bildung von Tumoren verhindern, die durch Östrogen gefördert werden! Wie paßt das zusammen?

Zur Erklärung müssen wir den Mimikry-Trick der pflanzlichen Östrogene aufdecken: Diese Phytochemikalien in Sojabohnen, Leinsamen und Getreide haben sich nur als Östrogene «verkleidet». Ihre Moleküle sind von der Form und Struktur her so beschaffen, daß sie auf die Östrogen-Rezeptoren passen – doch wenn sie sich festgesetzt haben, bleiben die typischen Östrogenwirkungen aus, weil die Wirkung der Pflanzenstoffe nur ein Tausendstel der richtigen Östrogen-Wirkung beträgt. Das kommt einer Blockade des Rezeptors gleich. Und genau dieser Trick scheint die Ursache der antikanzerogenen Wirkung zu sein: Die Phytoöstrogene können sich zwar wie die Östrogene an den Rezeptoren festsetzen, wirken aber gleichzeitig als Anti-Östrogene, weil sie viele Östrogenwirkungen verhindern.

Genistein – Krebsbekämpfer an vielen Fronten

Ein Stoff, der in bezug auf seine tumorhemmenden Eigenschaften häufig untersucht wird und zum Lieblingskind der Phytoöstrogen-Forscher geworden ist, heißt *Genistein*. Er entsteht aus den Isoflavonoiden im Sojaeiweiß durch bakterielle Zersetzung im Darm und hat ganz erstaunliche Einflüsse auf den Hormonstoffwechsel und auf die Krebsentstehung.

So haben Frauen, die sich traditionell japanisch und folglich mit vielen Sojaprodukten ernähren, einen längeren Menstruationszyklus – durchschnittlich 32 statt der bei westlichen Frauen üblichen 26 bis 29 Tage (Cassidy 1994). Durch die Blockade der Östrogen-Rezeptoren wird der Eisprung hinausgezögert, und die erste Zyklushälfte wird länger. Das bedeutet, daß eine Frau im Laufe ihres Lebens sehr viel weniger Zyklen hat (in 35 Jahren etwa 56 Zyklen weniger!) und damit auch weniger zweite Zyklushälften durchmacht – und das ist der springende Punkt. In dieser Zeit nach dem Eisprung ist die Teilungsrate der Zellen von Brustgewebe und Gebärmutterschleimhaut etwa viermal höher als in der ersten Hälfte. Je mehr Zellteilungen stattfinden, desto größer wird die Gefahr eines Teilungsfehlers – der zum Tumor führen kann. Je weniger Zyklen eine Frau im Laufe ihres Lebens hat, desto geringer ist deshalb ihr Risiko für hormonabhängige Tumore an Brust und Gebärmutterschleimhaut (Cassidy 1994).

Neben der Hormonwirkung der Phytoöstrogene könnten auch noch andere Mechanismen für die Tumorhemmung verantwortlich sein. So kann Genistein aus der Sojabohne einem Tumor auch dann noch den Garaus machen, wenn er bereits bis zu zwei Millimeter Durchmesser angewachsen ist. Er enthält dann etwa eine Million Zellen – und kommt an einen kritischen Punkt seiner Entwicklung, weil der vorbeifließende Blutstrom nicht mehr ausreicht, um ihn zu ernähren. Er braucht nun neue, eigene Versorgungsgefäße. Die Bildung von neuen Gefäßen, die Angiogenese, ist in erwachsenen Zellen normalerweise unterdrückt. Krebszellen können jedoch die Regulationsmechanismen der Angiogenese außer Kraft setzen. Wenn es ihnen gelingt, neue Blutgefäße auszubilden, ist der entscheidende erste Schritt zur Geschwulstbildung getan: Die Krebszellen können sich mit Nährstoffen versorgen und über den Blutstrom Metastasen, also Tochtergeschwülste, ausstreuen. Genistein kann die Bildung neuer Gefäße verhindern und damit die Versorgung des Tumors unterbrechen. In der Folge verhungert er regelrecht und geht ein (Time, April 94).

Auch die Lignane haben außer der östrogenblockierenden Wirkung noch weitere Trümpfe in der Hand. Sie wirken direkt toxisch auf Krebszellen und können die Aktivierung von Kanzerogenen blockieren (Watzl / Leitzmann 1995).

Phytoöstrogene gegen Wechseljahresbeschwerden

Die Phytoöstrogene sind die Chamäleons unter den bioaktiven Substanzen: Je nach Östrogengehalt des Blutes variieren ihre Wirkungen.

Bei der Bindung an die Östrogen-Rezeptoren verursachen sie nur ein Tausendstel der eigentlichen Hormonwirkung. Das kommt, wenn viel Östrogen vorhanden ist, einer völligen Blockade gleich. Anders sieht es jedoch aus, wenn der Körper nach den Wechseljahren kaum noch Östrogen produziert: Dann bedeutet ein Tausendstel immerhin mehr als nichts, vor allem, wenn durch eine hohe Phytoöstrogen-Konzentration viele Rezeptoren belegt werden – und dann ist eine leichte

Östrogenwirkung die Folge. So wurden bei japanischen Frauen, die sich noch traditionell mit viel Soja ernähren, deutlich weniger Wechseljahresbeschwerden beobachtet als bei westlichen Frauen – möglicherweise ein Effekt der Soja-Phytoöstrogene (Adlerkreutz 1992).

Gisela Wilcox an der Universität Melbourne / Australien beobachtete in einem Versuch mit Frauen nach den Wechseljahren ein Wachstum der Vaginalschleimhaut-Zellen: ein deutliches und empfindliches Zeichen für eine Östrogenwirkung. Die Teilnehmerinnen hatten sechs Wochen lang täglich 45 g Sojamehl oder 25 g Leinsamen gegessen (Wilcox 1990).

Aus all diesen Forschungsergebnissen ergibt sich eigentlich als Konsequenz, möglichst viel Sojaprodukte zu essen. Das wäre sicherlich durchaus zu begrüßen, doch sind bei unseren Eßgewohnheiten und in unserem Kulturraum die asiatischen Mengen wohl nicht zu erreichen. In der traditionellen japanischen Küche werden bis zu 35 g Sojaprodukte pro Tag verzehrt – diese Mengen lassen sich vermutlich schwer in einen deutschen Speiseplan integrieren. Trotzdem ist es natürlich zu empfehlen, so oft wie möglich Soja zu essen, wobei die weniger bearbeiteten Produkte wie Sojamehl und Sojasprossen vorzuziehen sind, da sie deutlich höhere Genisteinkonzentrationen enthalten als Sojasauce und Sojakäse (Coward 1993).

Doch brauchen wir uns nicht unbedingt an asiatische Küche zu gewöhnen, um phytoöstrogenreich zu essen. Auch unsere hier übliche Nahrung enthält viel von diesen Stoffen: in Vollkornprodukten und in ballaststoffreichen Lebensmitteln wie Bohnen und Linsen sowie in großer Menge im Leinsamen.

Phytoöstrogene und Fortpflanzung

Kommen wir noch einmal zu den Wachteln zurück. Bei denen führte die Ernährung mit phytoöstrogenreichen Kleeblättern zu einem Rückgang der Fruchtbarkeit. Ist ähnliches auch beim Menschen zu befürchten? Sicherlich nicht, da wir die dafür nötige Konzentration im Blut durch Lebensmittel überhaupt nicht erreichen können.

Angesichts nachlassender Fruchtbarkeit in den Industrieländern, die unter anderem auch auf Umweltgifte mit Hormonwirkung zurückgeführt wird, halten Gynäkologen die pflanzlichen Östrogene sogar für eine mögliche Hilfe: Sie könnten die Rezeptoren für die Umweltgifte blockieren, die den Hormonhaushalt erst recht durcheinanderbringen würden.

Die Wirkung eines reichen Angebots an Phytoöstrogenen in der Nahrung auf die menschliche Fruchtbarkeit ist im übrigen am besten in Asien zu studieren!

Phytoöstrogenreiche Nahrungsmittel

Neben Sojasprossen, Sojamehl, Tofu und Miso (japanische Sojapaste) alle Vollkorngetreide, Leinsamen, Knoblauch, Linsen, Bohnen, Sonnenblumenkerne, Kichererbsen.
Im *Frühling*: Möhren, Spargel
Im *Sommer*: Brokkoli, Erbsen, Lauch, Möhren, Pfirsich
Im *Herbst*: Kürbis, Lauch

Phytoöstrogene auf einen Blick

Phytoöstrogene sind sekundäre Pflanzenstoffe – Isoflavonoide und Lignane –, die in Soja, Getreide, Leinsamen sowie in vielen Gemüsen vorkommen. Sie blockieren die Östrogen-Wirkung im Körper.

Phytoöstrogene
- hemmen hormonabhängige Krebsarten wie Brust-, Gebärmutterschleimhaut- und Prostatakrebs,
- lindern Wechseljahresbeschwerden.

Enzyminhibitoren – nützliche Verhinderer

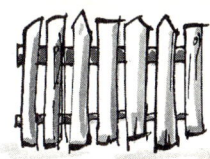

Nicht alle sekundären Pflanzenstoffe haben so eindeutig positive Auswirkungen wie die bis jetzt vorgestellten. Bei den Flavonoiden, den Carotinoiden und den Sulfidverbindungen gibt es kaum Meinungsverschiedenheiten hinsichtlich ihres Gesundheitswertes. Die folgenden beiden Pflanzenstoff-Gruppen, die Enzyminhibitoren und die Saponine, sind bis vor kurzem sehr kontrovers eingeschätzt worden. Genauer gesagt: Ernährungswissenschaftler und Mediziner hielten gar nichts von ihnen. Sie stuften sie in die Kategorie «antinutritive Substanzen» ein (antinutritiv bedeutet: gegen die Ernährung gerichtet), und damit waren sie – ähnlich wie auch die Ballaststoffe bis vor einigen Jahren – im gesundheitlichen «Aus». Doch eine Paradoxie blieb bestehen: Gerade diese angeblich so schädlichen Substanzen werden von der gesamten Weltbevölkerung täglich in großen Mengen gegessen. Sie sind nämlich hauptsächlich in denjenigen Pflanzen enthalten, die die Grundnahrungsmittel darstellen, die sogenannten *cash crops* wie Weizen, Reis und Soja.

Da epidemiologischen Studien zufolge ausgerechnet Menschen, die viel Getreide und Hülsenfrüchte verzehren, weniger an Krebs und Herz-Kreislauf-Erkrankungen leiden, wandten sich die Forscher den vorschnell abgeurteilten Phytochemikalien mit größerem Interesse wieder zu. Die Forschungen der letzten Jahre enthüllen denn auch ein sehr viel differenzierteres Bild, und die Rehabilitation sowohl der Enzyminhibitoren als auch der Saponine ist in vollem Gange.

Zunächst zu den Enzyminhibitoren.

Geschmack- und geruchlos schleichen sie sich an unserer sensorischen «Wache» auf der Zunge vorbei, um im Darm die Kohlenhydrat- und Eiweißverdauung zu stören. Enzyminhibitoren verhindern (engl.: «to inhibit») die Arbeit der Verdauungsenzyme. Sie blockieren im Darm die eiweißspaltenden Enzyme (Proteasen) Trypsin und Chymotrypsin, mit der Folge, daß das Eiweiß aus der Nahrung nicht vollständig verwertet werden kann. Andere Enzymblockierer sind auf die Hemmung von zucker- und fettspaltenden Enzymen (Amylasen und Lipasen) spezialisiert. Mit diesem Einschleusen von Verdauungsverhinderern hat die Auseinandersetzung zwischen Pflanze und Tier eine neue Stufe erreicht. Pflanzen machen sich damit selbst unverdaulich. Typischerweise haben die Pflanzen die Teile, die der Fortpflanzung dienen, also Samen und Früchte, mit besonders vielen Abwehrstoffen geschützt. Das hat seinen Sinn, denn die Samen sollen noch keimen, nachdem sie den Verdauungstrakt des Vogels verlassen haben. Sie dürfen also nicht vorher angegriffen werden. Die höchsten Konzentrationen an Enzymblockern gibt es deshalb in Bohnen, Kartoffeln und Getreide.

Die meisten Tiere werden nach einer Weile merken, daß sie nicht mehr satt werden von dieser unverdaulichen Mahlzeit – und sie stehenlassen. Diese Abwehr hat im Laufe der Evolution so lange hinreichend gut funktioniert, bis der Mensch als Ackerbauer Getreide, Bohnen und andere Früchte und Samen züchtete – mit immer weniger Abwehrstoffen, damit sie für uns besser verträglich wurden. Diese sehr viel schlechter geschützten Samen sind nun beliebte Mahlzeiten für Mäuse und Käfer geworden – und wir müssen die natürlichen Abwehrgifte der Pflanzen durch künstliche ersetzen.

Die Pflanzen mit den meisten Enzymblockern sind zu unseren Hauptnahrungsmitteln geworden, weil sie am meisten Eiweiß und Stärke enthalten: Getreide und Hülsenfrüchte.

Das ging nur, weil wir schon sehr früh lernten, mit den Enzymblockern umzugehen: Wir haben sie gekocht und gebacken. So viel Hitze vertragen die meisten Enzymhemmer nicht. Diejenigen, die nach dieser Behandlung noch übrigbleiben, reichen einfach nicht mehr aus, uns ernstlich zu schaden. Außerdem haben wir unsere Darmschleimhaut fast völlig dichtgemacht gegen diese möglicherweise schädlichen Eindringlinge: Nur zehn Prozent von ihnen werden überhaupt in den Blutkreislauf aufgenommen.

Trotzdem wurden die Enzyminhibitoren viele Jahre lang als unbekömmliche Pflanzenstoffe eingestuft, die der Ernährung schaden – eine Fehleinschätzung, wie sich jetzt herausstellt. Denn die Forscher haben herausgefunden, daß ihre «subversive» Tätigkeit eng zusammenhängt mit der Bekämpfung von Krebs und dem Senken des Blutzuckerspiegels.

Keine Nahrung für Krebszellen

Es sieht so aus, als würde bei den Enzymblockern ein ursprünglicher Schaden (wir können unsere Nahrung durch die Hemmung der Verdauungsenzyme nicht mehr optimal verwerten) in einen Nutzen verkehrt. Gerade die von ihnen verursachte schlechtere Eiweißausnutzung scheint ein Grund für ihre Anti-Krebs-Wirkung zu sein. Tumorzellen benötigen für ihr schnelles Wachstum viele Aminosäuren, die aus dem Abbau von Eiweiß entstehen, und so ist es gut vorstellbar, daß ein Mangel an bestimmten Aminosäuren das Wachstum von Krebszellen hemmt. An Mäusen ist dieser Effekt auch schon nachgewiesen worden. Dort hemmte der Mangel an einigen Eiweißbestandteilen das Wachstum von Leber- und Brusttumoren.

Am besten untersucht hinsichtlich der antikanzerogenen Wirkung sind die Enzymblocker der Sojabohne. Viele Studien weisen darauf hin, daß sie die Entwicklung verschiedener Krebsarten wie Dickdarm-, Mundhöhlen-, Lungen-, Leber- und Speiseröhrenkrebs hemmen können.

Besonders bei der Verhinderung von Darmkrebs könnte auch noch ein direkter Einfluß auf den Tumor-Stoffwechsel eine Rolle spielen: Tumorzellen bilden eigene Enzyme aus, um ihren Stoffwechsel zu regeln. Wenn diese Enzyme blockiert werden, hat das die fatale Wirkung auf den Tumor, daß er nicht weiterwachsen kann.

Aus allen Versuchen haben Wissenschaftler errechnet, wieviel Enzymblocker wir essen müßten, um eine krebshemmende Wirkung zu erreichen. Sie sind auf genau die Menge gekommen, die im Durchschnitt in Japan mit einer traditionellen Kost aufgenommen wird! Das ist allerdings das Doppelte dessen, was wir schaffen – und sollte für uns ein Ansporn sein, den Japanern in Sachen Ernährung nachzueifern. Es müssen ja nicht unbedingt Sojabohnen sein, auch unsere hiesigen Nahrungsmittel wie Erbsen, Kartoffeln, alle Bohnenarten, Süßkartoffeln, Weizen, Hafer, Reis, Mais und Erdnüsse enthalten jede Menge Enzymblocker.

Enzymhemmer gegen zu süßes Blut

Schon im ägyptischen Papyrus Ebert aus dem Jahre 1550 v. Chr. wird Weizen als Heilmittel gegen die Zuckerkrankheit aufgeführt. Diese Wirkung bestätigen moderne Forschungen.

Zum einen haben die vielen Ballaststoffe einen glukosesenkenden Effekt, zum anderen scheinen noch andere Pflanzenstoffe eine Rolle zu spielen: die Amylase-Hemmer. Das sind Enzyminhibitoren, die speziell das Enzym blockieren, das für die Spaltung von großen Kohlenhydrat-Molekülen (zum Beispiel Stärke) zu Glucose zuständig ist.

Sowohl bei Gesunden als auch bei Typ-II-Diabetikern

konnten Ärzte mit isolierten Enzymblockern aus Weizen den Glucose- und Insulinspiegel senken. Die Wirkung war am größten bei Verwendung von Rohkost, also unerhitzter Stärke.

Der Enzymblocker kann Hitze nicht gut vertragen: In gekochter Nahrung sind nur noch wenige Stärkeabbau-Hemmer vorhanden und der blutzuckersenkende Effekt dementsprechend gering. Der Weizen-Inhibitor macht allerdings eine Ausnahme. Er übersteht auch die Prozedur des Backens und ist sicherlich eine wesentliche Ursache für die besonders gute blutzuckersenkende Wirkung des Weizens.

Verarbeitung

Durch Hitze wird etwa die Hälfte der Enzymblocker in Getreide, Hülsenfrüchten und Kartoffeln zerstört. Daraus darf aber nicht der Schluß gezogen werden, es sei besser, diese Lebensmittel roh zu verzehren. Abgesehen von gelegentlichem Getreide-Frischkornbrei und jungen Erbsen wäre das höchst unbekömmlich, da sich in den meisten Hülsenfrüchten gesundheitsschädliche Lektine befinden. Diese verkleben rote Blutkörperchen. Da die Lektine hitzeempfindlich sind, werden Hülsenfrüchte gekocht, Getreide entweder gekocht oder gebacken.

Enzymblockerreiche Nahrungsmittel

Hülsenfrüchte wie alle Bohnen, Erbsen, Linsen; Getreide; Kartoffeln.
Im *Frühling*: Zuckererbsen
Im *Sommer*: Bohnen, Erbsen

Enzymblocker auf einen Blick

Enzyminhibitoren hemmen die Verdauung von Eiweiß und Stärke. Sie kommen in Getreide und Hülsenfrüchten vor.
Enzymblocker
- hemmen die Krebsentstehung,
- senken den Blutzuckerspiegel.

Saponine – vom Pfeilgift zum Hustensaft

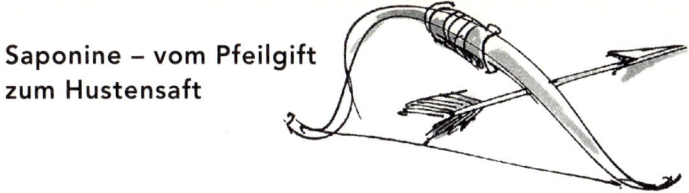

Felix, ein Jahr alt, zeigt sehr deutlich, was er von den Saponinen 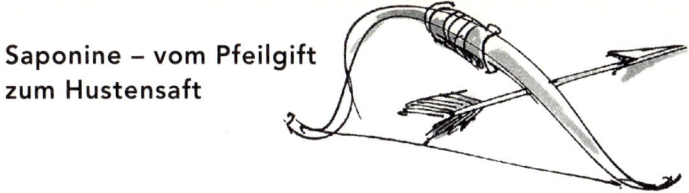 hält, die ihm seine Mutter in Form von Hustensaft einflößen will: nichts – gar nichts. Er preßt die Lippen aufeinander, dreht den Kopf zur Seite, und nicht einmal zwei Erwachsenen gelingt es, den Widerstand dieses Dreikäsehochs zu überwinden.

Dabei reagiert Felix sehr gesund. In seinen Genen ist das uralte Wissen verschlüsselt, daß bittere Pflanzen giftig sind – und in bezug auf den Efeusaft verläßt er sich doch lieber auf seinen Urinstinkt als auf seine Eltern.

Die Saponine sind, wie man daran sehen kann, ein sehr wirkungsvolles pflanzliches Abwehrmittel. Neben ihrem bitteren Geschmack weisen sie eine Eigenschaft auf, die für Tiere gefährlich werden kann: Sie setzen die Grenzflächenspannung zwischen Fett und Wasser herab, haben also eine Emulgator- und Schaumwirkung. Aufgrund dieser Eigenschaft wurden Saponine, zum Beispiel die Seifenwurzel, früher als Waschmittel benutzt – der Name «Saponin» erinnert noch daran. Doch an der Oberfläche von Zellmembranen, die zum großen Teil aus Fett bestehen, ist das gefährlich: Es kann dazu führen, daß die Zellen zerstört werden. So zersetzen Saponine, wenn sie direkt in den Blutkreislauf kommen, die roten Blutkörperchen, eine Tatsache, die sich die Indianer des Amazonas mit ihren Giftpfeilen zunutze machten.

Ansonsten wurden die Saponine als Arzneimittel benutzt, hauptsächlich gegen Husten (Süßholz und Efeu), und in der Nahrung als wertlose und eher schädliche Bestandteile angesehen, die wegen ihrer Oberflächenwirkung die Darmwände angreifen könnten.

Nach neuesten Untersuchungen der letzten Jahre ändert sich diese Sichtweise. Da wir in Relation zur gesamten Nahrungsmenge nur sehr wenig Saponine aufnehmen (in Großbritannien bei einer Mischkost etwa 10 mg pro Tag, bei Vegetariern 110 bis 240 mg), dürfte die Schädigung des Darmepithels verschwindend gering sein. Fütterungsversuche mit Tieren sowie Humanstudien haben gezeigt, daß die orale Aufnahme auch großer Mengen keine schädlichen Wirkungen hatte.

Dafür treten die gesundheitsfördernden Eigenschaften immer mehr in den Vordergrund und machen die Saponine zu Phytochemikalien, die im Kampf Darmkrebs und einen zu hohen Blutcholesterinspiegel wertvolle Hilfe leisten. Viele Saponine sind in allen Arten von Hülsenfrüchten, also Bohnen, Erbsen, Linsen, Erdnüsse. Unübertroffen ist die Sojabohne: Fünf verschiedene Saponine sind bis jetzt isoliert. Allerdings nimmt der natürliche Gehalt von 0,5 Prozent durch Fermentation (in Sojasauce und Miso) ab – beim Keimen hingegen steigt er in Sojasprossen deutlich an (Coward 1993).

Saponine ziehen Cholesterin aus dem Verkehr

Saponin bildet zusammen mit dem Nahrungscholesterin im Darm einen so großen Komplex, daß das Cholesterin nicht mehr durch die Poren der Darmschleimhaut paßt. Es wird ausgeschieden. Auf die gleiche Weise binden sich Saponine an die Gallensäuren und verhindern dadurch, daß sie – nach getaner Verdauungsarbeit – wieder in den Blutkreislauf aufgenommen werden können.

Was das mit Cholesterin zu tun hat? Gallensäuren werden aus Cholesterin hergestellt, und wenn nun dauernd Gallensäuren verlorengehen, muß der Körper seine Cholesterin-Vorräte anbrechen, um daraus neue Gallensäuren zu synthetisieren. Und genau das ist erwünscht, denn nun sinkt der Cholesteringehalt des Blutes. In einer Studie bekamen Patienten täglich dreimal je 40 g hitzebehandelte Luzernesamen zusätzlich zu ihrer normalen Kost. Nach acht Wochen war ihr Gesamtcholesterin im Durchschnitt um 17 Prozent und das LDL-Cholesterin um 18 Prozent niedriger als vorher. Maximal wurden die Werte um 20 Prozent (Serumcholesterin) und um 30 Prozent (LDL-Cholesterin) gesenkt (Watzl / Leitzmann 1995). Eine Ernährung, die reich an Sojabohnen und anderen Hülsenfrüchten wie Erbsen, Linsen, Alfalfa (Luzernesamen) und allen Bohnen ist, kann sehr erfolgreich dazu beitragen, erhöhte Cholesterinwerte wieder zu normalisieren.

Saponine schützen vor Darmkrebs

Indem die Saponine Gallensäuren «einfangen», tun sie neben der Cholesterinsenkung noch ein weiteres gutes Werk. Aus den ungefährlichen primären Gallensäuren, die für die Fettverdauung nötig sind, entstehen im Darm durch die Tätigkeit der Darmbakterien krebserregende sekundäre Gallensäuren. Bei fettreicher Nahrung werden sehr viele Gallensäuren in den Darm ausgeschüttet, folglich entstehen auch viele der gefürchteten sekundären Abkömmlinge. Saponine fangen alle überschüssigen primären Gallensäuren ein und transportieren sie aus dem Darm hinaus – die Möglichkeit, daß die gefährlichen Säuren und damit ein Darmkrebsrisiko entsteht, sinkt.

Anscheinend ist auch noch eine andere Eigenschaft der Saponine im Kampf gegen Krebszellen von Bedeutung: die früher als schädlich angesehene Emulgatorwirkung. Mit einer saponinangereicherten Kost gelang es, die übermäßige Teilung von Darmkrebszellen zu normalisieren (Messina 1991). Die Lipidschicht von entstehenden Tumorzellen im Darmepithel wird durch Saponine offenbar so gestört, daß sich die Zellen nicht mehr so häufig teilen können.

Saponine stärken das Immunsystem

Saponine kurbeln das Immunsystem an. Bei Mäusen hat die orale Zufuhr von Saponinen erstaunliche Wirkungen gezeigt: Die Abwehr gegen Tollwutviren war deutlich verstärkt, die Konzentration von Antikörpern gegen bestimmte fremde Eiweiße war bei «Saponin-Mäusen» teilweise 100mal höher als bei unbehandelten Tieren, und die Aktivität von T- und B-Lymphozyten [*], wichtigen Zellen der Immunabwehr, wurde stimuliert (Watzl / Leitzmann 1995).

Ein möglicher Grund für diese Wirkung der Saponine scheint ein gesteigertes Immuntraining zu sein: Da Saponine die Durchlässigkeit der Darmwand leicht erhöhen, gelangen mehr Antigene in den Blutkreislauf – und damit mehr Möglichkeiten für die Abwehrzellen, sich zu bewähren.

Neueste Forschungen zeigen auch eine hemmende Wirkung von Sojasaponin gegen das HI-Virus – bis jetzt allerdings erst im Reagenzglas-Versuch (Huang 1994).

Viele Menschen meiden Bohnen, Erbsen und Linsen wegen der bekannten Verdauungsprobleme («Jedes Böhnchen gibt ein Tönchen!»). Die Ursache vermehrter Gasbildung liegt zum einen an einem hohen Ballaststoffanteil der Hülsenfrüchte, zum anderen auch an den Saponinen, die nach bakterieller Zersetzung im Darm langkettige Kohlenhydrate liefern, bei deren Abbau Gase entstehen. Aber auch hier gilt: Übung macht den Meister – wenn man den Darmbakterien langsam immer mehr Hülsenfrüchte zur Zersetzung anbietet, werden sie diese Arbeit immer besser, sprich dezenter, ausführen.

Verarbeitung

Hülsenfrüchte dürfen, bis auf frische Erbsen, nicht roh gegessen werden! Schuld daran sind Lektine, die eine schädliche Wirkung auf die roten Blutkörperchen haben. Sie werden jedoch durch Erhitzen zerstört, während die Saponine Kochen recht gut überstehen.

Saponinreiche Nahrungsmittel

neben allen getrockneten und gekeimten Bohnen
Im *Frühling*: Erbsen, Spargel, Spinat
Im *Sommer*: rote Bete, Erbsen, Spargel, Spinat
Im *Herbst*: rote Bete, gelbe Rüben
Im *Winter*: rote Bete, gelbe Rüben

Saponine auf einen Blick

Saponine sind sekundäre Pflanzenstoffe mit Schaum- und Emulgatorwirkung. Sie binden Cholesterin und Gallensäuren. Saponine

- wirken cholesterinsenkend,
- schützen vor Darmkrebs,
- stärken das Immunsystem.

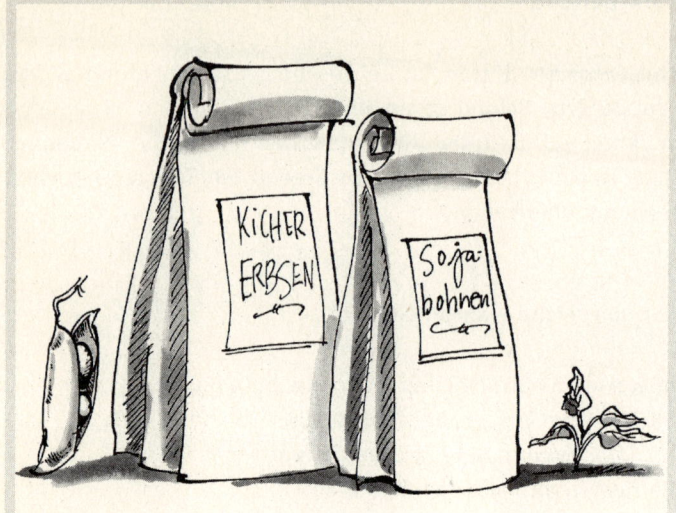

Saponingehalt verschiedener verzehrfertiger Gemüse
Die Größe der Gemüse ist entsprechend ihrem Gehalt an
Saponinen in mg pro kg verzehrfertigem Lebensmittel dar-
gestellt (nach Oakenfull und Potter 1986):

Kichererbsen 50 mg/100g
Sojabohnen   39 mg/100g
grüne Bohnen 16 mg/100g
Spinat   6 mg/100g

Phytosterine – schlagkräftige Cholesteringegner

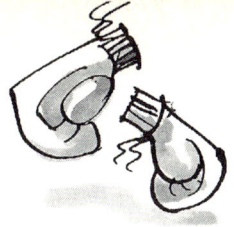

Cholesterin ist eine Schlüsselsubstanz im Stoffwechsel. Es ist das Ausgangsmaterial für so wichtige Dinge wie Zellwände, Sexualhormone, Kortison, Vitamin D und Gallensäuren. Und weil Cholesterin so unverzichtbar für den Körper ist, verläßt er sich nicht darauf, daß Sie ihm schon genug davon zuführen werden, sondern produziert etwa 80 Prozent dieses wichtigen Baustoffes selber. Nur 20 Prozent holt er sich aus der Nahrung.

Bei einer fettarmen und ballaststoffreichen Ernährung, auf die unser Körper eingestellt ist, funktioniert die interne Regelung des Cholesterinstoffwechsels wunderbar. Die Schlaraffenland-Zeiten der letzten Jahrzehnte sind jedoch in unserem Bauplan nicht vorgesehen und haben die Regulationsmechanismen überfordert. Bei vielen Menschen kreist deshalb zuviel Cholesterin im Blut und kann zu Ablagerungen an den Arterien führen. Damit steigt das Risiko für Herz-Kreislauf-Erkrankungen.

Cholesterin und Fett – diese beiden «Bösewichte» werden oft in einem Atemzug genannt, wenn es um die Risiken für Herz-Kreislauf-Erkrankungen geht. Da Cholesterin ein Begleitstoff von tierischen Fetten in Fleisch, Milch und Eiern ist und im Körper aus Fettsäuren aufgebaut wird, ist das auch meistens berechtigt. Doch es gibt auch Fette, die den Cholesteringehalt des Blutes *senken* können!

In pflanzlichen Ölen, vor allem in kaltgepreßten, unraffinierten Speiseölen befinden sich Gegenspieler des Cholesterins – die ebenfalls zur Familie der Sterine gehörenden Phytosterine 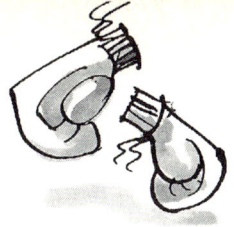, deren wichtigster Vertreter das Sitosterin ist. Die Phytosterine unterscheiden sich nur geringfügig vom Cholesterin: Bis auf eine kleine Seitenkette am Molekül schen die tierischen und die pflanzlichen Sterine gleich aus. Doch dieser kleine Unterschied ist entscheidend. Er bewirkt, daß Cholesterin schlechter aufgenommen wird, wenn gleichzeitig Phytosterin vorhanden ist. Noch ist nicht völlig klar, wie die Phytosterine dies bewerkstelligen. Möglicherweise bilden sie – gleich und gleich gesellt sich gern – mit dem Cholesterin einen Komplex, der jedoch so groß ist, daß er nicht durch die Darmporen paßt und deshalb ausgeschieden wird.

So wäre auch eine Besonderheit der Phytosterine erklärt: Sie wirken nur cholesterinsenkend, wenn sie gleichzeitig mit Cholesterin gegessen werden, also etwa in einer Fleischmahlzeit mit einem in Sonnenblumenöl angemachten Salat.

Obwohl Phytosterine nur zu etwa ein bis zwei Prozent in Pflanzenölen enthalten sind, ist ihre Wirkung erstaunlich. Mit einer Versuchskost, die 1 g Sitosterin (das wichtigste Phytosterin) und 500 mg Cholesterin enthielt, konnte die Cholesterinaufnahme um die Hälfte gesenkt werden (Watzl/Leitzmann 1995). Zwar erreichen wir eine solche Phytosterinmenge mit unserer Ernährung nicht, doch tragen auch geringere Sitosterinmengen schon wirkungsvoll zur Cholesterinsenkung bei. In den westlichen Ländern beträgt die mittlere tägliche Aufnahme 80 bis 150 mg pro Tag, in Asien bis zu 400 mg – wieder ein Hinweis auf die sehr gesunde Ernährungsweise mit viel Gemüse und pflanzlichen Fetten. Phytosterine haben noch einen weiteren cholesterinsenkenden Effekt: Sie können, ähnlich wie die Saponine, Gallensäuren binden. Auch dadurch sinkt der Cholesterinspiegel, weil die Leber die verlorengegangenen Gallensäuren wieder aufbauen muß – aus gespeichertem Cholesterin, das damit abnimmt.

Phytosterine machen Darmkrebs den Garaus

Die Phytosterine haben noch mehr Gemeinsamkeiten mit den Saponinen: Wie diese reduzieren sie das Risiko, an Dickdarmkrebs zu erkranken.

Epidemiologische Studien ergaben einen Zusammenhang zwischen einer hohen Phytosterinaufnahme mit der Nahrung und einem geringen Darmkrebsrisiko. Diese Krebshemmung scheint dadurch zustande zu kommen, daß die primären Gallensäuren gebunden werden und dadurch weniger krebserzeugende sekundäre Gallensäuren entstehen können. Bei Mäusen kann bereits 0,2 Prozent Sitosterin in der Nahrung die übermäßige Vermehrung von Dickdarmzellen hemmen.

Die Phytosterine kommen hauptsächlich in fettreichen Pflanzenteilen vor, also in Nüssen, Sonnenblumenkernen, Sesamsaaten, aber auch in der Aleuronschicht von Vollkorngetreide und in der Schale von Gurke und in Kürbis. Alle kaltgepreßten, unraffinierten Pflanzenöle sind ebenfalls reich an Phytosterinen, durch die Raffination reduziert sich der Gehalt jedoch drastisch.

Phytosterinreiche Nahrungsmittel

Alle fetten Pflanzenteile wie Samen und Nüsse; alle kaltgepreßten, nicht raffinierten Pflanzenöle.

Sonnenblumenkerne	534 mg / 100 g
Sesamsaat	714 mg / 100 g
Sojaöl	494 mg / 100 g
Raffiniertes Sojaöl	132 mg / 100 g
Sojasprossen	90 mg / 100 g

Phytosterine auf einen Blick

Phytosterine sind die pflanzlichen Gegenspieler von Cholesterin. Sie können Cholesterin und Gallensäuren binden.
Phytosterine
- senken den Cholesterinspiegel,
- schützen vor Darmkrebs.

Terpene – betörend duftende Multitalente

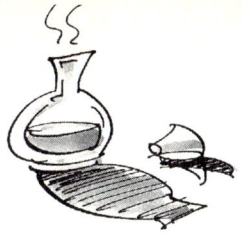

Sollte ein Preis vergeben werden für sekundäre Pflanzenstoffe, die in Lebensmitteln die meisten gesundheitlichen Wirkungen ausüben – die Wahl würde schwerfallen zwischen den Sulfiden in Knoblauch und Zwiebel, den Senfölen in Senf, Rettich und Kohl und den Terpenen in ätherischen Ölen.

Die Terpene sind benannt nach dem griechischen Wort «terpein». Das bedeutet «angenehm», und einen besseren Namen hätte man für diese Phytochemikalien kaum finden können. Sie sind die Hauptbestandteile der leicht flüchtigen ätherischen Öle und damit verantwortlich für den betörenden Duft der Rose und des Veilchens, das Aroma von Rosmarin und Gewürznelken und den unverkennbaren Geruch von Zitrusöl und Basilikumblättern. Und sie sind der wichtigste Inhaltsstoff vieler Arzneipflanzen – von Kamille über Salbei bis Pfefferminze. Mit diesen Signalstoffen machen viele Pflanzen auf sich aufmerksam und locken Insekten zum Bestäuben an.

Jeder, der schon einmal reines ätherisches Öl etwa von Pfefferminze oder Nelke auf der Zunge gespürt hat, weiß jedoch, daß dies nicht der einzige Zweck dieser Phytochemikalien sein kann. Viele Terpene reizen die Schleimhäute, und das macht sich durch ein leichtes Brennen oder, im Fall der Minze, durch ein Kältegefühl bemerkbar. Neben der Anlockung von Insekten ist denn auch die zweite große Aufgabe der Terpene die Abwehr und Vernichtung von Parasiten und Mikroorganismen. Die leicht flüchtigen ätherischen Öle sind dafür bestens geeignet: Sie bilden bei höheren Temperaturen einen antibiotisch wirkenden «Schutzvorhang» um die Blätter und Früchte – den wir bei einem sommerlichen Spaziergang durch einen Kiefernwald oder ein Lavendelfeld begeistert einatmen.

Thymian, Kümmel, Anis, Wacholder, Koriander und Salbei – bei den ätherischen Ölen ist die Grenze zwischen Gewürz und Medikament fließend. Je nach Dosierung und Anwendungsform ist Thymian einmal ein heilsamer Hustentee, ein anderes Mal das Gewürz auf der Pizza, das uns vom letzten Italienurlaub träumen läßt. Die höchsten Konzentrationen an Terpenen finden sich in Arzneipflanzen und Gewürzen, doch tragen sie auch zum Aroma von Auberginen, Brokkoli, Gurken, Möhren und Zitrusfrüchten bei. Die Hauptwirkungen der Terpene lassen sich von ihren Funktionen in der Pflanze ableiten.

Terpenhaltige Gewürze als Appetitanreger und Verdauungsförderer

Da ist zum einen der Duft. Nicht nur Insekten, auch Menschen lassen sich davon anlocken, und so werden terpenhaltige Pflanzen wie Thymian, Basilikum und Koriander von alters her als appetitanregende Gewürze geschätzt. Doch nicht nur der Duft macht ein Gewürz aus. Viele Terpene reizen die Schleimhaut. Dann läuft uns das Wasser im Munde zusammen – und damit sammeln sich Verdauungsenzyme im Speichel, die bereits mit der Zerlegung von Kohlenhydraten beginnen.

Im Magen üben diese Reizstoffe paradoxerweise eine beruhigende Wirkung aus. Sie reizen die Magennerven, und daraus resultiert eine Entspannung der Muskulatur des Magen-Darm-Galle-Traktes (Wagner 1985). Außerdem regen die Terpene vieler Gewürze die Gallenbildung und den Gallenfluß an und haben damit einen günstigen Einfluß auf die Fettverdauung. Und – last, not least – sie helfen, lästige Blähungen loszuwerden.

- Gewürze, die eine beruhigende Wirkung auf den Magen haben:

  Anis, Fenchel, Koriander, Kümmel.

- Gewürze, die die Verdauung und den Gallefluß fördern: Chili, Fenchel, Ingwer, Knoblauch, Koriander, Kümmel, Kurkuma, Oregano, Paprika, Rettich und Senf.

Terpene als Hustenmittel

Viele Terpene stillen den Hustenreiz und erleichtern das Abhusten. Bei Reizung der Magennerven wird über den Vagusnerv – und einen Umweg über das Gehirn – eine Stimulierung der Bronchialsekretzellen ausgelöst. Diese produzieren daraufhin mehr Flüssigkeit, und der zähe Schleim kann gelöst werden.

Die antibakterielle Wirkung der meisten Terpene macht sich gerade bei Husten und Bronchitis positiv bemerkbar: Mit dem Blutstrom gelangen die Terpene aus der Nahrung in die Lunge, und beim Ausatmen wird die gesamte Luft in den Lungenbläschen mit bakterientötenden Wirkstoffen gesättigt.

Die beste Wirkung bei Husten haben Thymian, Anis und die Scharfstoffe in Chili und Ingwer.

Terpene als Krebshemmer

Die Wirkung der terpenhaltigen ätherischen Öle auf Magen und Bronchien ist bereits lange bekannt und vielseitig angewandt in der Pflanzenheilkunde. Neu ist hingegen, daß Terpene auch krebshemmende Eigenschaften haben können. Zwei Terpene, Limonen aus Zitrusöl und Carvon aus Kümmelöl, werden intensiv auf ihre antikanzerogene Wirkung untersucht. In mehreren Versuchen mit Mäusen konnten Forscher nachweisen, daß Limonen und Carvon die Tumorbildung verhindern. Limonen ist Bestandteil vieler ätherischer Öle, so von Zitrusöl, Koriander, Kardamom und Kümmel (Huang 1994).

Terpenreiche Nahrungsmittel

Alle Gewürze wie Basilikum, Fenchel, Koriander, Kümmel, Petersilie, Thymian und die Zitrusfrüchte.

Terpene auf einen Blick

Terpene sind die Hauptbestandteile von ätherischen Ölen, den flüchtigen aromatischen Geruchs- und Geschmackskomponenten vieler Gewürze und Früchte.
Terpene
- regen den Appetit und die Verdauung an,
- regen die Gallebildung und den Gallefluß an,
- stillen den Hustenreiz und lösen Schleim,
- hemmen die Tumorbildung (Limonen und Carvon).

Pflanzliche Faserstoffe –
seit Urzeiten mißachtet

Ballaststoffe sind die Aschenputtel auf unserem Teller. Niemand will sie so richtig haben. Seit Urzeiten versuchen Menschen, die unverdaulichen Fasern aus ihrer Nahrung zu entfernen: durch Mahlen des Getreides und Abtrennen der Kleie, durch Auspressen von Obstsaft, durch Passieren von Obst- und Gemüsepulpe und durch Schälen. Auch der Name, mit dem wir die Pflanzenfasern benennen, zeugt nicht gerade von besonders hoher Wertschätzung, sondern drückt deutlich aus, wie wir sie empfinden: als überflüssigen Ballast.

Zum Verständnis müssen wir sehr weit zurückgehen: in die Savannen Ostafrikas, wo nach heutigem Wissen vor etwa zwei Millionen Jahren die ersten Menschen lebten. Durch Werkzeugfunde und Rekonstruktionen ihrer Lebensweise aus heute noch lebenden steinzeitlichen Kulturen können wir uns eine Vorstellung ihrer Ernährung machen (Eaton 1985).

Erste Ernährungserfahrungen: Fleisch ist besser als Fasern

Sicherlich waren diese ersten Menschen Sammler – Früchte, Wurzeln, Knollen, Samen und Nüsse waren ihre Grundnahrungsmittel. Als eiweiß- und fettreiche Delikatessen kamen

vor ca. 2 Mio. Jahren

vor ca.1,9 Mio. Jahren

Sammler und Jäger   Sammler und Jäger   Sammler und Jäger   Sammler und Jäger   Sammler und Jäg

1. Januar

1. Februar

kleine Insekten, Larven und fette Maden dazu – und ab und zu eine Fleischmahlzeit, dann nämlich, wenn satte Löwen einen gerissenen Büffel verlassen hatten und sich die Menschengruppe daranmachen konnte, mit ihren Steinkeilen das restliche Fleisch von den Knochen zu schaben und das Mark aus den aufgebrochenen Knochen zu schlürfen. Nach einer solchen Mahlzeit waren alle wohlig satt und zufrieden, und das mühselige Sammeln konnte einen Tag aufgeschoben werden. Und fest und unauslöschlich grub sich in ihr Bewußtsein (und noch fester ins Unterbewußtsein!) ein, daß fette Nahrung gut ist, weil sie lange satt macht.

Da immer wieder Zeiten des vorübergehenden Mangels zu überbrücken waren – sei es, daß durch Trockenheit zuwenig Früchte reiften oder lange kein größeres Stück Fleisch zu finden war –, hatten diejenigen Menschen eine bessere Überlebenschance, die sich an diese innere Programmierung hielten: «Iß so viele Kalorien wie möglich, wenn es was zu essen gibt!»

Nach dieser fürs Überleben notwendigen Logik schmälerten viele unverdauliche Faserstoffe den Kalorienwert und damit das Ansehen von Eßbarem. Obwohl die tägliche Nahrung zum überwiegenden Teil aus Pflanzen bestand, können wir mit großer Sicherheit annehmen, daß tierische Nahrung durch ihre bessere Verfügbarkeit an Fett und Eiweiß schon immer eine höhere Wertschätzung erfuhr als die relativ «dünnere» Pflanzennahrung. Das änderte sich auch nicht, als die Menschen anfingen, systematisch zu jagen, und – viel, viel später – vor etwa 12 000 Jahren seßhaft wurden und Ackerbau und

vor ca. 1,7 Mio. Jahren   v

|

mmler und Jäger   Sammler und Jäger   Sammler und Jäger   Sammler und Jäger   Sammler und Jäger   Sammler u

|

1. März

Viehzucht betrieben. Immer wurde Nahrung bevorzugt, die den Kriterien «fett», «süß» und «stärkehaltig», also kalorienreich, entsprach.

Die in unserer Evolution über Millionen von Jahren bestätigte Erfahrung, daß sättigende Nahrung nicht regelmäßig zur Verfügung steht, wurde zuerst in der sogenannten Agrarrevolution vor 12 000 Jahren durchbrochen.

Damals begannen die Menschen ihr Ernährungsschicksal in die eigenen Hände zu nehmen, um weniger abhängig von äußeren Bedingungen zu sein. Sie bauten Getreide an, das zur Vorratshaltung geeignet ist und einen hohen Nährwert hat, und sie züchteten Tiere. Sehr deutlich ist auch dabei wieder die Tendenz zu höherem Nährwert: Tiere wurden immer fettreicher gezüchtet und Getreide nicht etwa ballaststoff-, sondern stärkereicher! Auch die Früchte wurden immer größer und süßer.

Doch waren mit Ackerbau und Viehzucht die Hungersnöte nicht aus der Welt. Im Gegenteil: Eine ständig wachsende Weltbevölkerung war auf steigende Ernteerträge angewiesen, und wenn diese durch Kriege, Mißernten, Trockenheit, Schädlingsbefall und andere Katastrophen ausfielen, brachen schreckliche Hungerzeiten aus. Das europäische Mittelalter ist bis zur Neuzeit eine Folge von zum Teil verheerenden Hungersnöten mit Hunderttausenden von Toten, noch schlimmer, als wir es heute in Afrika erleben (Montanari).

Kein Wunder, daß nicht nährstofffreie Pflanzenfasern hoch im Kurs standen, sondern sättigende Lebensmittel mit Fett,

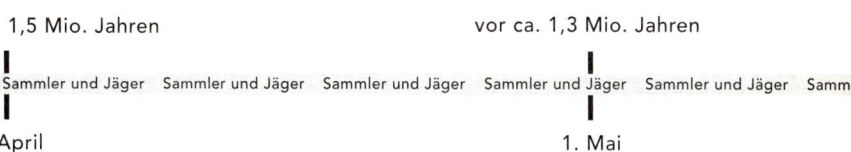

. 1,5 Mio. Jahren   vor ca. 1,3 Mio. Jahren

Sammler und Jäger Sammler und Jäger Sammler und Jäger Sammler und Jäger Sammler und Jäger Samml

April   1. Mai

Eiweiß und Stärke. Um Ballaststoffe brauchte man sich nie Gedanken zu machen – die gab es stets im Überfluß. Diese unterschiedliche Wertschätzung von Gemüse und Fleisch kommt sehr deutlich zum Ausdruck in der Beschreibung der Mahlzeiten in einem Handwerksbetrieb 1914: «...Das Nachtessen bestand fast regelmäßig aus einer Tasse Kaffee mit Brot und Bratkartoffeln, oder es gab noch, je nach der Gemüsezeit, mächtige Schüsseln voll Salat, Bohnen, gelbe Rüben und ähnliches Grünfutter. Fleisch und Wurst konnte man sich dazudenken» (Pudel 1991).

Der Neandertaler im Supermarkt

Doch dann kam, vor ungefähr 100 Jahren, die Ernährungswende. Mit Ausnahme der Kriegszeiten ging es durch Industrialisierung der Landwirtschaft, durch Düngung und Schädlingsbekämpfung ständig bergauf mit der Nahrungsmittelversorgung. Nach Überwindung der Folgen des 2. Weltkrieges wurden wir buchstäblich ins Schlaraffenland katapultiert. Mit einer Millionen Jahre langen Erfahrung des ständigen Mangels stehen wir plötzlich im Supermarkt und haben endlich genug zu essen! Und in unserem Unterbewußtsein ist fest eingebrannt: Gute Nahrungsmittel sind energiedicht, Fasern «verdünnen» die gewünschten Nährstoffe nur. Wie sehr wir von diesen Erfahrungen geprägt sind und wie ungesund die Überfluß-Ernährung für uns ist, macht ein Gedankenspiel deutlich:

vor ca. 1,2 Mio. Jahren

ammler und Jäger   Sammler und Jäger   Sammler und Jäger   Sammler und Jäger   Sammler und Jäger   Sammler

1. Juni

Wenn wir die zwei Millionen Jahre der menschlichen Entwicklungsgeschichte mit einem Jahr gleichsetzen, dann haben wir fast das ganze Jahr lang, vom 1. Januar bis zum 30. Dezember, als Sammler und Jäger gelebt. Erst am vorletzten Tag des Jahres begann die Landwirtschaft. Und die Industrialisierung mit den Möglichkeiten der unbeschränkten Nahrungsproduktion fing erst am 31. Dezember um 23.35 Uhr an, d. h. 25 Minuten vor Ende dieses ganzen Jahres, knapp eine halbe Stunde vor Silvester, dem Zeitpunkt, an dem die Menschheit sich heute befindet.

Stellen Sie sich vor, Sie würden das ganze Jahr mehr oder weniger im Mangel leben, und kurz vor Silvester biegen sich plötzlich die Tische. Wie würde es Ihnen gehen, wenn Sie sich mit knurrendem Magen und dem Bestreben, viel Fettes für kommende Hungerzeiten zu essen, an das Büffet begeben würden? So geht es uns im Prinzip in den Wohlstandsländern. Wir hatten noch keine Zeit, uns an die veränderte Situation anzupassen – 100 Jahre sind zu kurz im Vergleich zu unserer Evolution von zwei Millionen Jahren.

So stehen wir mit Neandertaler-Appetit im Supermarkt und kaufen ein, was uns unsere innere Stimme sagt: «Fett! Süß! Viel!» Ballaststoffe stehen da nicht an erster Stelle! Doch damit beginnt unser gesundheitliches Dilemma.

Wir sind die Nachkommen all der Menschen, die in der Evolution überlebt haben, die sich angepaßt, also richtig, verhalten haben. In unserer genetischen Ausstattung ist genau dieses Eßverhalten festgelegt, weil es unser Überleben bis jetzt

a. 1 Mio. Jahren   vor ca. 800 000 Jahren

Sammler und Jäger   Sammler und Jäger   Sammler und Jäger   Sammler und Jäger   Sammler und Jäger   Samml

Juli   1. August

gesichert hat. Und nun kommen die Ernährungswissenschaftler und die Mediziner und die Deutsche Gesellschaft für Ernährung und sagen uns: «Das ist alles falsch! Ihr eßt zu fett, zu süß, zuviel – eßt mehr Ballaststoffe!»

Das Dumme ist: Sie haben recht. Wir werden krank von einer Ernährung, an die wir nicht angepaßt sind. Der Konflikt besteht im Auseinanderklaffen von Anpassungswirklichkeit und unserem Instinkt. Endlich haben wir gefunden, wonach wir so lange gesucht haben – kalorienreiches Essen –, aber unser Stoffwechsel hat sich mittlerweile an kalorienärmeres Essen gewöhnt. Unser Organismus funktioniert wunderbar mit *vielen* Nährstoffen aus Getreide, Obst und Gemüse und *wenigen* aus Fleisch – wir bieten ihm das Gegenteil an.

Wege aus der Misere

Es gibt zwei Auswege aus diesem Dilemma.

Der erste: Wir machen weiter wie bisher. In zwei Millionen Jahren wird sich bei den Nachkommen der jetzt Überlebenden der Stoffwechsel an eine kalorienreiche und an Pflanzenstoffen arme Ernährung möglicherweise angepaßt haben!

Oder, die zweite Lösung: Wir nehmen unser Ernährungs-Schicksal in die eigenen Hände, entscheiden uns *bewußt* für die Nahrung, die wir brauchen – und freuen uns darüber, daß dies nicht mehr mit eintöniger Kost und schicksalhaft einbrechenden Hungersnöten verbunden ist.

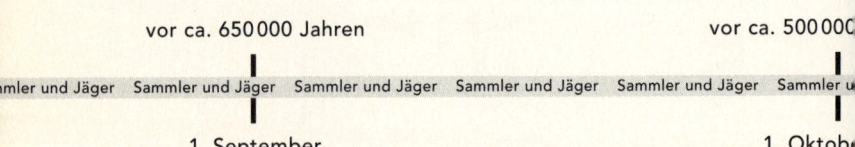

vor ca. 650 000 Jahren   vor ca. 500 00C

mmler und Jäger Sammler und Jäger Sammler und Jäger Sammler und Jäger Sammler und Jäger Sammler u

1. September   1. Oktob

Um den Neandertaler in uns zu überzeugen, der ja immer noch in die Fleischtöpfe und auf die fetten Torten schielt, haben Mediziner und Ernährungsforscher in den letzten Jahren ganze Arbeit geleistet und Unmengen an Ergebnissen präsentiert, die keinen Zweifel mehr daran lassen: Nur ballaststoffreiches Essen hält uns gesund! Das wichtigste ist dabei der «Verdünnungseffekt» der Ballaststoffe. Je mehr unverdauliche Faserstoffe im Darm sind, desto geringer ist die Konzentration an Fett, Eiweiß, Stärke und an schädlichen Substanzen.

Zwei Begriffe erläutern diese Zusammenhänge: *Nährstoffdichte* und *Energiedichte*. Nährstoffdichte Lebensmittel enthalten pro 1000 Kilokalorien viele essentielle Nährstoffe wie Vitamine und Mineralien: Dazu gehören Obst, Gemüse und Vollkornprodukte. Energiedichte Lebensmittel sind die, von denen wir satt werden: Sie enthalten viele Kalorien pro Volumen. Dazu gehören Fette, Einfachzucker, Eiweiße, also konzentrierte, ballaststoffarme Produkte. Sie führen, da man sie kaum kauen muß, leicht zu einer Energie-Übererernährung, denn das Sättigungssignal setzt erst ein, wenn schon zu viel Energie zugeführt worden ist.

Damit kein Mißverständnis entsteht: Ballaststoffreich heißt nicht fleischlos. Es heißt auch nicht, sich jedes Würstchen und jedes Stück Schokolade zu verkneifen. Aber es bedeutet trotzdem, unsere Eßgewohnheiten auf den Kopf zu stellen.

In den letzten 100 Jahren nahm in Deutschland die Ballaststoffaufnahme drastisch ab: von etwa 100 g auf nur noch 25 g täglich. Wir essen heutzutage 40 Prozent weniger Getreide,

hren

vor ca. 300 000 Jahren

|

Sammler und Jäger   Sammler und Jäger   Sammler und Jäger   Sammler und Jäger   Sammler und Jäger   Sammle

|

1. November

60 Prozent weniger Kartoffeln und 90 Prozent weniger Hülsenfrüchte als unsere Großeltern um die Jahrhundertwende. Diese ballaststoff*arme* Ernährung setzt sich etwa so zusammen:

Kohl
Hülsenfrüchte
Vollkorngetreide
Gemüse, Obst
Kartoffeln, Milch, Yoghurt
Weißmehlprodukte, Fisch
Käse, Öl, Sahne, Geflügel
Fleisch, Wurst, Süßigkeiten

Eine ballaststoff*reiche* Ernährung würde etwa so aussehen:

Kohl, Hülsenfrüchte, Obst, Gemüse
Vollkorngetreide, Kartoffeln
Fisch, Milch, Yoghurt
Käse, Geflügel
Weißmehlprodukte
Fleisch, Wurst
Süßigkeiten
Öl, Sahne

Die Ballaststoffe, die noch vor mehreren Jahrzehnten als nutzloser Ballast betrachtet wurden, den man allenfalls den Schweinen vorsetzen möchte, haben sich als unverzichtbar für unsere Gesundheit erwiesen, und zwar gerade deshalb, weil sie ernährungsphysiologisch «nichts» sind!

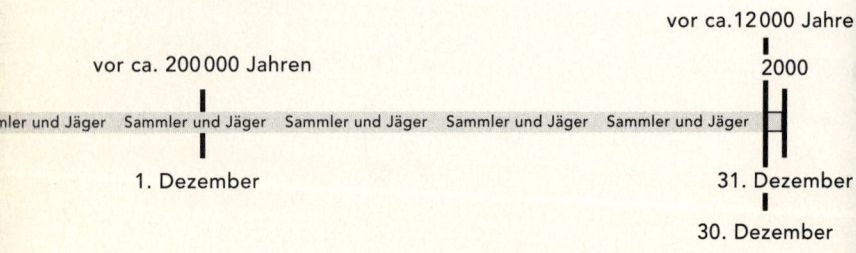

vor ca. 12 000 Jahre
2000

vor ca. 200 000 Jahren

mler und Jäger   Sammler und Jäger   Sammler und Jäger   Sammler und Jäger   Sammler und Jäger

1. Dezember   31. Dezember

30. Dezember

Ballaststoffe –
die Putzkolonne im Darm

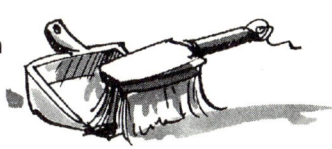

Bei Ballaststoffen 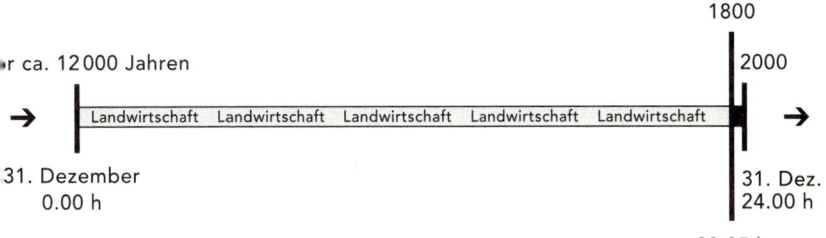 gilt ausnahmsweise: Viel hilft viel! Warum das so ist, wird klar, wenn man sich den Aufbau und die Wirkweise der Faserstoffe anschaut.

Alle Ballaststoffe haben zwei Dinge gemeinsam: Sie bestehen aus großen, komplex aufgebauten Molekülen, die wir im Dünndarm nicht verdauen können, und sie können Wasser aufnehmen. Doch damit ist auch schon Schluß mit den Gemeinsamkeiten. Ballaststoffe – das sind so unterschiedliche Substanzen wie das gelbildende Pektin in Äpfeln und Johannisbeeren oder die unverdauliche Zellulose in Weizenkleie. Entsprechend verschieden sind ihre Eigenschaften: Sie bilden mit Wasser entweder gelartige Lösungen (die löslichen Ballaststoffe), oder sie quellen auf, behalten dabei aber ihre Faserstruktur (die unlöslichen Ballaststoffe). Alle gesundheitlichen Auswirkungen der Ballaststoffe lassen sich auf diese Eigenschaften – unverdaulich, gelbildend, quellfähig – zurückführen:

- Durch ihre Unverdaulichkeit im Dünndarm erreichen sie den Dickdarm und können dort das Volumen des Darminhalts erhöhen sowie die Peristaltik anregen.
- Durch ihre Faserstruktur und ihr Quellvermögen können sie alle möglichen gesundheitsschädlichen Substanzen binden und aus dem Körper hinaustransportieren.

1800

r ca. 12 000 Jahren

2000

→ Landwirtschaft Landwirtschaft Landwirtschaft Landwirtschaft Landwirtschaft →

31. Dezember
0.00 h

31. Dez.
24.00 h

23.35 h

So wird auch klar, warum 20 g Ballaststoffe täglich zuwenig sind. Eine Putzkolonne mit 20 Personen schafft natürlich längst nicht so viele Kanzerogene, Cholesterin und Gallensäuren weg wie eine mit 40 oder gar 100 «Arbeitern».

Ballaststoffe schützen vor Darmkrebs

Eine ballaststoffreiche Ernährung ist der beste Schutz vor Dickdarmkrebs. Diesen Zusammenhang haben 55 Studien in den letzten 20 Jahren eindeutig gezeigt (Watzl/Leitzmann 1995). Die Forscher meinen, daß mehrere krebshemmende Mechanismen zum Zuge kommen:

- Kanzerogene Stoffe werden im Dickdarm an die Faserstoffe gebunden und ausgeschieden.
- Bestimmte Ballaststoffe binden Gallensäuren und fangen sie damit ab, bevor die krebserregenden sekundären Gallensäuren entstehen können.
- Die löslichen Ballaststoffe in Obst und Gemüse werden von Darmbakterien abgebaut. Dabei entsteht Buttersäure, ein Krebszellen-Blocker. Buttersäure senkt die bei Tumorzellen typische erhöhte Teilungsgeschwindigkeit – der Tumor wird dadurch weniger aggressiv (Ernährungsbericht 1992).
- Durch ihr Quellvermögen erhöhen Ballaststoffe das Volumen des Darminhalts. Dadurch wird die Konzentration an Kanzerogenen erniedrigt und diese gefährlichen Stoffe werden schneller aus dem Körper ausgeschieden.

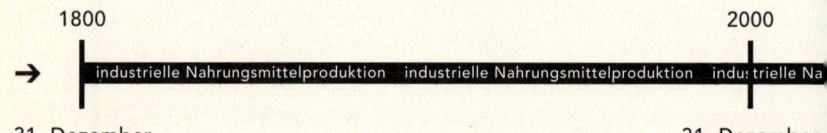

1800 2000

industrielle Nahrungsmittelproduktion   industrielle Nahrungsmittelproduktion   industrielle Na

31. Dezember
23.35 h

31. Dezember
24.00 h

Bei diesen Ergebnissen muß man auch berücksichtigen, daß erhöhter Ballaststoffverzehr immer noch weitere gesundheitsfördernde Faktoren nach sich zieht. So bedeutet eine ballaststoffreiche Ernährung in der Regel gleichzeitig eine geringere Fettaufnahme. Fett hat jedoch eine stark krebsfördernde Wirkung («Promotor»), mit fettarmer Kost reduziert sich diese Gefahr. Außerdem werden mit ballaststoffreicher Nahrung sehr viel mehr sekundäre Pflanzenstoffe gegessen, von denen viele krebsverhütende Eigenschaften haben.

Für Frauen von Bedeutung ist die Tatsache, daß zwischen Brustkrebs und Ballaststoffverzehr ein deutlicher Zusammenhang besteht. Bei einer ballaststoffreichen Ernährung sinkt der Östrogenspiegel, weil auch Östrogene an Ballaststoffe gebunden und vermehrt ausgeschieden werden – und damit sinkt das Risiko, an hormonbedingtem Brustkrebs zu erkranken.

Ballaststoffe senken den Blutzucker

Viele Untersuchungen zeigen, daß Ballaststoffe einen günstigen Einfluß auf den Verlauf des Blutzuckerspiegels haben. Nach einer faserreichen Mahlzeit haben Bakterien und Enzyme im Darm sehr viel länger zu tun, die Glucoseteilchen aus den Ballaststoffen herauszulösen, als wenn der Zucker unverpackt ankäme. Dementsprechend länger dauert es, bis die Glucose im Blut kreist, die Höchstwerte bleiben niedriger – und die Bauchspeicheldrüse muß nicht so viel Insulin ausschütten. Allerdings spricht der Blutzuckerspiegel auf isolierte Ballaststoffe, etwa in Kleietabletten, nicht so gut an wie auf eine faserreiche Mahlzeit. Es ist auf jeden Fall besser, statt Kleie- und Pektintabletten Vollkornbrot und einen Apfel zu essen. Dabei bekommt man auch noch jede Menge gesundheitsfördernde sekundäre Pflanzenstoffe mit.

Ballaststoffe als Cholesterinsenker

Ballaststoffe sind wahre Meister darin, einen zu hohen Cholesterinwert wieder zu normalisieren. Zum einen binden sie die
zur Fettverdauung nötigen Gallensäuren und verhindern so
deren Wiederaufnahme in den Kreislauf nach getaner Arbeit.
Dem Körper gehen dadurch Gallensäuren verloren, die er aus
dem Grundstoff Cholesterin wieder herstellen muß – und dadurch nimmt der Cholesterinvorrat ab.

Zum anderen können Ballaststoffe auch direkt das Nahrungscholesterin binden und verhindern so seine Aufnahme in
den Körper.

Den besten cholesterinsenkenden Effekt haben Pektin (in
Obst, viel in Äpfeln) und die wasserlöslichen Ballaststoffe in
Hafer und Hülsenfrüchten, während Zellulose (in Weizenkleie) auf den Cholesteringehalt des Blutes keinen Einfluß hat
(Kasper 1991). Schon 120 bis 140 g Haferflocken pro Tag reduzierten in einer Studie mit gesunden Probanden den Cholesterinwert um 8 bis 12 Prozent des Ausgangswertes, wobei vor
allem das gefährliche LDL-Cholesterin gesenkt wurde. Patienten mit zu hohem Gesamtcholesterin bekamen täglich 100 g
Haferkleie zu essen – mit dem Erfolg, daß ihre erhöhten Werte
nach drei Wochen um 23 Prozent niedriger waren. Mit Bohnen
lassen sich ähnlich günstige Ergebnisse erzielen.

Aus allen Versuchen lassen sich folgende Schlüsse ziehen:
Mit etwa 60 g Haferkleie oder 100 bis 200 g gekochten Bohnen
täglich kann man auf Dauer den Cholesteringehalt des Blutes
um ein Fünftel bis ein Viertel reduzieren.

Solche Empfehlungen entstehen in ernährungswissenschaftlichen Studien und sollen natürlich keine Anweisung für
den täglichen Speisezettel sein! Eine Cholesterinsenkung läßt
sich auf Dauer auch auf eine weit angenehmere Art und Weise
erreichen – mit viel Vollkornprodukten, Hülsenfrüchten, Müsli, viel Obst und Gemüse. Essen soll schließlich Spaß machen!

Verstopfung und Übergewicht ade

Übung macht den Meister. Um gut zu funktionieren, müssen wir dem Darm viel zu arbeiten geben. Wenn wir ihm nur Weißmehlbrötchen, Steak, Käse und vielleicht eine Salatbeilage anbieten, wird er träge und faul. So richtig zu ackern hat er, wenn er jeden Tag aus mindestens 40 bis 50 g Pflanzenfasern die Nährstoffe herausholen muß. Bei diesen Mengen an unverdaulichen Ballaststoffen, die zu einer Verdoppelung des Stuhlgewichtes führen können (Kasper 1991), sind die Darmwände gut gedehnt, der Transportreflex funktioniert reibungslos, und der Darminhalt wird schnell ausgeschieden. Auch die kleinen, schmerzhaften Ausstülpungen der Darmwand, Divertikel genannt, haben bei ballaststoffreicher Ernährung keine Chance. Tatsächlich gab es diese Erkrankung vor 1900 in Deutschland gar nicht, heute sind bereits 30 bis 50 Prozent von meist älteren Menschen davon betroffen. Ballaststoffe erhöhen nicht nur das Stuhlgewicht und regen dadurch die Verdauung an, sie binden auch verstärkt Wasser und machen dadurch den Darminhalt weicher.

Den besten Effekt auf eine reibungslose und schnelle Verdauung haben Vollkornprodukte, Kohl, Karotten und Äpfel.

Eine ballaststoffreiche Ernährung hat auf Dauer positive Auswirkungen auf das Körpergewicht. Um die wünschenswerten 40 bis 50 g Ballaststoffe täglich zu erreichen, muß man so viel kalorienarmes Obst, Gemüse und Getreide essen, daß für die Dickmacher Zucker und Fett kaum noch Platz bleibt. Und noch einen Vorteil haben die energiearmen Fasern: Wir können mit ihnen unser normales Sättigungsgefühl nicht so leicht austricksen. Der Magen signalisiert nämlich erst dann «Ich bin satt!» an das Gehirn, wenn er *gefüllt* ist, nicht wenn er genug Kalorien aufgenommen hat. Diese Sättigungsgrenze ist mit Kartoffeln, Kohl und Vollkornbrot ziemlich schnell erreicht, mit energiereicher Schokolade, mit Käse und Wurst haben wir bis zum Erreichen dieses Punktes schon (zu) viele Kalorien aufgenommen.

Apropos Kleie: Keine isolierten Ballaststoffe einnehmen, wie zum Beispiel in Kleietabletten – Ausnahme: wenn der Arzt es ausdrücklich anordnet, etwa bei älteren Menschen und Kranken. Die Ballaststoffe verlieren durch die Bearbeitung einen Teil ihrer Wirkung. Außerdem scheinen hohe Konzentrationen an isolierten Ballaststoffen eher eine schädliche Wirkung auf die Darmschleimhaut zu haben (Watzl/Leitzmann 1995). Isolierte Kleie birgt auch immer die Gefahr der Mineralienverarmung (siehe unten). Gerade durch das Zusammenspiel der verschiedenen Eigenschaften der Faserstoffe in den natürlichen Lebensmitteln wird eine optimale Wirkung gewährleistet! Unser Stoffwechsel ist nicht an Kleietabletten gewöhnt, sondern an Getreide, Obst und Gemüse!

Ballaststoffe als Mineralienräuber?

Ballaststoffe können die Resorption von wichtigen Mineralstoffen wie Magnesium, Kupfer, Zink und Eisen hemmen. Das ist die Kehrseite der Medaille: Die Bindungskräfte, die Cholesterin und krebserregende Substanzen unschädlich machen, unterscheiden nicht zwischen gut und schlecht, sondern schnappen sich alles, was ihnen in den Weg kommt. Und da kann es auch Mineralien treffen, die wir brauchen.

Doch ganz so dramatisch, wie es aussieht, ist es zum Glück nicht. Zum einen steigert Vitamin C die Resorption von Eisen – und da pflanzliche Nahrung viel Vitamin C enthält, findet so teilweise ein Ausgleich statt. Zum anderen gewöhnt sich der Körper an eine ballaststoffreiche Ernährung und nutzt die vorhandenen Mineralstoffe immer besser aus. Da der Mineralstoffgehalt einer pflanzlichen Nahrung wesentlich höher ist als der einer ballaststoffarmen, bleibt die Gesamtbilanz trotz Resorptionsstörungen positiv, wie auch aus mehreren Studien deutlich wird (Hartwigsen 1988).

Das gleiche gilt für die Phytinsäure und ihre Salze, die Phytate. Phytinsäure ist in allen Getreiden enthalten und kann ebenso wie manche Ballaststoffe mit Calcium, Magnesium, Eisen und Zink unlösliche Komplexe bilden. Durch eine mineralstoffreiche Ernährung werden größere Mengen an diesen Mineralien aufgenommen, als durch Phytinsäure gebunden werden können – im Endeffekt werden mehr und nicht weniger Zink und Eisen resorbiert (Hartwigsen 1988).

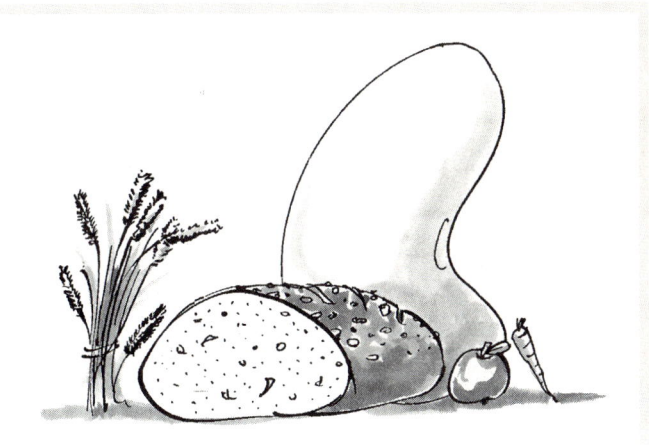

Ballaststoffgehalte verschiedener Lebensmittel
Die Größe der Lebensmittel ist entsprechend ihrem Ballaststoffgehalt in g pro 100 g dargestellt (nach Souci et al. 1994):

Bohnen, weiß	17,0 g/100g	Möhren	3,4 g/100g
Weizen, ganz	10,9 g/100g	Äpfel	2,3 g/100g
Vollkornbrot	7,5 g/100g		

Ballaststoffreiche Nahrungsmittel

Ballaststoffe sind in allen pflanzlichen Lebensmitteln zu finden. Eine Aufzählung erübrigt sich deshalb. Da beim Getreide die Ballaststoffe in der Außenschicht sitzen, sollten so viel wie möglich Vollkornprodukte gegessen werden. Durch das Mahlen verringert sich der Ballaststoffgehalt drastisch. So enthält helles Weizenmehl (Typ 405) nur noch 15 Prozent der Ballaststoffe des gesamten Getreidekorns (Souci 1994).

Die Deutsche Gesellschaft für Ernährung rät zu *mindestens* 30 g Ballaststoffe pro Tag. Ernährungswissenschaftler halten das für zuwenig – sie plädieren für *40 bis 50 g.*

Ballaststoffe auf einen Blick

Ballaststoffe sind unverdauliche Pflanzenstoffe, die den Pflanzen hauptsächlich als Stützsubstanzen dienen.

Sie quellen mit Wasser auf und füllen dadurch den Darm. Die Peristaltik wird angeregt und der Darminhalt schneller ausgeschieden.

Ballaststoffe können schädliche Stoffe binden und damit unschädlich machen.

Ballaststoffe
- beschleunigen die Verdauung,
- verringern den Energiegehalt der Nahrung und helfen dadurch gegen Übergewicht,
- senken einen zu hohen Cholesteringehalt des Blutes,
- normalisieren einen zu hohen Blutzuckerspiegel,
- wirken vorbeugend gegen Darmkrebs.

II. Fit und gesund durch bioaktives Essen

Bioaktive Substanzen – die «Reparateure» im menschlichen Körper

Hundert Billionen Zellen im menschlichen Körper müssen rund um die Uhr versorgt werden. Hundert Billionen winzige chemische Fabriken – jede mit Steuerungszentrale, Produktionsanlagen, Kraftwerken und Transportsystemen. Tausende von biochemischen Substanzen werden dort zerlegt und wieder zusammengebaut. Sie sind an allen Vorgängen im Körper beteiligt: am Auf- und Abbau von Enzymen, Hormonen, Botenstoffen, Verdauungssäften, Zellwänden, Blutkörperchen, Immunabwehrstoffen, am Denken, Sehen und Fühlen – für alles, was uns als Menschen ausmacht, werden in den Zellen biochemische Stoffe produziert und umgesetzt.

Dieses äußerst komplexe Regelwerk müssen wir gut mit Baustoffen und Energie versorgen: mit Kohlenhydraten, Eiweißen, Fetten, Vitaminen und Mineralstoffen. Ohne diese Versorgung von außen läuft gar nichts.

Doch *nur* mit diesen essentiellen, lebensnotwendigen Nährstoffen läuft es auf Dauer auch nicht optimal, wie sich jetzt herausstellt. Zwar kann der Mensch mit Glucose, Fettsäuren, Aminosäuren, Vitaminen und Mineralstoffen überleben – die Fälle, in denen Menschen künstlich ernährt werden müssen, zeigen das –, und doch fehlt etwas: die bioaktiven Substanzen, zu denen Tausende von sekundären Pflanzenstoffen und Hunderte von verschiedenen Ballaststoffen gehören. Sie entscheiden tagtäglich mit über Wohl und Wehe, über Gesundheit und Krankheit, über Leistungsfähigkeit und Verschleiß und Alter.

Das ist wie bei einem Auto. Natürlich läuft es, wenn Sie nur ab und zu mal Benzin, Öl und Wasser nachfüllen – aber wenn Sie es nie putzen, nie abschmieren, nie die Rostflecken entfernen und nie eine Schraube nachziehen, werden Sie wahrscheinlich nicht lange Freude daran haben.

Die bioaktiven Stoffe führen all die kleinen Wartungsarbeiten durch, die für das Gesundbleiben so wichtig sind: Sie fangen die schädlichen freien Radikale ein, sie binden giftige Gallensäuren, sie reparieren die DNS, sie inaktivieren krebserregende Substanzen, und sie fördern die schnelle Ausscheidung von schädlichen Chemikalien. Überall, wo es um die Verhütung größerer Schäden an den Zellen geht, um die Garantie eines reibungslosen Ablaufs der überaus komplexen Stoffwechselvorgänge in den hundert Billionen Zellen – immer da sind die bioaktiven Stoffe mit im Spiel. Und je mehr von ihnen regelmäßig in allen Zellen am Ort des Geschehens vorhanden sind, desto besser für unsere Gesundheit.

Mit unserer normalen Mischkost nehmen wir täglich etwa 1,5 bis 2 g sekundäre Pflanzenstoffe auf, die aus fünf- bis zehntausend verschiedenen Substanzen bestehen. Das hört sich viel an – aber verglichen mit unseren steinzeitlichen Vorfahren und den heute noch lebenden Jäger-und-Sammler-Kulturen sehen wir damit ziemlich alt aus. Wir essen viel weniger der so wichtigen «Reparateure» als diese – und hätten sie doch viel nötiger!

Die «Steinzeit-Nahrung» der Menschen bis zur Agrarrevolution vor 12 000 Jahren (bis zum 30. Dezember in unserem Gedankenexperiment, siehe Seite 98) unterscheidet sich in ganz wesentlichen Punkten von dem, was wir heute essen (Eaton 1985). Die Jäger und Sammler ernährten sich von Wild und Früchten, Knollen, Blättern, Wurzeln, Samen und Nüssen. Je nach Jagdglück und Jahreszeit lag der Fleischanteil zwischen 20 und 80 Prozent einer geschätzten Gesamtenergieaufnahme von 3000 Kilokalorien pro Tag. Eine realistische mittlere Schätzung geht von 35 Prozent aus, das sind fast 800 g Fleisch täglich. Doch bevor wir angesichts dieser Menge entsetzt aufschreien («So viel Fett! So viel Cholesterin!»), schauen wir uns dieses Fleisch einmal genauer an. Wildfleisch enthält im Vergleich zum Fleisch von Haustieren praktisch kein Fett (4 Prozent im Gegensatz zu 25 bis 30 Prozent), und dieses wenige Fett ist reich an mehrfach ungesättigten Fettsäuren und enthält vier Prozent der wertvollen Eicosapentaensäure (Omega-3-Fettsäure), die sonst nur in Fisch vorkommt.

Übrigens: Wildfleisch enthält genausoviel Cholesterin wie das Fleisch von Haustieren. Bei einem Verzehr von 800 g Fleisch aßen unsere Vorfahren also etwa 600 mg Cholesterin täglich (Eaton 1985) – eine Menge, mit der unser Körper offensichtlich umzugehen gelernt hat. Dies ist ein weiteres Indiz dafür, daß nicht das Cholesterin an sich der Beelzebub ist, sondern die Faktoren, die es zum Schadstoff machen: zuwenig bioaktive Stoffe und Antioxidantien im Blut und die Verarbeitung der Lebensmittel zu Fertiggerichten, die zur Bildung von oxidiertem Cholesterin führt, einem Stoff, mit dem in Tierversuchen sehr leicht arteriosklerotische Gefäßveränderungen ausgelöst werden können.

Steinzeitmenschen aßen zwar sehr viel mehr Fleisch als wir, ihre Fettzufuhr war aber trotzdem vorbildlich: nur halb soviel wie bei uns und voll mit mehrfach ungesättigten Fettsäuren. Sie erreichten einen p/s-Quotienten, von dem wir nur träumen können. Dieser Quotient bezeichnet das Verhältnis von mehrfach ungesättigten zu gesättigten Fettsäuren und liegt bei unserer Ernährung bei etwa 0,4 – also viel mehr gesättigte als ungesättigte Fettsäuren. Bei den Steinzeitmenschen war es gerade umgekehrt: Ihr Quotient lag bei erstaunlichen 1,4! (Eaton 1985).

Vielleicht fragen Sie sich jetzt, was dies alles mit den bioaktiven Stoffen zu tun hat, die doch in Fleisch gar nicht vorkommen. Stimmt – aber trotzdem haben Fette und Bioaktivstoffe eine Menge miteinander zu tun. Die sekundären Pflanzenstoffe müssen nämlich die Schäden reparieren, die durch zuviel Fett (besonders durch die gesättigten Fettsäuren) angerichtet werden! Und bei einer «Steinzeit-Ernährung» war dieser «Fett-Faktor» trotz des hohen Fleischkonsums schon mal vorbildlich niedrig.

Doch das ist noch nicht alles. Zwei Drittel der Energie nahmen unsere Steinzeit-Vorfahren in Form von pflanzlicher Nahrung auf: 1500 g täglich! Das ist für uns, die wir gerade einmal auf etwa 900 g kommen (inklusive Getreide, das damals noch keine Rolle spielte), eine unvorstellbar große Menge. Dementsprechend hoch lag auch der Ballaststoffanteil mit 45 g pro Tag (in Deutschland 25 g) und die Vitamin-C-Aufnahme mit 400 mg täglich (bei uns 137 mg) (Ernährungsbericht 1992). In soviel pflanzlicher Nahrung waren natürlich auch sehr viele sekundäre Pflanzenstoffe enthalten. Unsere Vorfahren nahmen sicherlich die doppelte bis dreifache Menge dieser wichtigen Heilstoffe auf – zum einen, weil sie mehr Pflanzennahrung aßen, zum anderen aber auch, weil diese Pflanzen noch mehr sekundäre Inhaltsstoffe enthielten. Der Mensch nutzte im Laufe seiner Entwicklung als Sammler und Jäger bis zu 3000 Wildpflanzen und -kräuter, heute landen auf unseren Tischen nur noch etwa 150 verschiedene Obst- und Gemüsesorten – und deren Gehalt an bioaktiven Substanzen schwindet zusätzlich durch Züchtung, zu frühe Ernte, lange Transportwege, Lagerung und Verarbeitung.

Wenn wir das alles berücksichtigen, können wir davon ausgehen, daß Naturvölker täglich mindestens 3 bis 4 g sekundäre Pflanzenstoffe aufnahmen – wir hingegen nur 1,5 bis 2 g.

Ihnen standen also doppelt bis dreimal so viele bioaktive «Reparateure» zur Verfügung wie uns – obwohl wir sie dringender bräuchten: in einer Umwelt, in der unsere Abwehr- und Reparatursysteme durch Strahlung, Zigarettenrauch, Autoabgase, fette Ernährung und Tausende von neuen Chemikalien bis an die Grenze ihrer Leistungsfähigkeit gefordert werden. Ist es ein Wunder, daß die hochkomplizierte Maschine «Mensch» ins Stottern gerät, wenn sie so unsachgemäß versorgt wird?

Für alle Lebewesen war von Anfang an der Schutz vor Mikroben, Radikalbildung (also vor Sauerstoff und UV-Strahlung) und Fraßfeinden sowie vor giftigen Abwehrstoffen überlebensnotwendig. Die ursprüngliche Nahrung des Menschen war sehr gut an diese Bedürfnisse angepaßt. *Sie bot mit reichlich bioaktiven Substanzen, vielen Vitaminen, ungesättigten Fettsäuren und Antioxidantien einen optimalen Schutz.*

Die Ernährungsforscher finden immer mehr erstaunliche Zusammenhänge zwischen Nahrungsbestandteilen und Gesundheit heraus. Man könnte sich wundern darüber, daß so viele Substanzen gerade gegen *diejenigen* Krankheiten helfen, die uns so zu schaffen machen. Doch das ist kein Zufall. Könnte es nicht umgekehrt so sein, daß wir krank werden, weil wir unseren Millionen Jahre bewährten Schutzschild achtlos weggeworfen haben – indem wir Nahrungsmittel verzehren, die nur noch die Hälfte der Schutzstoffe enthalten?

Heben wir den Schutzschild wieder auf, und erleben wir, was eine Ernährung mit vielen bioaktiven Substanzen bewirken kann!

Pflanzliche Krebskiller

Krebs und Ernährung – eine oft emotional und teilweise sogar ideologisch geführte Diskussion. Intensive Forschungen zeigen alle recht deutlich: Es gibt Lebensmittel, die Tumore fördern können, und solche, die ihre Entwicklung hemmen oder sogar verhindern. Das ist eine gute Nachricht, denn damit haben wir starke Waffen in der Hand, oder besser auf dem Teller.

Doch wie nutzen wir dieses Wissen? Das National Cancer Institute, das Nationale Krebsforschungsinstitut der USA, schätzt, daß mehr als ein Drittel aller Krebserkrankungen ernährungsbedingt sind. Für ein weiteres Drittel wird der Tabakrauch verantwortlich gemacht. Und auch die Deutsche Gesellschaft für Ernährung weist in ihrem Ernährungsbericht 1992 ausführlich darauf hin, daß der Fehlernährung eine entscheidende Bedeutung bei der Krebsentstehung zukommt.

Diese hochoffiziellen Erklärungen dürfen jedoch nicht darüber hinwegtäuschen, daß es nach wie vor sehr schwierig ist, eindeutige Ursache-Wirkung-Beziehungen zwischen der Entwicklung eines Tumors und einzelnen Nahrungsbestandteilen herzustellen und zu beweisen.

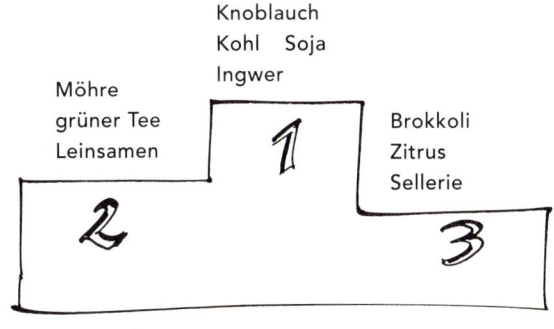

Die Top Ten der Krebsvorsorge

Tausende von Faktoren können dazu führen, daß letztlich aus einer fehlerhaften Zellteilung ein bösartiger Tumor entsteht (s. S. 122). Die eindeutige Zuordnung all dieser Einflüsse ist praktisch unmöglich, zumal zwischen Schädigung der Zelle und Ausbildung des Tumors oft Jahrzehnte liegen.

Wie gelingt es Ernährungswissenschaftlern und Medizinern trotzdem, Aussagen über eine Beteiligung der Ernährung am Krebsgeschehen zu machen?

Die ersten Hinweise auf einen Zusammenhang zwischen Nahrung und Krebs liefern epidemiologische Studien*. Das sind sozusagen «Freilandstudien», bei denen die Wissenschaftler beobachten, wo bestimmte Krankheiten gehäuft auftreten. So gibt es zum Beispiel aufschlußreiche Unterschiede der Krebsfälle in Japan und den USA. Beide Länder haben einen vergleichbaren Standard an Bildung, Industrialisierung, medizinischer Versorgung und eine ähnlich hohe Lebenserwartung. Doch unterscheiden sie sich deutlich hinsichtlich der Krebsraten: Japaner erkranken häufig an Magenkrebs, der in den USA keine große Rolle spielt. In Nordamerika erkranken dafür viele Menschen an Brust-, Dickdarm- und Prostatakrebs – Krebsformen, die wiederum für Japaner keine wesentliche Bedrohung darstellen. Genetische Faktoren scheinen keine Rolle dabei zu spielen, denn nach Amerika ausgewanderte Japaner übernehmen bereits in der zweiten Generation das Erkrankungsmuster des Einwanderungslandes.

Schon in den siebziger Jahren wurden unterschiedliche Ernährungsformen für Unterschiede bei den Krebserkrankungen in verschiedenen Ländern verantwortlich gemacht, und heute gibt es Hunderte von Untersuchungen, die den Zusammenhang zwischen einer niedrigen Krebsrate und einer obst- und gemüsereichen Ernährung verdeutlichen (Ziegler 1991).

Besonders intensiv untersucht sind zwei Bereiche:
1. der Einfluß einer fettreichen und ballaststoffarmen Ernährung auf die Entstehung von Darmkrebs, und

2. der Einfluß einer obst- und gemüsearmen Ernährung auf die Entstehung von Lungenkrebs.

Um diese Zusammenhänge zu klären, beschreiten die Wissenschaftler zwei Wege. In den *epidemiologischen Studien* werden Ergebnisse, die sich quasi im «Naturlabor» ergeben haben, interpretiert. Diese Erhebungen können jedoch nur auf Zusammenhänge aufmerksam machen, sie sind kein Beweis für eine ursächliche Beziehung. Der gern zitierte Zusammenhang zwischen der Abnahme der Störche in Deutschland und der im gleichen Zeitraum gesunkenen Geburtenrate ist ein Beispiel dafür, daß Zusammenhänge nicht immer kausale Wechselwirkungen sind. Die vermutete Wirkung einzelner Substanzen wird dann im *Experiment* überprüft: an Versuchstieren, die mit den entsprechenden Stoffen gefüttert werden, oder mit Zellkulturen, in denen die Wirkung der fraglichen Stoffe auf den Zellstoffwechsel untersucht wird.

Das Dilemma der Ernährungsmediziner ist, daß sie die direkte Beweisführung am Menschen nicht antreten können. Das würde bedeuten, daß die Versuchsteilnehmer sich über Jahre hinweg mit einer nach streng wissenschaftlichen Kriterien ausgetüftelten Diät ernähren müßten – solche «Versuchskaninchen» sind nicht zu finden. Doch auch wenn der direkte Zusammenhang zwischen einer bestimmten Kost und einer Krebsart mit wissenschaftlichen Methoden bewiesen wäre, würde uns das trotzdem im Einzelfall nicht sehr viel weiterbringen. Es wird immer den fleischessenden und alkoholtrinkenden putzmunteren Neunzigjährigen geben – auch wenn man ihn wie die sprichwörtliche Nadel im Heuhaufen suchen müßte. Auch ein Mensch, der sein Leben lang auf fettes Essen und Fleisch verzichtet hat, kann an Krebs erkranken – nur ist die *Wahrscheinlichkeit*, daß dies geschieht, sehr viel geringer. Mit anderen Worten: Wenn wir von der krebsverhütenden/ -fördernden Wirkung der Nahrung sprechen, bewegen wir uns immer im Rahmen der Wahrscheinlichkeit.

Es soll nicht der Eindruck erweckt werden, man bräuchte nur dies oder jenes zu essen, um eine Erkrankung hundertprozentig auszuschließen. Dafür sind die Reaktionen in unseren Billionen von Körperzellen viel zu komplex und in letzter Konsequenz nicht steuerbar. Was der einzelne jedoch tun kann: Er kann sein *Risiko*, an Krebs zu erkranken, vermindern, indem er die Arbeit seines Körpers optimal unterstützt – und sie nicht durch falsche Ernährung zusätzlich erschwert.

Alle Studien kommen immer wieder zu *einem* Ergebnis: Menschen, die viel Obst und Gemüse essen, haben generell ein bis zur Hälfte geringeres Krebsrisiko. Das National Cancer Institut empfiehlt darum:

> **Fünf Portionen Obst und Gemüse täglich**

Dafür gibt es mittlerweile sehr viele handfeste Beweise.

Konzentrierten sich die Forschungsarbeiten zunächst eher auf die gesundheitlichen Auswirkungen einer ballaststoffarmen und fettreichen Nahrung, so sind seit Mitte der achtziger Jahre die sekundären Pflanzenstoffe verstärkt ins Visier der Ernährungswissenschaftler geraten. Und nun boomt die Erforschung dieser Stoffe, die als Blockierer direkt in die Tumorentstehung eingreifen können.

Krebsentstehung – wenn das Gleichgewicht kippt

Nach heutigen Erkenntnissen sind es im wesentlichen zwei Prozesse, die zur Bildung und zum Wachstum von Tumorzellen führen (Cohen 1988):

1. die Initiation, der auslösende Prozeß: die Veränderung und Schädigung der Erbsubstanz DNS (Mutation) und
2. die Promotion, die Weiterentwicklung: die Tumorentstehung durch fördernde Stoffe (Promoter).

Dem steht die Blockierung der Krebsentstehung durch hemmende Stoffe (Anti-Promotoren) gegenüber.

Wenn sich die krebsfördernden und -hemmenden Einflüsse die Waage halten, wird eine Tumorbildung unwahrscheinlich – erst wenn sich die Waagschale auf die Seite der Promotoren neigt, wird es kritisch.

Die Erbsubstanz kann durch viele Stoffe und Einflüsse geschädigt werden, von denen wir nur wenige selbst beeinflussen können:

Strahlen, freie Radikale, manche Viren, Asbest, Chemikalien wie Benzpyrene und Nitrosamin, aber auch Nahrungsbestandteile. Doch auch bei einer Schädigung der DNS beginnt sich die Zelle nicht sofort unkontrolliert zu teilen. Erst fördernde Stoffe, die *Promotoren*, geben den letzten Anstoß. Zu diesen Krebsförderern gehören Fette, vor allem gesättigte Fettsäuren, freie Radikale, manche Hormone, eine erhöhte Energiezufuhr und Alkohol. Voraussetzung für eine Tumorentstehung ist, daß ständig Promotoren vorhanden sind. Theoretisch kann man den Krebs verhindern, wenn man die Promotoren ausschließt. Das ist jedoch praktisch unmöglich. Zwar können wir viele dieser verdächtigen Substanzen reduzieren oder ausschließen, restlos wird uns das aber nicht gelingen. Zum einen kennen wir noch nicht einmal alle krebsauslösenden und -fördernden Stoffe, zum anderen sind viele von ihnen Bestandteile unserer natürlichen Umwelt und Nahrung. Wir müssen also mit ihnen leben.

Und darauf sind wir auch eingerichtet. Unser Körper stellt entgiftende und antioxidative Enzyme her, und unsere Nahrung ist voll mit Anti-Promotoren – wir müssen sie nur nutzen!

Wir können das Gleichgewicht zwischen Förderern und Blockierern beeinflussen – zugunsten unserer Gesundheit, indem wir den Tumorzellen ihre Lieblingsspeisen vorenthalten oder ihnen sogar Substanzen unterschmuggeln, die ihnen schaden.

Die Rolle der bioaktiven Substanzen

Eine Nahrung, die reichlich sekundäre Pflanzenstoffe, Ballaststoffe und Antioxidantien enthält, kann die Krebsbildung
(Kanzerogenese) an vielen Stellen stoppen:
- bei der Bildung von Karzinogenen aus (noch ungefährlichen) Prokarzinogenen,
- bei der Initiation, wenn das Krebsgeschehen durch Mutation der DNS beginnt,
- bei der Promotion, wenn sich die geschädigte Zelle weiter-
  vermehrt
- und bei der Ausbreitung des Tumors.

Tumorentstehung – und wie bioaktive Substanzen sie verhindern können

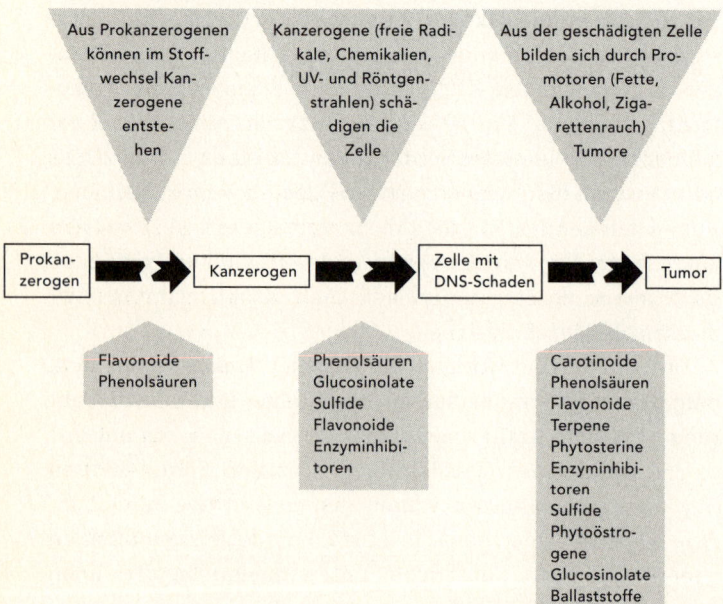

Der Speiseplan zur Krebsverhütung

Wer entstehenden Krebszellen Paroli bieten und die natürlichen Abwehrkräfte seines Körpers gegen diese Feinde unterstützen möchte, sollte *täglich* von folgenden Krebskillern essen.

Nahrungsmittel mit Sulfiden
Knoblauch, Porree, Schalotten, Schnittlauch, Zwiebeln

Die aromatischen Knollen bekommen endlich die Aufmerksamkeit, die ihnen gebührt: als Krebsbekämpfer ersten Ranges.

In Knoblauch- und Zwiebelanbaugebieten leiden nur halb so viele Menschen an Magenkrebs wie im Durchschnitt der Bevölkerung – so in einer Knoblauchgegend in Nordchina und in einem Zwiebelanbaugebiet in Georgia/USA (Watzl/Leitzmann 1995). Auch Studien in Griechenland und Hawaii kamen zu dem Ergebnis, daß ein hoher Knoblauch- und Zwiebelverzehr mit einer niedrigen Magenkrebsrate einhergeht. In Tierexperimenten wurde Darmkrebs in drei Vierteln der Fälle zurückgedrängt. Auch gegen Brustkrebs hat sich Knoblauch als wirksam erwiesen: in Abhängigkeit von Dauer und Zeitpunkt der Knoblauchgabe konnte die Entwicklung von Milchdrüsenkrebs bei Ratten um drei Viertel verringert werden.

Knoblauch, Zwiebel und Co. scheinen ihre Hauptwirkung bei der Krebsbekämpfung im Magen-Darm-Trakt zu entfalten. Ein Grund dafür könnte sein, daß Knoblauch aufgrund seiner antibiotischen Wirkung das Wachstum des Helicobacter-pylori-Bakteriums verhindert. Dieses Bakterium scheint einen wesentlichen Anteil an der Entstehung von Magenkrebs zu haben.

Brokkoli, alle Kohlarten, Kohlrabi, Kresse, Meerrettich,
Rauke, Rettich, Rüben, Senf

Derzeit steht Brokkoli an der Popularitätsspitze der senfölhaltigen Tumorbekämpfer – dank seines Inhaltsstoffes Sulforaphan, der bei Ratten sehr wirkungsvoll Milchdrüsenkrebs unterdrückt. Doch die anderen Kohlarten stehen dem Brokkoli an Bedeutung in nichts nach.

Viele Untersuchungen zeigen, daß glucosinolatreiche Gemüse wirkungsvolle Krebsbremsen sind, vor allem von Dickdarm-, Lungen- und Brustkrebs. So hat eine umfangreiche Untersuchung an der Universität Utah/USA gezeigt, daß von 600 Teilnehmern diejenigen ein um 70 Prozent niedrigeres Dickdarmkrebs-Risiko hatten, die besonders häufig Kohl essen. Auch die Polypenbildung war bei diesen Personen deutlich reduziert. In einer anderen Studie zeigte sich, daß das Risiko, an Darmkrebs zu erkranken, um zwei Drittel sinkt, wenn man mehr als einmal pro Woche Kohl ißt. In Tierversuchen konnte der Ausbruch eines Tumors durch Füttern von Kohl verhindert werden (Huang 1994).

Besondere Bedeutung haben Blumenkohl und Rosenkohl wegen ihres hohen Gehaltes an Indol-3-carbinol. Dieses Abbauprodukt der Glucosinolate lenkt den körpereigenen Östrogenabbau in Richtung des schwächer wirksamen Catechol-Östrogens und reduziert damit das Brustkrebs-Risiko. Am Institute of Hormon Research in New York wurde diese Wirkung untersucht: Eine Woche lang verzehrten die Teilnehmerinnen täglich 500 mg Indol-3-carbinol – und es bildete sich bis zur Hälfte mehr von dem «guten» Östrogen (Watzl/Leitzmann 1995). Der Haken dabei: 500 mg Indol-3-carbinol befinden sich in 400 g Kohl! So viel kann kein Mensch täglich essen. Doch auch kleinere Kohlportionen tun schon ihre Wirkung.

Frische Tomaten, gedünstete Möhren, Paprika, Kürbis und viel dunkelgrünes Gemüse – damit zeigen Sie Krebsgeschwülsten die rote Karte! Die Carotinoide gehören mit zu den am besten untersuchten sekundären Pflanzeninhaltsstoffen, die in sehr vielen Studien ihre Wirkkraft unter Beweis gestellt haben (Ziegler 1991; Eichholzer 1994). Es gibt mittlerweile keinen Zweifel mehr unter Ernährungswissenschaftlern, daß eine carotinoidreiche Ernährung vor Krebs schützen kann. Besonders deutlich fällt diese Schutzwirkung bei Lungenkrebs aus: Je weniger Carotinoide mit der Nahrung aufgenommen werden und je niedriger der Blutspiegel ist, desto mehr steigt das Lungenkrebs-Risiko.

Achtung: Raucher dürfen sich ein Gemüsedefizit noch weniger leisten als Nichtraucher, weil die Inhaltsstoffe von Rauch und Teer Carotinoide verbrauchen. Deshalb haben Raucher trotz gleicher Ernährung niedrigere Betacarotin-Blutspiegel als Nichtraucher. Sie müssen also noch mehr Gemüse essen, um das Defizit aufzuholen und noch einen zusätzlichen Schutz vor den Radikalen im Rauch aufzubauen – oder am besten gleich mit dem Rauchen aufhören!

Wer meint, er könne zur Vitaminpille greifen, irrt: Die Ergebnisse vieler Studien zeigen, daß die Schutzwirkung nur von Lebensmitteln mit vielen Carotinoiden ausgeht – nicht von Pillen. Offensichtlich behindert eine übergroße Menge eines Einzelstoffes die Wirkung anderer Schutzstoffe.

Tomatenesser leben gesünder. Essen Sie frische Tomaten und dunkelgrünes Gemüse – das hat sich in Versuchen als noch wirkungsvoller erwiesen als Möhren oder gar reines Betacarotin. Eine hohe Lykopinkonzentration (Lykopin ist das

Hauptcarotinoid in der Tomate, in roter Grapefruit und in Wassermelonen) im Blut ist auch mit einem geringeren Risiko für Tumore des Verdauungstraktes verbunden.

Nahrungsmittel mit Flavonoiden und Phenolsäuren

Brombeeren, Himbeeren, Pecannüsse, Tee, Walnuß, Weintrauben, Zitrusfrüchte

---

Eine Tasse duftender Assam-Tee, dazu einige Kekse mit Walnüssen und Rosinen oder vielleicht, im Sommer, ein Schüsselchen rote Grütze – so lecker kann Krebsprophylaxe sein! Gerade die Katechine (Gerbstoffe) im Tee haben sich in Tierversuchen als Krebsblocker erwiesen: Teetrinkende Mäuse entwickelten deutlich weniger Haut-, Magen- und Lungenkrebs. Beim Fermentieren wird ein Teil der Katechine zum rotbraunen Theaflavin umgewandelt. Das sieht zwar schön aus, hat aber nicht mehr die gleiche krebshemmende Wirkung wie Katechin. Deshalb ist grüner, unfermentierter Tee noch wirkungsvoller. Walnüsse und Weintrauben sind gute Ellagsäure-Lieferanten. Mit dieser Phenolsäure im Futter entwickelten Mäuse nach zehn Wochen deutlich weniger Speiseröhrenkrebs als ihre Versuchsgenossen, die nichts bekamen (Watzl/Leitzmann 1995).

Und dann die Zitrusfrüchte! In einem Glas frisch gepreßtem Grapefruit- oder Orangensaft stecken neben viel Vitamin C auch noch andere wichtige Krebsblocker: die Flavonoide Tangeritin und Naringin sowie Terpene, die für das typische Zitronenaroma verantwortlich sind. Sie alle wirken in Tierversuchen antikanzerogen.

> **Nahrungsmittel mit Phytoöstrogenen**
>
> Bohnen, Buchweizen, Leinsamen, Soja, Vollkorngetreide

Eine besondere Rolle spielen die pflanzlichen Östrogene bei der Krebsbekämpfung. Sie sind die Spezialisten für alle Tumorarten, die durch Östrogen gefördert werden: Brust-, Gebärmutterschleimhaut- und Prostatakrebs.

Epidemiologische Untersuchungen lassen keinen Zweifel: In Japan, wo traditionell viele Phytoöstrogene aus Soja gegessen werden, sind Brust- und Prostatakrebs eine sehr viel geringere Gefahr als bei uns. In Versuchen mit Mäusen konnte das Auftreten von Brustkrebs zu 40 bis 65 Prozent gehemmt werden, wenn die Tiere mit Soja gefüttert wurden. Eine ähnlich hemmende Wirkung hatte Leinsamen – der Östrogenhemmer in der europäischen Küche – bereits in geringen Mengen (Watzl/Leitzmann 1995).

> **Nahrungsmittel mit Saponinen** und
> **Enzymblockern**
>
> Alle Bohnen, Erbsen, Erdnüsse, Gerste, Hafer, Kartoffeln, Kichererbsen, Linsen, Mais, Reis, Roggen, Sojabohnen, Weizen

Enzymblocker (Enzyminhibitoren) und Saponine – das sind sekundäre Pflanzenstoffe, die in großen Mengen in Grundnahrungsmitteln wie Getreide, Reis, Mais und Bohnen zu finden sind. Naturreis, Vollkornbrot und Bohnen – diese Lebensmittel sind nicht nur wegen ihrer hohen Faseranteile die beste Garantie für einen gesunden Darm, sondern auch wegen ihrer Enzymblocker und Saponine. Dabei steht die Sojabohne an der Spitze: mit fünf verschiedenen Enzyminhibitoren.

Saponine und Enzymblocker sind ideale Phytochemikalien gegen den gefürchteten Darmkrebs, weil ihr Hauptwirkungsort der Darm ist. So haben die Sieben-Tage-Adventisten mit ihrer getreide- und bohnenreichen Kost (über 330 mg Enzyminhibitoren/Tag gegenüber etwa 30 bis 50 mg, die westliche Normalesser verzehren) nur die Hälfte des Dickdarmrisikos der Normalbevölkerung (Billing 1990). Und Japaner, die sich noch traditionell mit viel Soja ernähren, erkranken signifikant weniger an allen Krebsformen, verglichen mit ihren Landsleuten, die schon «modern» und westlich essen (Billing 1990). Die Ergebnisse vieler Untersuchungen zeigen, daß der wichtigste Enzymblocker der Sojabohne, der Bowman-Birk-Faktor, die Entwicklung vieler Krebsarten negativ beeinflussen kann, so Speiseröhren-, Mundhöhlen-, Lungen- und Leberkrebs. Saponine können – Tierversuchen zufolge – speziell das Dickdarmkrebsrisiko vermindern. Durch eine saponinreiche Nahrung konnte bei Ratten die Zellvermehrung im Dickdarm normalisiert werden, die durch Kanzerogene ausgelöst worden war.

Nahrungsmittel mit Ballaststoffen

Alle Obst- und Gemüsearten, besonders viel in Äpfeln, Avocados, Datteln, Feigen, Heidelbeeren, Hülsenfrüchten wie Bohnen, Linsen, Erbsen; Johannisbeeren, Kohlgemüse, Möhren, Rosinen, Schwarzwurzeln, Süßkartoffeln, Vollkorngetreide

---

Lebensmittel mit vielen Ballaststoffen sind das A und O für einen gesunden Darm! In den letzten 200 Jahren ist der Verbrauch ballaststoffarmer Lebensmittel um das Fünffache gestiegen, der Ballaststoffverzehr reduzierte sich dementsprechend auf unter ein Viertel. Das bleibt nicht ohne Folgen: Die Rate an Dickdarmkrebs steigt ständig. 1989 starben in der Bundesrepublik Deutschland 17 500 Menschen an dieser schrecklichen Krankheit (Daten des Gesundheitswesens 1989). Entsprechend der großen gesundheitlichen Bedeutung der Ballaststoffe gibt es viele Forschungsergebnisse zu diesen Zusammenhängen. Eine Auswertung all dieser Studien zeigt deutlich, daß sich durch erhöhten Verzehr von Faserstoffen das Dickdarmkrebs-Risiko um durchschnittlich die Hälfte erniedrigt (Ernährungsbericht 1992). Übrigens: Schummeln nützt nicht! Das Risiko läßt sich nicht durch isolierte Weizenkleie reduzieren, die zusätzlich zu einer ansonsten ballaststoffarmen Ernährung eingenommen wird. Am besten schneidet in allen Untersuchungen eine möglichst abwechslungsreiche Kost mit einem Ballaststoffanteil von *mindestens* 30 g pro Tag ab.

Eine Besonderheit bei der Verhütung von Darmkrebs spielt die Stärke. Sie gehört nicht zu den Ballaststoffen, da sie normalerweise im Dünndarm in ihre Bestandteile (Glucose) abgebaut wird. Ein nicht unerheblicher Anteil der Stärke entzieht sich jedoch der Verdauung und erscheint im Dickdarm, zusammen mit den Ballaststoffen. Diese Stärke, «resistente Stärke» genannt, spielt eine wichtige Rolle bei der Krebsverhütung (Ernährungsbericht 1992). Sie wird im Dickdarm von den dort lebenden Bakterien zersetzt, und dabei entstehen kurzkettige Fettsäuren, besonders Buttersäure. Diese ist Gift für entartete Zellen. Eine reiche Quelle dieser unverdaulichen Stärke sind noch leicht unreife Bananen und gekochte, aber wieder abgekühlte Kartoffeln (*New Scientist* 25. 6. 1994).

Obst und Gemüse für schlagkräftige Herzen

Es gibt eine gute Nachricht: Zwischen 1981 und 1989 sank die Sterbeziffer bei Herz-Kreislauf-Erkrankungen in Deutschland um gut ein Fünftel (Ernährungsbericht 1992) – und der Abwärtstrend hält an. Diese Entwicklung ist sehr erfreulich und stimmt hoffnungsvoll. Sie darf jedoch nicht darüber hinwegtäuschen, daß immer noch fast die Hälfte aller Todesfälle auf Krankheiten des Kreislaufsystems zurückzuführen sind und diese damit einen traurigen Rekord halten.

Das unfreiwillige Großexperiment der Nachkriegszeit und ein Blick auf andere Länder zeigen aber, daß das nicht so sein muß. In den schrecklichen Hungerjahren nach dem Zweiten Weltkrieg waren Angina pectoris und Herzinfarkt praktisch unbekannt – und tauchten erst wieder auf, als mit dem Wirtschaftswunder die «Freßwelle» über Deutschland schwappte. Als es endlich wieder Sahne in den Kaffee, Butter aufs Brötchen und Kalbshaxe zum Kohl gab, schnellte die Herzinfarktrate in die Höhe, und die Suche nach den Ursachen begann.

Diese Suche gestaltete sich spannend wie ein Krimi – mit ständig wechselnden Verdächtigen. Rauchen, zu kalorienreiche Ernährung, belastender Streß und Bewegungsmangel

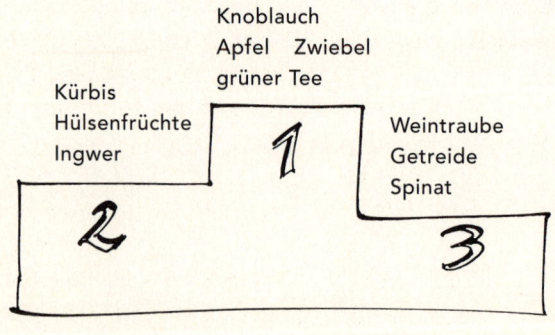

Die Top Ten für gesunde Herzen

wurden als Hauptverursacher bald dingfest gemacht. Doch gerade bei den Ernährungsverdächtigen erwies sich die Beweislage bei näherem Hinsehen als komplizierter als zunächst angenommen.

Eine fettreiche Ernährung soll Arteriosklerose und Herzinfarkt fördern? Gut – aber warum sterben weniger Franzosen als Deutsche am Herzanfall, obwohl sie genausoviel Fett essen wie wir? Und die Eskimos: Sie essen sogar noch mehr Fett als wir, dazu auch noch mehr Cholesterin – und haben trotzdem sehr niedrige Sterberaten bei Herz-Kreislauf-Erkrankungen. Und warum ist es praktisch unmöglich, lediglich mit einem hohen Eierverzehr einen hohen Cholesterinspiegel zu erzeugen? Neben Fett und Cholesterin wurden noch weitere «Verdächtige auf dem Teller» angeklagt: Oxidiertes LDL-Cholesterin sei der wahre Schurke. Nein: Homocystein!

Rätsel über Rätsel – doch langsam scheint sich das Dickicht zu lichten, und es sieht so aus, als seien an der Entstehung der Arteriosklerose, des Hauptrisikofaktors für den Herzinfarkt, aus der Sicht der Ernährungsmedizin mehrere Verdächtige beteiligt, eine «Bande» aus gesättigten Fettsäuren, oxidiertem LDL-Cholesterin und freien Radikalen.

Um zu verstehen, welchen Schaden diese Übeltäter anrichten können, müssen wir noch einmal den Neandertaler in uns zu Wort kommen lassen.

Der hat sich – in unserem Gedankenexperiment – fast ein Jahr lang, bis zum 30. Dezember, sehr fettarm ernährt. Seine Nahrung bestand aus pflanzlichen Lebensmitteln und Fleisch von Wildtieren. Pflanzen enthalten bis auf Nüsse und Samen praktisch kein Fett, und auch Wild ist sehr fettarm. Es wird nicht gemästet und kann sich deshalb keine Schwarte anfressen. Trotz eines teilweise – bei Jagderfolg – sehr hohen Fleisch- und damit Cholesterinkonsums ist der Stoffwechsel des Menschen an *wenig Fett* angepaßt – seit zwei Millionen Jahren und länger. Außerdem war dieses Fett anders zusammengesetzt als das, was wir heute in großen Mengen verzehren: Pflanzenfette enthalten hauptsächlich ungesättigte Fettsäuren, Haustierfleisch jedoch zum größten Teil gesättigte. Diese Änderung in der Fettsäurezusammensetzung ist etwa so, als würden wir ein Diesel-Auto ständig mit einem Benzin/Diesel-Gemisch betanken – und uns dann wundern, wenn es spuckt und bockt!

Auf der anderen Seite sind wir darauf spezialisiert, mit vielen Ballaststoffen umzugehen: Aus Bergen von Faserstoffen können wir bei Bedarf noch die letzten Fitzelchen an Nährstoffen freisetzen und resorbieren. Unser Stoffwechsel ist auf Mangel, Vorratshaltung und wirtschaftliche Ausnutzung von Energie-Ressourcen eingerichtet. Alle Regulationsmechanismen, auch die Regulierung des Cholesteringehalts im Blut, sind auf dieses Ziel hin angelegt. Wenn etwa 10 bis 20 Prozent der Energie in Form von Fett zugeführt werden und der Cholesteringehalt der Nahrung täglich 100 mg nicht überschreitet – wie es immer noch bei einem Großteil der Weltbevölkerung der Fall ist –, gibt es keine Probleme mit der Cholesterinregulation und infolgedessen auch nicht mit den Folgeschäden eines entgleisten Fettstoffwechsels.

Heute ist in denjenigen Ländern, die sich eine kalorienreiche und ballaststoffarme Nahrung leisten können, alles auf den Kopf gestellt. Statt ballaststoffreicher Nahrung, aus der die Verdauungsenzyme erst mühsam die wertvollen Nährstoffe freisetzen müssen, essen wir «Energie pur»: laut Ernährungsbericht 1992 täglich 130 g Fett (bei einem Bedarf von 60 bis 70 g) und lediglich 25 g Ballaststoffe – bei einem erwünschten Verzehr von 40 bis 50 g. Kein Wunder, daß die in Millionen von Jahren eingependelte Balance völlig aus dem Gleichgewicht gerät – und unser Stoffwechsel verrückt spielt.

Die Hauptangeklagten: tierische Fette

Als großer Risikofaktor für Arteriosklerose gilt ein zu hoher Cholesteringehalt des Blutserums. Viele Untersuchungen in den letzten 20 Jahren belegen eindeutig den Zusammenhang zwischen Cholesterinspiegel über 200 mg/dl (Milligramm pro Deziliter Serum) und einem erhöhten Herzinfarktrisiko. Doch die häufige Empfehlung, weniger Cholesterin zu essen, greift dabei zu kurz. Cholesterin wird zu 80 Prozent im Körper selbst hergestellt, nur 20 Prozent des Bedarfs werden mit der Nahrung gedeckt. Das ist auch wichtig, weil Cholesterin ein sehr wichtiger Baustein für Zellwände, Sexualhormone, Kortison, Gallensäuren und Vitamin D ist. Der Organismus darf sich dabei nicht auf eine unsichere Zufuhr von außen verlassen.

Weil das so ist, können lediglich Menschen mit einer angeborenen Cholesterinstoffwechselstörung vom Verzicht auf Eieromelette und Hummermayonnaise profitieren. Für alle anderen gilt: Ein hoher Cholesteringehalt des Blutes ist in erster Linie eine Folge von zuviel tierischem Fett (außer Fischen!) – nicht von zuviel Cholesterin. Ein kurzer Blick auf den Fett- und Cholesterinstoffwechsel macht deutlich, warum das so ist.

Fette haben eine Besonderheit: Sie verbinden sich nicht mit Wasser und brauchen, damit sie im Blutkreislauf transportiert werden können, eine Verpackung. Sonst würden sich die Fetttröpfchen zusammenlagern und die Adern verstopfen. Diese Verpackung stellt die Leber her. Sie besteht aus Eiweiß und Cholesterin, und die Partikel aus Fett, Cholesterin und Eiweiß heißen *Lipoproteine*. Sie sind die «Transportvehikel» für die Fette (Triglyceride) und das Cholesterin von der Leber zu den Körperzellen. Je nach Ladung gibt es verschiedene Transporter.

Die VLDL-Teilchen werden in der Leber «gepackt»: Sie enthalten viel Fett und als Beiladung etwas Cholesterin. VLDL heißt in der Fachsprache *very low density lipoprotein* und bezeichnet ein Lipoprotein, das wegen seines hohen Fettgehaltes sehr leicht ist. Auf seinem Weg durch den Körper liefert es an den Zellen die benötigten Fettmoleküle ab und enthält deshalb schließlich mehr Cholesterin als Fett. Diese Transport-Teilchen mit einem hohen Cholesterinanteil heißen LDL-Lipoprotein, *low density lipoprotein*. Sie haben die Aufgabe, die Körperzellen mit dem wichtigen Baumaterial Cholesterin zu versorgen – und werden, weil sie sehr cholesterinhaltig sind, als «schlechtes» Cholesterin bezeichnet. Die Körperzellen besitzen Rezeptoren für dieses LDL-Teilchen, kleine «Antennen», die anzeigen, daß die Zelle versorgt werden möchte. Überschüssiges Cholesterin, das von der Zelle nicht benötigt wird, kommt wieder in das «Transportvehikel» und wird von der Zelle zurück zur Leber geschafft. Diese Teilchen heißen HDL-Partikel, *high density lipoprotein*. Sie bestehen fast nur aus Eiweiß und sind deshalb ziemlich schwer. Weil sie nur wenig Cholesterin enthalten, werden sie auch als «gutes» Cholesterin bezeichnet.

Soweit der normale Fett- und Cholesterintransport, der wunderbar funktioniert, wenn nur wenig Fett zu den Zellen zu transportieren ist und dieses Fett in den Zellen auch verbraucht wird.

Probleme entstehen bei übermäßiger Fettzufuhr: Dann gibt es einen Stau. Die Leber muß für die vielen Fettmoleküle viele Transporter herstellen – und weil alle Lipoprotein-Transporter Cholesterin enthalten, synthetisiert die Leber sehr viel von diesem Stoff. Nachdem die Transporter die Fettmoleküle an den Körperzellen oder in den Fettdepots am Bauch abgeladen haben, versuchen sie, das Cholesterin loszuwerden. Doch weil ein Überangebot an Cholesterin im Blut kreist, brauchen die Zellen nicht alle ihre Rezeptoren zum Einfangen des Cholesterins – einige wenige reichen dann, um den Bedarf zu decken. So wird der LDL-Transporter seine Cholesterin-Fracht nicht los und fährt unverrichteter Dinge wieder zur Leber. Die kann das Cholesterin aber auch nicht gebrauchen. Sie hat längst schon wieder neues hergestellt, um die Fettmoleküle der neuen Mahlzeit auf den Weg zu den Zellen zu schicken.

So kreisen jede Menge LDL-Teilchen mit viel Cholesterin im Blut – je mehr Fett wir essen, desto mehr.

Bei einer fettreichen Überernährung, die ja oft ballaststoffarm ist, wirkt sich zusätzlich ein Spar-Mechanismus des Körpers verhängnisvoll aus, der in Notzeiten sehr wichtig ist. Cholesterin ist ein äußerst wertvoller Stoff, der von der Leber sehr aufwendig synthetisiert werden muß. Deshalb geht der Körper sparsam damit um und gewinnt 80 Prozent des Cholesterins wieder zurück, das mit der Gallenflüssigkeit in den Darm gelangt. Durch eine ballaststoffarme Kost wird mehr Cholesterin wieder zurückgewonnen als bei einer ballaststoffreichen, bei der die Faserstoffe Cholesterin binden und dem Stoffwechsel entziehen.

Eine Besonderheit gibt es allerdings, die noch nicht endgültig geklärt ist. In vielen Untersuchungen hat sich herausgestellt, daß in erster Linie die gesättigten Fettsäuren aus Fleisch, Milch und Käse für die cholesterinstimulierende Wirkung verantwortlich sind. Triglyceride mit ungesättigten Fettsäuren, wie sie in pflanzlichen Ölen vorkommen (Vorsicht: Kokosfett enthält auch viele gesättigte Fettsäuren!), haben diese negativen Eigenschaften nicht – sie senken den Cholesteringehalt des Blutes sogar! Auch die Fette von Fischen, besonders Kaltwasserfischen, enthalten ungesättigte Fettsäuren und haben eine cholesterinsenkende Wirkung. Diese Befunde scheinen wenigstens teilweise zu erklären, warum Menschen mit einem hohen Olivenölkonsum in Mittelmeerländern und Eskimos weniger Herzinfarkte erleiden.

Um die «guten» ungesättigten von den «schlechten» gesättigten Fetten zu unterscheiden, gibt es eine einfache Faustregel: Je flüssiger ein Fett ist, desto mehr ungesättigte Fettsäuren enthält es. Die «Herzinfarkt-Grenze» läuft in Europa recht genau entlang der «Öl-Grenze»: In Nordeuropa wird schon seit den Zeiten der alten Germanen bevorzugt Fleisch gegessen sowie Streichfett, das aus Tierfett hergestellt wird. In Südeuropa würden Butter und Schmalz wegen der höheren Temperaturen zerfließen, das Hauptgebrauchsfett ist infolgedessen Olivenöl mit einem hohen Anteil an einfach ungesättigter Ölsäure.

Ein weiterer Hauptverdächtiger: oxidiertes LDL-Cholesterin

Es besteht mittlerweile kein Zweifel mehr daran, daß ein hoher LDL-Cholesterinspiegel das Risiko für Herz-Kreislauf-Erkrankungen erhöht. Doch es sieht ganz so aus, als müßten wir noch einen weiteren Verdächtigen ins Visier nehmen, denn LDL-Cholesterin allein scheint nicht auszureichen, um die Arterien zu verengen. Ein weiterer Auslöser ist nötig, um aus dem an sich nützlichen LDL-Teilchen, das die Zelle mit Fettsäuren und Cholesterin versorgt, ein gefährliches Lipoprotein zu machen, das sich als Plaque an den Gefäßwänden festsetzt.

Diese Auslöser sind die freien Radikale. Für diese zerstörerischen Moleküle sind die LDL-Teilchen ein gefundenes Fressen: Die vielen ungesättigten Fettsäuren enthalten Doppelbindungen, die von den Radikalen leicht geknackt und oxidiert werden können. Oxidierte Fettsäuren jedoch sind verdorben, ranzig. Wenn das bei der Butter passiert, ist es zwar schade um die Butter, für uns jedoch durch den schlechten Geruch eine Warnung, dieses Fett besser nicht mehr zu verwenden. In den Gefäßwänden richten oxidierte Fettsäuren nämlich viel Schaden an. Sie oxidieren ihrerseits die Fettsäuren in den Zellmembranen – und mit ranzigen Fettsäuren bricht die Membranfunktion zusammen. Damit das nicht passiert, enthalten LDL-Teilchen einen Oxidationsschutz: Vitamin E (Tocopherol) und Carotinoide – einen «Polizeischutz» sozusagen, um Radikalenangriffe auf den LDL-Transporter abzuwehren.

Wenn genügend Antioxidantien die LDL-Teilchen vor Oxidation schützen, also genügend Polizisten auf dem LDL-Transporter mitfahren, geht alles gut. LDL wird von den Endothelzellen (der äußeren Zellschicht der Gefäße) aufgenommen, liefert Fettsäuren, Vitamine und Cholesterin für die Zelle ab, und das HDL-Teilchen transportiert überschüssiges Cholesterin zur Leber zurück.

Das Unglück nimmt seinen Lauf, wenn nicht genügend Antioxidantien da sind, um die Radikale unschädlich zu machen. Dann entsteht aus den nützlichen LDL-Teilchen *oxidiertes LDL*. Dieser gefährliche Fremdkörper muß schnell entschärft werden, ehe er in der Zellmembran großen Schaden anrichten kann. Makrophagen, die Freßzellen, erkennen die Gefahr und verschlingen das oxidierte LDL. Doch die Makrophagen sind nicht auf solche Riesenmahlzeiten eingerichtet (immerhin enthält ein LDL-Teilchen etwa 2000 Moleküle Cholesterin und 800 Moleküle Lipide!) – sie blähen sich auf und verwandeln sich in sogenannte *Schaumzellen*. Diese Schaumzellen sind schon mit bloßem Auge als «Fettstreifen» an der Gefäßwand zu sehen. Die ersten Fettstreifen können noch durch HDL abgebaut werden. Erst wenn zu viele entstehen und HDL die Aufräumarbeiten nicht mehr schafft, sterben die Schaumzellen ab. Dabei werden die oxidierten Fettsäuren freigesetzt, die wiederum Schaden anrichten. Makrophagen eilen herbei, um sie zu vernichten – und so geht der Prozeß weiter...

Abgestorbene Schaumzellen bilden die berüchtigten *Plaques*, also die Ablagerungen an der Gefäßwand, die zur Einengung der Arterie führen.

Der letzte, verhängnisvolle Schritt:
Entstehung von Gerinnseln

Die Arterienwände sind durch diese Prozesse zum einen den Angriffen der oxidierten Fettsäuren und Radikale ausgesetzt, zum anderen werden sie durch die Plaques-Ablagerungen rauh und brüchig. Zur Ausbesserung der Schäden eilen *Thrombozyten* herbei. Das sind Blutplättchen, die verletzte Stellen abdichten. Die Thrombozyten ballen sich zusammen, verkleben miteinander und bilden ein Gerinnsel, einen *Thrombus.* An dieser Stelle wird das Gefäß nun immer enger – und irgendwann bleiben die Blutkörperchen beim Durchfließen hängen und verstopfen die Arterie.

Es ist also viel geschehen, bis es zu diesem letzten, verhängnisvollen Ereignis kommt. Über viele Jahre hinweg konnten sich Ablagerungen an den Arterienwänden bilden – gefördert durch Nahrungsbestandteile, auf die unser Körper aufgrund seiner evolutionären Ausstattung nicht eingerichtet ist. Dabei zieht er alle Register, um den Schaden so gering wie möglich zu halten: Die gefährlichen Cholesterinablagerungen sind ja letztlich nichts anderes als die Auswirkungen der Reparaturarbeiten, mit denen die Folgen einer falschen Ernährung behoben werden sollen.

Arteriosklerose, die zu Herzinfarkt führen kann, entsteht, wenn wir das sensible Gleichgewicht der Nahrungsstoffe jahrelang durcheinanderbringen: *zuviel* gesättigtes Fett und Zucker, *zuwenig* Antioxidantien, Ballaststoffe und sekundäre Pflanzenstoffe.

Die Ergebnisse der Antioxidantien-Forschung der letzten Jahre machen sehr deutlich: Es ist nicht allein das hohe Cholesterin, was zur Arteriosklerose führt. Erst bei niedrigem Gehalt des Blutes an den wichtigen Antioxidantien Vitamin E, Carotinoide und Vitamin C kann Cholesterin gefährlich werden.

Im Rahmen der MONICA-Studie* (Multinational Monitoring of Trends and Determination in Cardiovascular Disease) der Welt-Gesundheits-Organisation (WHO), in der weltweit die Risiken für Herz-Kreislauf-Erkrankungen erforscht werden, wurde deutlich, daß ein niedriger Antioxidantiengehalt des Blutes ein größeres Risiko darstellt als ein hoher Cholesteringehalt (Esterbauer in: Rohwedder, Hacks, 1991). Das größte Risiko besteht bei hohem Cholesterin und wenig Antioxidantien, das geringste Risiko entsprechend bei niedrigem Cholesterin und vielen Antioxidantien. Mit dem, was wir täglich essen, können wir diese Mengen beeinflussen und den fatalen Prozeß der Arterienverengung stoppen.

Speiseplan für ein starkes Herz

Was nicht da ist, kann nicht oxidiert werden! Also sollte ein erhöhter Cholesteringehalt des Blutes gesenkt werden, damit weniger oxidierte LDL-Teilchen Unheil anrichten können. Starke Cholesterinsenker sind Lebensmittel mit vielen löslichen Ballaststoffen 🖙 wie Haferflocken, Roggenvollkornbrot, Bohnen, Linsen und Äpfel. (Weizenkleie hingegen, die aus unlöslicher Zellulose besteht, mag zwar die Verdauung anregen, auf das Cholesterin hat sie jedoch keinen Einfluß.) Schon relativ kleine Mengen haben erstaunliche Wirkungen: 120 bis 140 g Haferflocken täglich reichten in einem Versuch aus, um den Cholesteringehalt des Serums um acht bis zwölf Prozent des Ausgangswertes zu senken (Kasper 1991).

Die wirkungsvollsten Cholesterinsenker sind Hafer und Bohnen. Der tägliche Verzehr von etwa 120 g Haferkleie oder getrockneten Bohnen reduziert den Gesamtcholesteringehalt schon nach kurzer Zeit um etwa ein Fünftel. Mit geringeren Mengen (60 g Hafer oder 120 g gekochte Bohnen) erreicht man kurzzeitig Senkungen um 10, langfristig um 20 Prozent.

Nun mag niemand täglich gekochte Bohnen essen. Deshalb ein Vorschlag für ein leckeres «Cholesterinsenke-Frühstück»: ein gutes Müsli mit Hafer- und Roggenflocken, Nüssen, Mandeln, Leinsamen, Äpfeln und anderem Obst.

Äpfel sind ein guter Tip gegen erhöhte Cholesterinwerte. So konnten französische Forscher in einer Gruppe von gesunden Teilnehmern bei 80 Prozent den Cholesterinwert um zehn Prozent senken – mit zwei bis drei Äpfeln täglich.

Auch Karotten üben eine gute Wirkung auf den Cholesterinspiegel aus. Dabei ist es übrigens egal, ob sie roh oder gekocht gegessen werden, weil es nicht auf das Betacarotin, sondern auf die löslichen Ballaststoffe ankommt – und die brauchen nicht erst durch leichtes Dünsten freigesetzt werden.

Nahrungsmittel, die den Cholesteringehalt im Blut senken
Äpfel, Avocados, Bohnen, Erbsen, Grapefruit, Haferflocken, Keimöle, Kirchererbsen, Knoblauch, Linsen, Mandeln, Möhren, Nüsse, Vollkornbrot mit Roggen

---

Sehr wichtige Cholesterinsenker sind auch die Hülsenfrüchte. Neben Ballaststoffen enthalten Bohnen, Erbsen und Linsen auch jede Menge Saponine ✗, die überschüssigem Cholesterin auf zwei Wegen zu Leibe rücken: Sie binden zusätzlich zu den Ballaststoffen primäre Gallensäuren und zwingen den Körper damit zur Neusynthese aus Cholesterin. Und sie verhindern die Absorption von Cholesterin im Dünndarm.

Pflanzliche Öle mit vielen ungesättigten Fettsäuren wirken sich günstig auf den Cholesterinspiegel aus. Neben den Fettsäuren tragen dabei auch Phytosterine ✗ zur Cholesterinsenkung bei. Sitosterin, das bekannteste Phytosterin, findet sich in pflanzlichen Fetten, besonders in Keimölen und Nüssen. Sitosterin wird schon seit längerem in isolierter Form als Arzneimittel eingesetzt – eine sitosterinreiche Ernährung mit

viel Vollkornbrot, Mandeln, Nüssen und frischen, kaltgepreßten Ölen ist aber sicherlich angenehmer. Die Avocado schlägt
gleich zwei Fliegen mit einer Klappe. Sie enthält wie Olivenöl
viel der einfach ungesättigten Ölsäure und außerdem reichlich
lösliche Ballaststoffe.

Zum guten Schluß: Knoblauch ✐ . Der Tausendsassa in der
Krankheitsprophylaxe spielt auch bei der Cholesterinsenkung
eine wichtige Rolle. Knoblauch wirkt nicht durch Entfernen
überschüssigen Cholesterins, sondern blockiert seine Bildung
in der Leber. Alliin, der Hauptwirkstoff, hemmt das entscheidende Schlüsselenzym für die Cholesterinsynthese.

Gesunde Versuchsteilnehmer bekamen eine Woche lang
insgesamt 40 g frischen Knoblauch zu essen. Diese Menge entspricht etwa einer großen Knoblauchzehe täglich. Sie reichte
aus, um den Cholesterinwert um mehr als 30 Prozentpunkte zu
senken. In einer weiteren Studie bekamen 200 Patienten mit
erhöhten Cholesterinwerten 20 Tage lang täglich 5 g Knoblauch. Bei 60 bis 70 Prozent der Teilnehmer normalisierten sich
die Cholesterinwerte, bei den anderen trat eine deutliche Bes-
serung ein (Koch / Hahn 1988).

Nahrungsmittel mit vielen Antioxidantien
Äpfel, Curry, Grünkohl, Keimöle, Kürbis, Mangold,
Möhren, Nüsse und Samen, roter und gelber Paprika,
Spinat, grüner Tee, Tomaten, blaue Weintrauben, Zitrus-
früchte, Zwiebeln

Das A und O des Arterienschutzes sind die Antioxidantien.
Die vielen Untersuchungen der letzten Jahre lassen mittlerweile keinen Zweifel mehr daran, daß unser Körper *dringend*
auf Carotinoide ✑ , Vitamin E und C sowie Flavonoide ☞
angewiesen ist, um den zerstörerischen freien Radikalen Paroli bieten zu können.

Ein hoher Antioxidantiengehalt des Blutes kann bis zu einem gewissen Grad die Gefahren eines hohen Cholesterinspiegels kompensieren. Auf jeden Fall ist es äußerst wichtig, gerade bei zu hohen Cholesterinwerten viele Antioxidantien zu essen, denn die LDL-Moleküle sind sonst den Radikalenangriffen hilflos ausgeliefert.

Nahrungsmittel mit Gerinnselhemmern
Äpfel, Chili, Grünkohl, Ingwer, Knoblauch, grüner Tee, rote Weintrauben, Zitrusfrüchte, Zwiebeln

---

Ein gefährlicher Moment in arteriosklerotischen Gefäßen ist immer die Gerinnselbildung. Normalerweise steht das Blutgerinnungssystem im Gleichgewicht mit einem zweiten, gerinnselauflösenden System. Wegen der vielen Gefäßverletzungen bei arteriosklerotischen Prozessen ist dieses Gleichgewicht oft auf die Seite der Gerinnselbildung verlagert.

Viele bioaktive Stoffe haben auf dieses Gleichgewicht einen Einfluß. Sie hemmen die Blutgerinnung und reduzieren dadurch die Gefahr, daß sich gefährliche Thromben bilden können.

Der Spitzenreiter dieser antithrombotischen Nahrungsmittel ist der Knoblauch . In mehreren Untersuchungen konnte nachgewiesen werden, daß Knoblauch die Gerinnungszeit verlängert und die Gerinnselauflösung beschleunigt.

In einer Untersuchung an einer indischen, vegetarisch lebenden Religionsgemeinschaft wurden je nach Knoblauch- und Zwiebelkonsum drei verschiedene Gruppen unterschieden. Eine Gruppe aß wöchentlich mindestens 50 g Knoblauch und 600 g Zwiebeln, eine zweite maximal 10 g Knoblauch und 200 g Zwiebeln und eine dritte weder Knoblauch noch Zwiebeln. Diese dritte Gruppe hatte die kürzeste Gerinnungszeit und die höchste Fibrinogenkonzentration im Blut. Fibrinogen* ist der Stoff, aus dem die Fibrinfäden entstehen, die den Thrombozytenpfropf endgültig zusammenkleben. Auch die zweite Gruppe hatte noch eine deutlich kürzere Gerinnungszeit als die erste Gruppe mit dem hohen Knoblauch- und Zwiebelverzehr.

In einer weiteren Studie bekamen die Probanden 100 g Butter und in der Kontrollgruppe zusätzlich 50 g Knoblauch zu essen. Erwartungsgemäß stieg in der «Butter-Gruppe» das Fibrinogen an, und die Gerinnungszeit sank um eine halbe Minute. In der «Butter- und Knoblauch-Gruppe» lag der Fibrinogen-Wert (trotz Butter!) nach dem Experiment noch unter dem Ausgangswert, und die Gerinnungszeit war deutlich länger als vorher (fünf Minuten statt vier Minuten) (Koch/Hahn 1988).

Da gesättigte Tierfette die Gerinnselbildung fördern, sollte man zu Fleisch- und Käsemahlzeiten genügend «Gegengewichte» essen – also Sulfide und Flavonoide in Knoblauch, Zwiebeln, Tee, Rotwein und viel Gemüse. Auch scharfes und gewürztes Essen hält die Arterien frei. In einem Versuch in Bangkok/Thailand wurde Medizinstudenten eine Nudelmahlzeit von 200 g mit einem Teelöffel Chilipaste verabreicht und deren Blutgerinnung mit einer Kontrollgruppe verglichen, die nur einfache Nudeln aß. Die gerinnselauflösende Wirkung zeigte sich sehr schnell, sank jedoch nach 30 Minuten wieder auf das normale Maß.

Knoblauch und Zwiebel können nicht nur die Ausbildung der Fibrinfäden verhindern, sondern auch der Verklumpung der Blutplättchen entgegenwirken. Die Hauptwirkstoffe sind Allicin und Ajoen, die in ihrer Wirkung vergleichbar sind mit Azetylsalizylsäure (Aspirin®). Frischer Knoblauch (100 bis 150 mg/kg Körpergewicht) hemmt für ein bis zwei Stunden die Thrombozytenaggregation nahezu vollständig (Koch/Hahn 1988).

Auch Gewürze wie Ingwer, Gewürznelke und Curcuma, der Hauptinhaltsstoff von Curry, blockieren sehr wirksam die

Blutplättchenverklumpung. Krishna Srivastana hat an der Odense-Universität in Dänemark die Wirkung dieser Gewürze untersucht und herausgefunden, daß der Hauptinhaltsstoff von Ingwer eine ähnliche Struktur wie Aspirin® hat und wie dieses die Zusammenballung der Blutplättchen hemmt (Watzl/Leitzmann, S. 95).

Tee, rote Weintrauben oder ein Glas Rotwein, Zwiebel, Chili, Ingwer, Curry – alle diese flavonoidreichen Lebensmittel ➡ sollten deshalb regelmäßige Bestandteile einer gerinnselhemmenden Ernährung sein.

Vorsicht: Menschen, die bereits gerinnselhemmende Medikamente wie Marcumar® oder zur Vorbeugung Aspirin® einnehmen, sollten beachten, daß alle diese Lebensmittel die Wirkung der genannten Medikamente verstärken können!

Nahrungsmittel gegen hohen Blutdruck
Avocados, Bananen, Honigmelonen, Kartoffeln,
Knoblauch, Sellerie, Trockenobst, Vollkorngetreide

Bluthochdruck ist ein schwerer Risikofaktor für die koronare Herzkrankheit, die zum Herzinfarkt führen kann. Bei Menschen, die viel Obst, Gemüse und Getreide essen, kommt ein hoher Blutdruck praktisch nicht vor, auch nicht bei Asiaten, die sich noch traditionell ernähren, und bei Naturvölkern. Als ein wichtiger Faktor für die Entstehung eines Bluthochdruckes wird nach heutigem Erkenntnisstand das Verhältnis von Kalium zu Natrium in der Nahrung angesehen – und das sieht bei unserer Ernährung nicht gut aus.

In unserer ursprünglichen Nahrung, die aus viel pflanzlichen Grundstoffen bestand, kamen auf ein Teil Natrium etwa 16 Teile Kalium, heute hat sich dieses Verhältnis radikal geändert: Auf drei Teile Natrium kommt ein Teil Kalium (Eaton 1985)! Schuld daran ist unsere Vorliebe für verarbeitete Lebensmittel wie Brot, Käse, Wurst, Konserven und Fertiggerichte, die alle viel Kochsalz, also Natriumchlorid, enthalten.

Der Rat, kochsalzarm zu essen, ist zwar im Prinzip richtig, greift aber zu kurz, denn der Partner des Natriums, das Kalium, wird dabei nicht berücksichtigt. Ein hoher Kochsalzgehalt der Nahrung kann bei natriumempfindlichen Menschen zu Bluthochdruck führen. Die Gefahr wird jedoch noch größer, wenn die Nahrung außerdem arm an Kalium ist – und das ist sie, wenn wenig Obst und Gemüse gegessen werden. So konnte in einer Untersuchung bei zehn Männern mit normalem Blutdruck nur dadurch eine Steigerung des Blutdruckwertes um 5 mm Hg erreicht werden, daß sie kaliumarm ernährt wurden. Kochsalz bewirkte zu dieser Steigerung einen zusätzlichen Anstieg.

Kaliumreich ist alles Obst und Gemüse – solange es nicht in Konserven oder Fertiggerichten verarbeitet ist.

Auch Knoblauch hat einen regulierenden Einfluß auf den Blutdruck. Die Knoblauch-Inhaltsstoffe, allen voran Adenosin, scheinen nach bis jetzt vorliegenden Ergebnissen die Gefäße zu erweitern, was zu einer milden Blutdrucksenkung führt (Cohen 1988).

Ein altes asiatisches Heilmittel gegen zu hohen Blutdruck ist Sellerie. In Tierversuchen ist die Wirksubstanz des Selleries, Butylphthalid, mit Erfolg getestet worden.

Pflanzenpower fürs Immunsystem

Orange, Grapefruit, Zitrone – gefragt nach Mitteln zur Stärkung des Immunsystems, fallen wohl den meisten als erstes die Vitamin-C-reichen Zitrusfrüchte ein. Dann vielleicht noch Tautreten im morgendlichen Gras, Kneippsche Wechselgüsse und Sauna – aber sonst? Nahrungsmittel? Immunstimulantien und Mittel zur Behandlung von Infektionen vermutet man eher in Pillen- und Tropfenform in der Apotheke, nicht in der Küche. Doch genau dort sind sie zu finden.

Wie sehr die Ernährung mit dem Immunsystem zusammenhängt, kann jeder bei einer fiebrigen Infektionskrankheit an sich selbst erfahren. Meistens hat man dann entweder überhaupt keinen Appetit oder mag nur leichte Speisen essen – Obst, Joghurt, Quark, gedünstetes Gemüse. Mit dieser, meist unbewußten, Reaktion unterstützt der Körper die Arbeit des Immunsystems. In dieser ernsten Situation müssen alle Kräfte gebündelt werden, um die Bedrohung zu bekämpfen. Jede aufwendige Fettverdauung wäre da Kraftverschwendung. Der Körper braucht jetzt Stoffe, die ihn bei der Produktion von Abwehrstoffen unterstützen: Eiweiße, um die Trillionen von Antikörpern herstellen zu können (allein in einem Tropfen

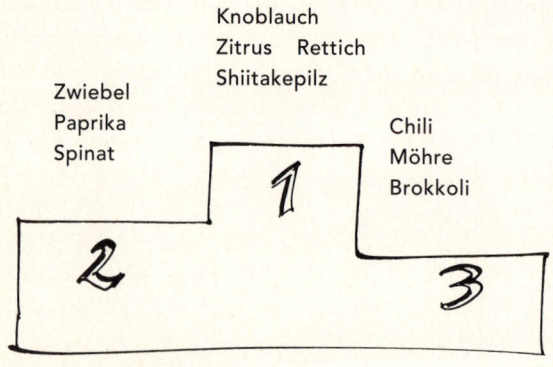

Die Top Ten der Immunabwehr

Blut befinden sich bis zu einer Billiarde Antikörper!), und sekundäre Pflanzenstoffe und Vitamine, deren Aufgabe es ist, die Aktivität der Immunzellen zu steigern.

Die Arbeit des Immunsystems

Das Immunsystem arbeitet bei einer Infektion mit Bakterien oder Viren auf Hochtouren. Schon beim ersten Eindringen der Fremdkörper in die Blutbahn stürzen sich Freßzellen (*Makrophagen**) auf die Angreifer und verschlingen sie. Doch damit läßt es die Abwehr nicht bewenden. Alle Viren, Bakterien und wahrscheinlich auch Tumorzellen haben an ihrer Zelloberfläche ein Erkennungsmerkmal, ein *Antigen**. Das ist gut für uns und schlecht für den Eindringling, denn daran kann das Immunsystem ihn erkennen. Wenn die Freßzellen den Fremdkörper verschlungen haben, bleibt das Antigen an der Oberfläche der Freßzelle zu sehen und verrät sich dadurch. Andere Immunzellen (die *T-Helfer-Lymphozyten**) erkennen nun, daß in dieser Freßzelle ein Bakterium steckt. Sie informieren die antikörperproduzierenden Zellen (*B-Lymphozyten*) vom Vorhandensein dieses Feindes, und daraufhin fangen die B-Zellen an, nach diesem Antigen-Muster massenweise Abwehrstoffe (die *Antikörper**) zu produzieren, die wie ein Schlüssel zum Schloß auf das Antigen passen. Diesen Antigen-Antikörper-Komplex erkennen wiederum die Freßzellen und die *zytotoxischen Killerzellen** – und machen kurzen Prozeß damit.

Weitere Immunzellen, die *T-Lymphozyten**, schütten Alarmstoffe (*Interleukin** und *Interferon**) aus, wenn sie mit einem Antigen Kontakt hatten. Mit diesen Alarmstoffen werden *Killerzellen* und *Makrophagen* zu Hilfe gerufen.

Neben den Freßzellen gibt es noch weitere Abwehrzellen, die fremde Zellen direkt angreifen: die *Natürlichen Killerzellen**. Sie stürzen sich vor allem auf Viren und Tumorzellen.

Die Vernichtung von körpereigenen, aber entarteten Zellen ist für den Organismus sehr wichtig. Da die DNS jeder Körperzelle täglich mehrere tausendmal von Oxidantien beschädigt wird, entstehen auch dauernd Krebszellen, die vernichtet werden müssen. Die Killerzellen reichen allein nicht aus, um diese Aufgabe zu bewältigen, und deshalb produzieren die Makrophagen einen Stoff, den *Tumor-Nekrose-Faktor**, der in Krebszellen ein Overkill-Programm in Gang setzt: Er zerstört die DNS der entarteten Zelle, die damit vernichtet wird.

Die immunologische Abwehr kommt immer dann zum Einsatz, wenn den Eindringlingen der Weg in die Blutbahn bereits gelungen ist. Doch auch davor gibt es eine erste Barriere, die den Vorstoß vieler Keime verhindert: die Haut. Überall dort, wo der Körper mit der Außenwelt in direktem Kontakt steht, also in den Atmungs- und Verdauungsorganen, sind Haut und Schleimhaut äußerst wehrhaft: Sie produzieren Säure (Außenhaut, Magen), Schleim (Bronchien) und antimikrobielle Enzyme (Speichel), um Bakterien abzutöten oder schnellstens aus dem Körper hinauszutransportieren. Auch diese Abwehrmechanismen können wir mit Nahrungsmitteln unterstützen.

Nahrung für das Immunsystem

Wir können unsere Abwehrzellen so füttern, daß sie eine schlagkräftige, kompetente und schnelle Schutztruppe darstellen – aber auch «Schlaffis» heranziehen, die ihre Feinde nicht rechtzeitig erkennen und zu schwach zum Kämpfen sind.

Die Stark- und Schwachmacher sind ganz schnell aufgezählt:

Die Immunkräfte werden aufgebaut von Eiweiß, den Vitaminen A, D, E und C, von sekundären Pflanzenstoffen wie Betacarotin, Saponinen und Sulfiden, von Milchsäurebakterien und von den Spurenelementen Zink und Selen. Geschwächt werden sie von Fett und Zucker!

Gut möglich, daß auch dieses eine Folge unserer Ernährungsgeschichte ist. Vitamin- und pflanzenreiche Nahrung enthält mit ihren Tausenden von unterschiedlichen Bestandteilen genügend Reize für das Immunsystem, und so konnte es im Laufe unserer Evolution daran seine Schlagkraft viel besser trainieren als an den verhältnismäßig reizarmen und sowieso viel seltener gegessenen Fetten und Einfachzuckern. Dazu paßt auch, daß Stärke, der Bestandteil vieler Knollen und Getreidesamen, *keinen* negativen Einfluß auf das Immunsystem hat, obwohl sie aus Glucosemolekülen zusammengesetzt ist.

Bei stark übergewichtigen Menschen versagt die Immunabwehr viel leichter als bei normalgewichtigen. Sie leiden häufiger an Atemwegserkrankungen und haben nach Operationen ein erhöhtes Infektionsrisiko (Watzl 1994). Bei übergewichtigen Tieren sind die Immunorgane Milz und Thymus, die Abwehrzellen herstellen, kleiner, und im Blut kreisen weniger Lymphozyten und Freßzellen als bei normalgewichtigen Kontrolltieren.

Auch ein erhöhter Blutzuckerspiegel wirkt sich negativ auf das Immunsystem aus. So verringerten bereits 100 g Haushaltszucker (diese Menge ist in 100 g Hartkaramellen oder zwei Tafeln Schokolade enthalten) bei gesunden Personen sehr deutlich die Freßaktivität von bakterien- und virenvernichtenden Abwehrzellen – der Zucker hatte sie «zahm» gemacht!

Nicht viel besser sieht es bei den Fetten aus: Die Reduktion der Fettaufnahme von 32 auf 23 Prozent bei gesunden Männern führte dazu, daß sich die Aktivität der Natürlichen Killerzellen deutlich erhöhte (Watzl 1994).

Speiseplan für ein starkes Immunsystem

Rot, gelb, grün – diese «Ampelkoalition» signalisiert einen hohen *Carotinoidgehalt* und damit einen hohen Immunschutz. Betacarotin ist von allen Carotinoiden am besten auf seine immunstimulierenden Eigenschaften untersucht. Die Ergebnisse der epidemiologischen Studien, daß Menschen mit hohem Carotinoidverzehr weniger anfällig für Krebserkrankungen und Infektionen sind, werden gestützt durch Laboruntersuchungen an Tieren und Zellkulturen. Betacarotin regt die Makrophagen dazu an, mehr Tumor-Nekrose-Faktor zum Zerstören von Krebszellen zu produzieren sowie Interleukin-1, das wiederum die Aktivität von Natürlichen Killerzellen steigert und T-Helfer-Zellen mobilisiert. Die T-Helfer-Lymphozyten schütten Interleukin-2 aus, um Killerzellen zu aktivieren und B- und T-Zellen zu vermehren. So zieht die Aktivitätssteigerung eines Abwehrfaktors eine ganze Kaskade von Immunreaktionen nach sich.

Nahrungsmittel mit vielen Immunstimulantien
Aprikosen, Brokkoli, schwarze Johannisbeeren, Joghurt, Knoblauch, Kürbis, Mangold, Möhren, Paprika, Shiitakepilze, Sojabohnen, Spinat, Vollkorngetreide, Zitrusfrüchte

---

In einer Untersuchung an der Universität Tucson in Arizona/USA nahmen 60 Versuchspersonen zwei Monate lang täglich 45 mg Betacarotin ein. Ihre Natürlichen Killerzellen und die aktivierten T-Lymphozyten stiegen deutlich an – und sanken bald nach dem Experiment wieder auf den Ausgangswert (Watzl 1994).

Auch *Lebensmittel mit viel Vitamin C* wie Zitrusfrüchte und Paprika steigern die Leistungen des Abwehrsystems. Vitamin C sammelt sich hochkonzentriert in den Granulozyten an

(Freßzellen, die gegen Viren, Bakterien und andere Parasiten vorgehen). Das hat seinen Grund. Die Freßzellen benutzen Sauerstoffradikale als Waffe, um die verschlungenen Eindringlinge zu vernichten. Da aber Radikale für die Freßzelle selber eine Gefahr darstellen, speichert sie Vitamin C, um überschüssige Radikale sofort unschädlich zu machen. Bei einer Infektion fressen die Granulozyten so viele Mikroben, daß der Vitamin-C-Vorrat fast aufgebraucht wird. Die Freßzellen brauchen dann bis zu 50mal mehr als sonst. Da ist es sehr wichtig, ständig Nachschub zu liefern. In Tierversuchen wurde nach Vitamin-C-Zufuhr eine Steigerung der Freßaktivität der Granulozyten beobachtet (Watzl 1994).

Saponinhaltige Lebensmittel wie Sojabohnen, Linsen, weiße Bohnen und Erbsen können ebenfalls einen wichtigen Beitrag zur Immunabwehr leisten. Sie steigern die Aktivität von B- und T-Zellen. Der Grund dafür könnte die Eigenschaft der Saponine sein, die Durchlässigkeit der Darmwand zu erhöhen. Dadurch gelangen mehr Antigene in den Blutkreislauf – und die Abwehr wird gefordert. Bei Mäusen, denen Saponine gefüttert wurden, stieg die Produktion von Antikörpern gegen bestimmte Eiweiße auf das Hundertfache.

Knoblauch vertreibt nicht nur Vampire, sondern auch Bakterien. Neben seiner direkt antimikrobiellen Wirkung stärkt frischer Knoblauch auch die Immunabwehr. In einer Studie mußten die Teilnehmer drei Wochen lang täglich 0,5 g Knoblauch pro Kilogramm Körpergewicht essen. Danach hatte sich die Aktivität der Natürlichen Killerzellen sehr deutlich erhöht (Watzl / Leitzmann).
Im israelischen Weizmann-Institut wurde jetzt nachgewiesen, daß ein bestimmter Eiweißstoff in Knoblauch die B-Zellen zur Produktion von Antikörpern anregt, die gegen mehrere Antigene kämpfen – Breitband-Antikörper sozusagen.

Die japanischen *Shiitake-Pilze* sind bei uns in Westeuropa eine Neuentdeckung. Wissenschaftler erforschen jetzt ihre in der Tat erstaunlichen gesundheitlichen Wirkungen. Lentinan ist der Hauptwirkstoff dieser großen, steinpilzähnlichen Pilze – eine Substanz mit einem starken immunstimulierenden Effekt. Shiitake-Pilze steigern die Tätigkeit von Makrophagen und T-Zellen, so daß vermehrt Interleukin-1 ausgeschüttet wird. Das fördert die Aktivität der Natürlichen Killerzellen und T-Helfer-Zellen.

Die Stärkung dieser Abwehrkräfte scheint auch die Ursache für die Wirkung des Lentinans gegen Krebs zu sein, die in Versuchen an der Universität Budapest nachgewiesen wurde.

Kein Pflanzeninhaltsstoff, aber trotzdem ein äußerst wirkungsvolles Immunstimulans: *Joghurt*. Die wesentlichen, geschmack- und wertgebenden Inhaltsstoffe von Joghurt sind die Milchsäure und die Milchsäurebakterien.

Joghurt stärkt das Immunsystem – die wohlbekannten rüstigen 100jährigen aus dem Kaukasus sind allerdings nicht der einzige Beweis dafür. In mehreren Studien wurde die immunstimulierende Kraft von Joghurt nachgewiesen. So steigern Milchsäurebakterien die Konzentration von Antikörpern – und zwar sowohl in unerhitztem als auch in erhitztem Joghurt.

In Reagenzglasversuchen werden Lymphozyten durch Joghurt zu erhöhter Bildung von Tumor-Nekrose-Faktor, Interferon und Interleukin angeregt. An der Universität von Californien fanden Forscher heraus, daß sich bei den Versuchsteilnehmern, die vier Monate lang täglich zwei Tassen Joghurt aßen, der Signalstoff Gamma-Interferon verfünffachte. Diese Wirkung hatte allerdings nur unerhitzter Joghurt mit lebenden Keimen. In einer Folgestudie zeigte sich, daß 170 g Joghurt pro Tag Heuschnupfensymptome um 90 Prozent und Erkältungen um ein Viertel reduzierte.

Menschen, die oft unter häufig wiederkehrenden Infektionen
leiden, ist zu empfehlen, möglichst täglich Lebensmittel zu essen, die natürliche Antibiotika enthalten. Damit können Keime gleich im Anfangsstadium ihres Wachstums gehemmt werden.

Knoblauch ist dabei unschlagbar. Sein frisch gepreßter
Saft unterdrückt im Laborversuch noch in einer Verdünnung
von 1:125000 das Wachstum so verschiedener Keime wie
Streptokokken, Staphylokokken, dem Cholera-Erreger Vibrio
cholera, von Ruhr- und Typhuserregern sowie von Escherichia
coli und Salmonellen. Auch gegen größere Erreger wie Pilze,
Hefen, Bandwürmer und Trichinen ist Allicin, das schwefelhaltige Antibiotikum in Knoblauch, wirksam.

Also: Beim nächsten Kribbeln in der Nase sofort eine Knoblauchzehe essen! Knoblauchextrakte haben in einer Untersuchung zu fast 100 Prozent die berüchtigten Rhinoviren und den
Parainfluenza-Virus abgetötet. Nicht umsonst war Knoblauch
in Rußland eine der am meisten verwendeten Arzneipflanzen
gegen Erkältungen und Grippe, was ihm den Namen «russi-
sches Penicillin» eintrug.

Knoblauch ist ein mildes Antibiotikum mit zwei großen Vor-
teilen: Er führt nicht zu Resistenzbildung wie chemische Antibiotika, und er greift nur pathogene Keime an, die physiologi-
sche Darmflora bleibt bestehen.

Auch die *Zwiebel* enthält antibiotische Substanzen, allerdings
kein Allicin, das die stärkste Wirkung hat. Dafür ist sie reich an
Quercetin, einem Flavonoid mit antiviraler Aktivität. Bei Mäu-

sen zeigte sich ein Schutz vor Tollwut- und anderen Viren. Wegen der verhältnismäßig schwachen Wirkung sind Zwiebeln zur täglichen Prophylaxe gegen Infektionen geeignet.

Antibiotische Pflanzenwirkstoffe sind auch in *Meerrettich* und *Kresse* zu finden – mit besonderer Wirksamkeit im Bereich der Harnwege. Schon 10 bis 20 g Meerrettich oder Kresse reichen aus, um wirksame Konzentrationen an Senfölen im Urin zu erreichen. Die scharfen Senföle machen auch Virusinfektionen wie Grippe und Erkältung den Garaus – je schärfer, desto besser!

Natürliche Antibiotika gibt es auch in *Beeren*. Fruchtextrakte von Heidelbeeren, Moosbeeren, Himbeeren und Erdbeeren zeigten in Versuchen mit Polioviren eine fast hundertprozentige Abtötung. Gegen Harnwegsinfektionen haben sich Moosbeeren bewährt: Drei Stunden, nachdem Versuchsteilnehmer einen halben Liter Moosbeerensaft getrunken hatten, befanden sich deutlich weniger Bakterien im Urin (Watzl/Leitzmann 1995).

Die antibakterielle Wirkung von *Joghurt* ist schon seit langem bekannt. Etwa 10^{14} Mikroorganismen besiedeln den menschlichen Darm. Diese «Alteingesessenen» wehren sich vehement gegen pathogene Eindringlinge. Sie verhindern deren Anhaften an die Darmschleimhaut und machen ihnen Nährstoffe streitig. Außerdem produzieren sie Antibiotika, mit denen sie die Konkurrenz der fremden Bakterien ausschalten können. Die Milchsäurebakterien des Joghurts unterstützen diese nützlichen Darmbewohner und stellen Antibiotika her, mit denen pathogene Keime abgetötet werden. Wichtig ist dabei, daß die Milchsäurebakterien den Dickdarm lebend erreichen – erhitzter Joghurt oder sterilisiertes Sauerkraut hat also keine Wirkung! Die antimikrobielle Wirkung von Joghurt bei

Darmerkrankungen ist in vielen Untersuchungen nachgewiesen. Bei Kindern mit Durchfällen verkürzte Joghurt die Erkrankungsdauer. Auch ein Einfluß auf Vaginalinfektionen mit Candida-Pilz wurde beobachtet. In einem Versuch aßen Frauen sechs Monate lang täglich 225 g Joghurt, was eine deutliche Keimverminderung zur Folge hatte.

Nahrungsmittel gegen Atemwegserkrankungen
Chilipfeffer, Curry, Knoblauch, Meerrettich, Senf,
Vitamin-C-reiches Obst und Gemüse, Zwiebeln

Scharfes putzt die Atemwege frei. Bei Bronchitis, verstopfter Nase und Nebenhöhlenentzündung helfen *Knoblauch, Zwiebeln* , *Meerrettich* und *Chilischoten* , wieder Luft zu bekommen. Zum einen enthalten diese Nahrungsmittel pflanzliche Antibiotika und hemmen dadurch das Wachstum von Viren und Bakterien. Zum anderen aktivieren die Scharfstoffe die körpereigenen Abwehrmechanismen der Schleimhaut, sich der Krankheitserreger zu entledigen. Sie reizen die Nervenenden der Schleimhaut, woraufhin diese vom Gehirn den Befehl bekommt, Flüssigkeit abzusondern. Die Augen tränen, die Nase läuft, in den Bronchien wird der zähe Schleim verdünnt und kann besser abgehustet werden – alles Maßnahmen, um die Mikroben auszuspülen.

Die Schwefelverbindungen von *Senf, Meerrettich, Zwiebel* und *Knoblauch* tun noch ein übriges: Sie knacken wichtige Verbindungen in den Eiweißen des Bronchialsekrets. Dann hängen die Eiweißmoleküle nicht mehr so fest zusammen – der Schleim wird flüssiger und läßt sich besser abhusten.

So unangenehm entzündliche Prozesse sein mögen – sie sind doch in erster Linie sinnvolle Reaktionen des Körpers auf eine Gewebeschädigung. Ob es eine äußere Verletzung durch einen Insektenstich, eine Verbrennung durch übermäßige Sonneneinstrahlung oder durch eine heiße Herdplatte ist oder eine innere Schädigung durch Viren, Bakterientoxine oder Blutgerinnsel – immer versucht der Körper eine möglichst schnelle Schadensbegrenzung. Im verletzten Gewebe werden Botenstoffe und Gewebshormone freigesetzt, die alle diesem Ziel dienen. Sie führen zu Schmerzen (damit Sie merken, daß etwas Schlimmes passiert ist) und zu Rötung (durch vermehrte Durchblutung werden verstärkt Immunzellen herbeigeschafft und tote Zellen abtransportiert).

Eine Schlüsselstellung im ganzen Geschehen nimmt die Arachidonsäure* ein. Aus ihr entstehen mit Hilfe bestimmter Enzyme Prostaglandine und Leukotriene. Diese wichtigen Gewebshormone erweitern bei Verletzungen die Gefäße, verstärken Schmerzreaktionen und rufen Abwehrzellen herbei.

Das ist zwar alles sehr sinnvoll, doch oft möchte man, vor allem bei länger dauernden Entzündungen wie Bronchitis, Magenschleimhautentzündung oder auch bei chronischem Asthma, die lästigen und schmerzhaften Reaktionen des Körpers gern zurückdrängen.

Genau dafür bieten sich *Zwiebel* und *Knoblauch* an! Schon seit alters werden sie als Mittel gegen Entzündungen verwendet, und viele alte Hausmittel gegen Bronchitis, Asthma und Magenschmerzen basieren auf der entzündungshemmenden Wirkung dieser beiden Lauchgewächse. Nun ist wissenschaftlich nachgewiesen, welche Substanzen für diese Wirkung verantwortlich sind. Es sind die Thiosulfinate ⚡ und die erst kürzlich entdeckten Cepaene. Sie blockieren genau diejenigen Enzyme, die aus Arachidonsäure die Entzündungsbotenstoffe Prostaglandin und Leukotrien herstellen.

Eine ähnliche Wirkung hat *Ingwer*. Sein Hauptinhaltsstoff Gingerol hat eine ähnliche chemische Struktur wie Acetylsalicylsäure (Aspirin®) und kann wie dieses die Bildung von Prostaglandin hemmen.

Auch *Vitamin C* leistet einen wichtigen Beitrag zur Bekämpfung von Entzündungen, indem es Sauerstoffradikale abfängt, die das Gewebe schädigen und so Entzündungen auslösen können.

Bioaktiv essen heißt vielfältig genießen

Entzündungen, Asthma, Migräne, Arteriosklerose, grauer Star, vorzeitige Alterserscheinungen, Verdauungsstörungen, Magenschmerzen, Herzinfarkt, Krebs – viele bioaktive Substanzen in der Nahrung können vor diesen Beschwerden und Krankheiten schützen.

Was läge also näher, als noch einen Schritt weiterzugehen und die Ergebnisse der Bioaktivstoff-Forschung zur Isolierung und synthetischen Herstellung dieser pharmakologischen Wirksubstanzen zu nutzen? Warum noch einen Zwiebelkuchen backen, wenn es eine Sulfid-Tablette auch täte?

Goldene Zeiten für Gemüse-Muffel? Oder ist «bioaktiv essen» mehr, als einzelne bioaktive Wirkstoffe einzunehmen?

Diese Fragen beschäftigen Ernährungswissenschaftler, Mediziner und Lebensmitteltechnologen.

«Altmodische» Gesundheitsnahrung der Zukunft

Die Sponsoren- und Teilnehmerliste einer Tagung zum Thema «Phytochemikalien in der Nahrung zur Krebsprophylaxe», die von der American Chemical Society 1992 in Washington, D. C., durchgeführt wurde, liest sich wie das «Who is who der Lebensmittelindustrie».

Kein Zweifel, die großen Konzerne interessieren sich sehr für diese Forschung. Das ist auch verständlich. Schließlich ist es eine verlockende Vision, mit Lebensmitteln den gefürchtetsten Wohlstandskrankheiten zu Leibe rücken zu können. Vielleicht mit Orangensaft, dem noch eine Extraportion krebshemmendes Hesperidin zugemischt wurde, oder mit Sulforaphanangereicherter Brokkoli-Cremesuppe. Die Möglichkeiten scheinen schier unerschöpflich, bei Tausenden von bioaktiven Substanzen – nicht zu vergleichen mit den wenigen Vitaminen. So hat Mark Messina, ein amerikanischer Forscher auf dem Gebiet der Phytochemikalien, bereits das «2. Goldene Ernährungszeitalter» ausgerufen (Huang 1994). Das «1. Goldene Zeitalter» war – so Messina – bestimmt durch die Entdeckung der Vitamine und Mineralien hauptsächlich in der ersten Hälfte dieses Jahrhunderts. Mit diesen essentiellen Nahrungsbestandteilen konnten Krankheiten behoben werden, die auf Mangelzuständen beruhten. Der Wissenszuwachs vieler Menschen um die Bedeutung dieser Substanzen für den Stoffwechsel hat dazu geführt, daß eine Unterversorgung an Vitaminen nur noch bei sehr einseitiger Ernährung in bestimmten Altersstufen vorkommt.

Doch konnte eine gute Vitamin- und Mineralstoffversorgung die sogenannten Wohlstandskrankheiten wie Übergewicht, Bluthochdruck, Arteriosklerose und Krebs nicht verhindern. Nach der Euphorie über die Entdeckung von Bedeutung und Wirkweisen der Vitamine und später der Ballaststoffe kam die Ernüchterung: Trotz aller ernährungswissenschaftlichen Erkenntnisse sterben heute mehr Menschen an Herzinfarkt und Krebs als früher – und neben weiteren Auslösefaktoren wurde die Ernährung als ein wichtiger Verursacher überführt.

Die Entdeckung der bioaktiven, gesundheitlich wirksamen Pflanzeninhaltsstoffe in Gemüse und Obst läutete ein neues «Ernährungszeitalter» ein. Der Begriff *functional food* entstand – funktionelle Nahrungsmittel. Das ist nun erst einmal nichts Besonderes, schließlich hat jedes Lebensmittel, das wir in den Mund stecken, eine Funktion: satt zu machen, den Appetit zu befriedigen, Kummer herunterzuschlucken und vieles andere mehr. Doch ist in der Ernährungsdiskussion mit dem Begriff ausschließlich die gesundheitliche Funktion gemeint: Functional food ist damit ein Nahrungsmittel, das eine besondere gesundheitliche Wirkung hat, die andere nicht haben, ein Nahrungsmittel, das Krankheiten vorbeugen, lindern oder sogar heilen kann. Ein verlockender Gedanke. Mit Functional food, so die Überlegung, könnte ganz gezielt durch die Auswahl einiger weniger Lebensmittel mit besonders hohen Gehalten an Phytochemikalien gegen Krankheiten vorgegangen werden, oder es könnten Lebensmittel hergestellt werden, die mit den entsprechenden Phytochemikalien angereichert werden. Skepsis ist jedoch angebracht, ob dieses der richtige Weg ist.

Denn welche Lebensmittel sind Functional food? Bis jetzt läßt sich der wissenschaftliche Nachweis, daß ein bestimmtes Lebensmittel eine bestimmte Krankheit heilt oder – noch schwieriger – verhütet, noch nicht führen. Ist die Möhre gesünder als der Brokkoli? Gegen welche Erkrankungen, in welchen Mengen, bei welchen Menschen? Fragen über Fragen, die wir (noch) nicht beantworten können. Selbst bei den einzelnen bioaktiven Substanzen ist die Beweislage eher dünn. Zwar sind für viele dieser sekundären Pflanzenstoffe pharmakologische Wirkungen nachgewiesen, was jedoch fehlt, ist der *Beweis*, daß eine bestimmte bioaktive Substanz mit Sicherheit für die Verhütung oder Heilung einer Krankheit verantwortlich ist.

Wie schwer diese Beweise zu führen sind, zeigt das Beispiel Betacarotin. Obwohl mittlerweile klar ist, daß eine carotinoidreiche Ernährung das Risiko vermindert, an Lungenkrebs zu erkranken, scheint die Zufuhr großer Mengen an isoliertem Betacarotin diese Wirkung nicht zu haben. Zumindest legen zwei große Studien in Finnland und den USA nahe, daß die Zusammenhänge nicht so einfach sind, wie wir sie gern hätten. In beiden Studien bekamen Raucher zusätzlich zu ihrer normalen Kost Betacarotin-Tabletten, um das Krebsrisiko zu reduzieren. Doch das Gegenteil trat ein: Das Krebsrisiko war in den Betacarotingruppen sogar geringfügig erhöht. Die amerikanische Studie wurde daraufhin vorzeitig abgebrochen (*New Scientist* 2014 / 96).

Diese Ergebnisse zeigen zweierlei: Eine an bioaktiven Substanzen reiche Ernährung ist einer einseitigen Zufuhr von isolierten Phytochemikalien überlegen. Und unser Körper tut uns meistens nicht den Gefallen, nach dem Schema «Carotin-Pille rein – Gesundheit raus» zu reagieren.

Dieses mechanistische Denken ist uns bestens vertraut. Es ist die Grundlage unserer technischen Errungenschaften und vieler Fortschritte in der Medizin. Doch zeigen solche zunächst unerwarteten Ergebnisse wie in den Betacarotin-Studien, daß es Grenzen dieses eindimensionalen, linearen Denkens gibt, in dem eine Wirkung jeweils *eine* klar umrissene Ursache hat.

Gerade die Tausende von bioaktiven Substanzen sind ein gutes Beispiel dafür, daß lebendige Systeme wie Pflanzen oder der menschliche Organismus nicht einfach linear funktionieren, sondern ein kompliziertes Netzwerk von Wechselwirkungen und gegenseitigen Beeinflussungen sind. Wenn wir nur einen Teil des gesamten Netzwerkes, also zum Beispiel Betacarotin oder Katechin, in besonders großen Mengen essen, bringen wir die fein abgestimmten Wechselwirkungen durcheinander – wie bei dem Orchester, das plötzlich von Blockflöten beherrscht wird.

Eine einzelne Substanz, die im Gesamtgefüge eine positive Wirkung hat, kann diese Wirkung verlieren, wenn sie isoliert wird. Vielleicht fehlen plötzlich wichtige Reaktionspartner, die in der Gesamtnahrung vorhanden waren und die einen Großteil der Wirkung ausgemacht haben. So wie in einer Jugendgang, deren Mitglieder sich alle stark fühlen, wenn sie zusammen auftauchen – und die ganz klein mit Hut werden, wenn sie allein und ohne den Rückhalt der Gruppe dastehen.

So verlockend die Möglichkeit wäre, Nahrungsmittel mit gesundheitlich wirksamen Substanzen gezielt zu «Arzneimitteln» zu machen oder eine einseitige und ungesunde Ernährung mit isolierten Phytochemikalien aufzuwerten – all das führt in die falsche Richtung.

«Viel hilft viel» – das mag vielleicht in der Liebe stimmen. Bei der Ernährung jedoch ist eine *optimale* Versorgung mit Nähr- und Bioaktivstoffen nicht unbedingt das gleiche wie eine *maximale* Versorgung. Bloß weil wir eine bioaktive Substanz entdeckt und vielleicht sogar ihre Wirkweise entschlüsselt haben, heißt das noch lange nicht, daß der Körper diese Substanz nun im Übermaß benötigt! Was er allerdings dringend benötigt, ist eine *optimale* Versorgung mit Nährstoffen, Vitaminen, Mineralien *und* möglichst vielen, im natürlichen Nahrungsverbund vorkommenden bioaktiven Substanzen, den «Reparateuren» im Stoffwechselgeschehen.

Die Entdeckung der sekundären Pflanzenstoffe als pharmakologisch wirksame Substanzen in Nahrungsmitteln eröffnet uns zwei Möglichkeiten, dieses Wissen zu nutzen.

Den einen Weg gehen wir seit etwa zweihundert Jahren. Er ist gekennzeichnet durch analytische Zergliederung der Natur und Reduktion von Lebensvorgängen auf meßbare Prozesse mit anschließender Überprüfung der Ergebnisse in Experimenten. Diese naturwissenschaftliche Methode soll nicht verteufelt werden. Sie hat uns gerade in der Medizin viele Fortschritte vor allem bei der Bekämpfung von Infektionskrankheiten gebracht. Auch in der Ernährungswissenschaft hat sie uns wichtige Erkenntnisse geliefert. Ohne sie wüßten wir nichts von der Bedeutung der essentiellen Nährstoffe und Vitamine – und auch nichts über die Wichtigkeit der bioaktiven Substanzen für unsere Gesundheit.

Nun könnten wir auch diese bioaktiven Pflanzenstoffe ganz im Sinne der naturwissenschaftlichen Ernährungsmedizin nutzen, sie analysieren, isolieren und sie mit der Hoffnung auf gesundheitliche Wirkungen Lebensmitteln zusetzen. Dieses Zergliedern und Analysieren hat jedoch zu Nahrungsmitteln geführt, die nach allen Regeln der Lebensmitteltechnologie aus Einzelstoffen zusammengebastelt werden («Designer food»). Zu einer Ernährung mit Waage, Kalorien- und Vitamintabellen und zu irrwitzigen Diäten, die das gesundheitliche Wohl und Wehe am Vorhandensein einzelner Nahrungsbestandteile festmachen. All das führt, wie aus der entsprechenden Gesundheitsstatistik zu sehen ist, nicht zum erwünschten Wohlbefinden, und es ist fraglich, ob die bioaktiven Stoffe daran etwas ändern können.

Doch die naturwissenschaftliche Analyse ist nicht der einzig mögliche Weg. Es bleibt uns also der zweite Weg. Doch der scheint erst einmal zurückzuführen – zu einer «altmodischen» Ernährungsweise mit selbstgekochten Gerichten aus Gemüse vom Wochenmarkt! Auch auf diesem Weg ist es wichtig und interessant, die Wirkweisen der bioaktiven Substanzen zu entdecken, doch stehen die einzelnen Phytochemikalien und auch einzelne Lebensmittel nicht im Vordergrund. Wichtig ist die *Gesamtwirkung* der pharmakologisch wirksamen Stoffe (auch der noch nicht entdeckten) und ihre *Gesamtmenge* in der Nahrung. Und wenn es interessant ist, über die bioaktiven Stoffe mehr zu erfahren, dann deshalb, um die Lebensmittel erkennen zu können, die möglichst viele dieser Stoffe enthalten, so daß wir deren Gesamtmenge in der Nahrung steigern können.

Die bioaktiven Substanzen führen uns auf diesem Weg zu einer Ernährungsweise, die vielen der modernen Wohlstandskrankheiten Paroli bieten kann.

Südliche und asiatische Eßkultur –
vorbildlich gesunder Genuß

Die bioaktiven Substanzen sind das A und O einer gesundheitsförderlichen Ernährung. Was liegt also näher, als jeden Tag möglichst viele dieser «Gesundmacher» zu essen? Eine einfache Sache, sollte man meinen – haben wir doch das Glück, in einer Gesellschaft zu leben, in der an guten Nahrungsmitteln kein Mangel mehr herrscht.

Doch dann meldet sich der kleine Neandertaler in uns und flüstert uns zu, daß wir uns erst einmal an Fleisch, Käse, Schokolade und Pommes frites satt essen sollen. Viel Platz bleibt dann nicht mehr für den Salatteller, das Müsli oder den Bohnenauflauf.

Und auch unsere Bequemlichkeit spielt uns oft einen Streich: Da wird schnell eine Dose Erbsen-Karotten-Gemüse aufgemacht, eine Tütensuppe ins Wasser gerührt oder ein Fertigmenü in die Mikrowelle gestellt. Sicher, es geht schnell – für viele bioaktiven Stoffe ist diese Behandlung jedoch ein Graus.

Also zurück zu Kohl- und Graupensuppe, zu Körnerbrei und Rübeneintopf? Das kann nicht die Konsequenz aus der Erforschung der bioaktiven Substanzen sein – und ist es zum Glück auch nicht! Im Gegenteil, bioaktive Pflanzenstoffe sind immer dort in großen Mengen in der Nahrung zu finden, wo die Menschen besonders gut essen. Die besten Küchen und Eßkulturen der Welt sind die der Mittelmeerländer und Asiens. Und gerade in diesen Ländern treffen zwei Dinge aufeinander: Die Menschen leiden deutlich weniger an Herz-Kreislauf-Erkrankungen und Krebs, und ihre tägliche Nahrung enthält viele bioaktive Stoffe.

Sollte genußvoll und abwechslungsreich essen gar auch noch das Gesündeste sein? Und unsere in protestantischer Denktradition entstandene Vorstellung über den Haufen werfen, daß Spaß und Genuß nicht auch noch gut sein dürfen? Es sieht so aus, als würden wir uns umsonst mit langweiligen Diäten kasteien und als wäre ein Leben «wie Gott in Frankreich – oder Italien» allemal gesünder. Was zeichnet die «gesunden» Eßkulturen im Gegensatz zur mittel- und nordeuropäischen Eßtradition aus? Was könnten wir eventuell von ihnen übernehmen?

Es sind zwei Dinge, die diese Eßkulturen von unseren unterscheiden:

- Die Menschen essen viel Gemüse und Obst und wenig tierisches Fett.
- Kochen und geselliges Essen haben einen wichtigen Stellenwert im Leben – weit über bloßes Sattwerden hinaus.

Mit vielen pflanzlichen Lebensmitteln werden immer auch gleichzeitig viele bioaktive Substanzen aufgenommen. Dabei legt der Ländervergleich nahe, daß es nicht so sehr auf die Lebensmittel im einzelnen ankommt, sondern auf die Gesamtmenge an Bioaktivstoffen. Es gibt in allen Eßkulturen unterschiedliche Nahrungsvorlieben, und der Bedarf an Bioaktivstoffen wird durch unterschiedliche Lebensmittel gedeckt. So sind die asiatischen Küchen durch Reis, Sojabohnen, Shiitakepilze, Tee und viele Gewürze wie Ingwer, Currymischungen und Chili charakterisiert. Die Menschen in den Mittelmeerländern bevorzugen Weizen, Tomaten, Knoblauch, Oliven und Rotwein. Sowohl in Asien wie am Mittelmeer wird viel verschiedenes Gemüse gegessen und im Vergleich zu uns wenig Fleisch und viel Fisch.

Beste Voraussetzungen also für eine gesunde Ernährungsweise. Doch es kommt noch etwas Entscheidendes hinzu: Essen wird in all diesen Kulturen als etwas Wichtiges angesehen, etwas, um das man sich Gedanken macht und das mehrere Stunden des Tages mit Einkauf, Kochen und ausführlichen Mahlzeiten in Anspruch nimmt. Bei Tisch trifft man mit der Familie oder mit anderen Menschen zusammen, man unterhält sich, macht Pause und entspannt sich.

Noch steht die Erforschung der Verbindung von Psyche, Nervensystem und Immunsystem (die «Psychoneuroimmunologie») erst am Anfang. Doch ist sehr gut vorstellbar, daß eine gesunde Ernährung nicht nur eine Angelegenheit der richtigen Mengen an Nährstoffen und bioaktiven Substanzen ist, sondern auch der Lebensweise. Daß ein geruhsames zweistündiges Mittagessen gesünder ist als ein hektisch verschlungener Dönerkebab am Stehimbiß oder die übliche Viertelstunden-Mahlzeit in der Kantine – dieser Gedanke ist uns schließlich nicht fremd.

Eine Schlüsselstellung im Netzwerk der gegenseitigen Beeinflussungen von Psyche, Hormon- und Nervensystem spielt das Hormon *Kortisol*, auch als «Streßhormon» bezeichnet. Eine dauernde Ausschüttung dieses Hormons dämpft die Aktivitäten des Immunsystems, und in der Folge haben Krankheitserreger oder Tumorzellen ein leichteres Spiel. Die größere Infektionsanfälligkeit in länger dauernden Prüfungsphasen hängt zum Beispiel mit dieser ständigen erhöhten Cortisolkonzentration im Blut zusammen. Doch auch das Gegenteil ist möglich: Paare, die zufrieden mit ihrer Lebenssituation und glücklich verheiratet sind, haben deutlich bessere Immunfunktionen und sind weniger krank als unglückliche und geschiedene Paare.

Es ist gut möglich, daß das sogenannte French Paradox, mit dem die erstaunliche Tatsache beschrieben wird, daß Menschen in Südfrankreich und den anderen Mittelmeerländern weniger an Herzinfarkt leiden als in Nordeuropa, nicht nur auf Rotwein, Olivenöl und Knoblauch basiert, sondern auch auf der südländischen Lebensart. Wo in der Mitte des Tages ausführlich Siesta gemacht wird, wo einfache Mahlzeiten im Kreis der Familie eingenommen werden und dabei alle Sorgen, Freuden und Probleme besprochen werden können – da trägt das Essen mehr als nur Nährstoffe und Vitamine zur Gesundheit bei.

Die gesundheitlichen Vorteile der Mittelmeerküche werden auch von offizieller ernährungswissenschaftlicher Seite gesehen. Nachdem in der MONICA-Studie* der Weltgesundheitsorganisation WHO deutlich wurde, daß in Nordeuropa, wo wenig Obst und Gemüse gegessen wird, etwa viermal mehr Menschen an Herz-Kreislauf-Erkrankungen leiden als in Südeuropa, empfiehlt die Deutsche Gesellschaft für Ernährung eine mediterrane Ernährung mit vielen pflanzlichen Ölen, Gemüse, Obst, Knoblauch und wenig Fleisch. Ein weiterer Vorteil dieser Ernährung: Vielleicht lassen sich damit sogar einige Urlaubsgefühle in den grauen Alltag hinüberretten!

Doch Eßgewohnheiten ändern sich langsam. Die Küchen südlich und nördlich der Alpen unterscheiden sich schon seit zwei Jahrtausenden in sehr typischer Weise: Weizenbrot, aus Weizen hergestellte Teigwaren, Olivenöl, Wein, Gemüse und Obst in Südeuropa, Fleisch, Milch, Käse, Roggen, Gerste und Bier im Norden. Schon Cäsar beschreibt diese unterschiedlichen Ernährungsgewohnheiten. Der vegetarisch dominierte südliche Eßstil entwickelte sich – neben der Nutzung der geographischen und klimatischen Gegebenheiten – auf der Basis einer Kultur, in der die Kultivierung des Ackerlandes und die Abgrenzung gegen die unzivilisierte Wildnis einen hohen Stellenwert innehatten (Montanari 1995). Landwirtschaft und Weinbau waren die Grundlagen der griechisch-römischen Kultur und folglich Weizen, Öl und Wein die wichtigsten Nahrungsquellen. Im Gilgamesch-Epos, einem der ältesten Zeugnisse der Mittelmeerkultur, werden die Mythen von Korn, Wein und Öl erzählt und die Fruchtbarkeit der nahrungsspendenden Mutter Erde beschworen. Fleisch als «rohes» Lebensmittel galt in der mediterranen Eßtradition als unkultiviert, und noch heute bestehen Fleischtabus in der islamischen und jüdischen Religion.

Ganz anders im Norden Europas. Dort durchstreiften die

«Barbaren» die unendlichen Wälder und nutzten die Ressourcen, die ihnen die unkultivierte Natur bot: Fleisch von Hirschen, Fasanen, Wildschweinen, Hasen und Tauben. Dazu Früchte und später Roggen, Gerste und Milch von Haustieren. Fleisch hat in der germanischen Eßtradition einen sehr hohen Stellenwert. Es wird mit urwüchsiger Kraft assoziiert. Besonders hoch angesehen waren deshalb die Krieger, die Unmengen von Fleisch verschlingen konnten. In der germanischen Mythologie, der Snorra-Edda, ist die Rede von einem Paradies, in dem sich die gefallenen Helden am Fleisch eines Großen Schweins gütlich tun, das jeden Morgen wieder heil ist.

Im Laufe von zwei Jahrtausenden haben sich diese unterschiedlichen Kulturen natürlich vermischt und ausgeglichen, die höhere Wertschätzung des Fleisches und infolgedessen die Degradierung von Gemüse zur «Beilage» hat sich in Deutschland und weiten Teilen Ost- und Nordeuropas jedoch bis heute erhalten. Doch hat gerade in den letzten zwanzig Jahren ein erstaunlicher Wandel stattgefunden. Die Reiselust der Deutschen in den sonnigen Süden zeigt auch in den Küchen seine Wirkung: Noch in den sechziger Jahren waren Knoblauch und Oregano ziemlich gewagt und Pizza ein exotisches Gericht. Heute sind diese und weitere Bestandteile der italienischen Küche fest in den deutschen Speiseplan integriert.

Aus gesundheitlichen Gründen ist zu wünschen, daß die Infiltration von mediterraner Eßkultur nach Deutschland weiter anhält. Denn die Mittelmeerküche hat viel mehr zu bieten als Pasta und Pizza! Ihre wichtigen Merkmale sind:
- viel frisches Obst,
- viel Gemüse (als Hauptgericht, nicht als Beilage),
- viel frischer Salat,
- Olivenöl,
- viele Hülsenfrüchte,
- Knoblauch,
- Thymian, Salbei, Oregano, Basilikum als Gewürze.

Nicht so empfehlenswert sind das Weißbrot und die Verwendung von Weißmehl für Pasta und Pizza. Da sind wir mit Vollkornbrot und Kartoffeln besser bedient.

Auch die asiatischen Küchen von Indien über Thailand bis Japan sind reich an bioaktiven Substanzen und damit sehr gesund. Viele der Zubereitungsarten und auch der Gewürze sind uns noch fremd, doch das Beispiel Italien und Pizza zeigt, daß der Wandel schneller gehen kann als erwartet. Wichtige Bestandteile der fernöstlichen Eßgewohnheiten können wir auch übernehmen, ohne «asiatisch» kochen zu müssen.

Zu diesen wichtigen Merkmalen der asiatischen Küchen gehören:

- viel frisches Obst,
- viel Gemüse,
- Joghurt (Indien),
- schonende Zubereitung durch Pfannenrühren im Wok,
- viele Hülsenfrüchte,
- viel Soja (Japan, Thailand, China),
- Ingwer, Currymischungen, Chili, Koriander als Gewürze.

Nicht so empfehlenswert ist weißer Reis, den die Asiaten deshalb essen, weil er klebt und dadurch besser mit Stäbchen zu essen ist. Problematisch ist auch der Sojaverzehr. Der Sojabohnenanbau ist sehr pestizidintensiv, und Soja wird nicht in Deutschland angebaut. Wegen der Pestizide und des nötigen Transports ist der Verzehr von Soja deshalb ökologisch ein Problem – zum Teil zu umgehen durch Sojabohnen und andere Sojaprodukte aus kontrolliert ökologischem Anbau.

Alles zu seiner Zeit – Vielfalt nach Saison

Wir leben im Schlaraffenland. In jeder Jahreszeit ist ununterbrochen alles im Überfluß vorhanden: Kiwis aus Neuseeland, Erdbeeren aus Südafrika, Walnüsse aus Kalifornien und frische Äpfel aus Chile. Durch einen weltumspannenden Handel haben wir die saisonalen Begrenzungen außer Kraft gesetzt und die ganze Welt zu unserem Marktplatz gemacht – wenn wir diesen Luxus nur ordentlich bezahlen. Und nicht nur der Handel, auch die Anbau- und Lagermethoden bei uns verlängern die Saison vieler Obst- und Gemüsesorten. Den ganzen Winter über Tomaten aus dem Treibhaus, Spinat und Spargel bereits im Februar – die Grenzen der natürlichen Vegetationsperioden verwischen immer mehr. Durch dieses breite Obst- und Gemüseangebot, auch in Form von Konserven und Tiefkühlkost, haben wir uns weitgehend abgewöhnt, «jahreszeitlich» zu essen. Das hat jedoch neben unbestreitbaren Annehmlichkeiten auch Nachteile.

Zwar sind wir rund um das Jahr gut mit allen Vitaminen versorgt, vor allem auch mit Vitamin C in den Wintermonaten. Doch reagieren viele Vitamine und bioaktive Substanzen empfindlich, wenn sie transportiert, gelagert, zu Konserven verarbeitet und Luft und Licht ausgesetzt werden. Auch der Treibhausanbau und die wegen der langen Wege zum Kunden übliche Praxis, unreif zu ernten, reduzieren die Konzentrationen an gesundheitlich wirksamen Inhaltsstoffen. Hellrote Treibhaus-Tomaten und hauchdünne hellgrüne Spinatblättchen enthalten uns nicht nur den guten, intensiven Geschmack vor, sondern auch die bioaktiven «Reparateure», die wir dringend brauchen.

Bei Obst und Gemüse gilt eine einfache Regel: Den höchsten Gehalt an bioaktiven Substanzen hat immer im Freien ausgereiftes und frisch geerntetes Obst und Gemüse. Und genau das schmeckt auch am besten!

Übrigens: Nicht umsonst kaufen Spitzenköche der guten Restaurants nur allerfrischeste Ware aus der unmittelbaren Umgebung ein.

Eine an die Jahreszeiten und damit das regionale Obst- und Gemüseangebot angepaßte Ernährung hat auch noch eine weitere gesundheitliche Bedeutung. Durch ständige Anwesenheit vieler verschiedener Nahrungsinhaltsstoffe, insbesondere Eiweiße, kann bei dazu disponierten Menschen das Immunsystem überreagieren – Nahrungsmittelunverträglichkeiten und Allergien wie Neurodermitis können entstehen. Eine Ernährungsweise, bei der die natürlichen biologischen Rhythmen berücksichtigt werden, schützt vor einer solchen Überreizung, weil sich die einzelnen Lebensmittel gegenseitig ablösen. So gibt es im Rhythmus der Jahreszeiten immer Phasen, in denen bestimmte Nahrungsmittel entweder gar nicht oder nur wenig geerntet werden. Das Immunsystem kann sich in diesen Zeiten bis zum nächsten Jahr erholen; und unsere Ernährung wird abwechslungsreicher.

Diese nötigen Erholungsphasen gönnen wir ihm nur noch selten. Gerade Gemüse mit hohem Allergiepotential wie Tomaten und Nüsse werden ganzjährig verzehrt und hätten doch von Natur aus nur kurze Ernteperioden. Auch Äpfel z. B. sind unter diesem Blickwinkel nicht ganz unproblematisch. Empfindliche Personen können auf Äpfel und manche Pollen allergisch reagieren («Kreuzallergie»). Im natürlichen Jahresablauf unserer Region kommen die Äpfel erst ab August, dann, wenn der Pollenflug vorbei ist – mit Äpfeln aus Südafrika bringen wir diesen Rhythmus durcheinander.

Bioaktives Essen – das ist also eine Ernährung, die nicht nur viele *bioaktive Substanzen* enthält, sondern auch vielfältig ist durch Beachtung der *biologischen Rhythmen*.

III. Die 30 bioaktivsten Nahrungsmittel von A bis Z

Apfel – vom Sündenfall zum Lieblingsobst

Reichsapfel, Erdapfel, Gallapfel, Pferdeapfel, Adamsapfel – die Frucht des Sündenfalls hat im Denken der Menschen schon immer eine zentrale Rolle gespielt und war dementsprechend der Inbegriff alles Runden zwischen Kirsch- und Kürbisgröße. Dabei war die Frucht, mit der Eva Adam verführte, gar kein Apfel, sondern eine verbotene «Frucht vom Baum der Erkenntnis» – in Indien ist daraus eine Banane geworden.

Der Apfel war seit jeher eine Symbolfigur in Märchen und Mythen: von Schneewittchen, das sich durch Ausspucken des vergifteten Apfelstückchens vom Bösen befreien konnte, bis zu Wilhelm Tell, der den Apfel zum Symbol des Aufstandes der Schweizer gegen die verhaßte Habsburger-Herrschaft machte.

Aber auch bei etwas nüchternerer Betrachtung ist am Apfel noch viel dran: Er ist ein wichtiger Lieferant für bioaktive Substanzen wie Ballaststoffe, Flavonoide und Vitamin C und damit ein Gesundmacher ersten Ranges. Außerdem ist er der Deutschen liebstes Obst: In 85 Prozent aller Haushalte werden regelmäßig Äpfel gegessen – zwei Millionen Tonnen im Jahr.

Steckbrief Apfel

Bioaktive Substanzen
Flavonoide (davon etwa 36 mg / kg Quercetin) und Phenolsäuren
lösliche Ballaststoffe (Pektin)

Essentielle Nährstoffe
Vitamin C
Kalium

Heilwirkungen

Äpfel für ein gesundes Herz

Äpfel enthalten viele Phenolverbindungen wie *Phenolsäuren* und *Flavonoide*, die ausgezeichnete Herzschutzmittel sind. Sie verhindern als Antioxidantien die Oxidation von LDL-Cholesterin und beugen dadurch der gefährlichen Arterienverkalkung vor, die eine Ursache von Bluthochdruck und Herzinfarkt ist. Außerdem verhindern sie die Bildung von Thromboxan, des Stoffes, der für die Zusammenballung der Blutplättchen verantwortlich ist – die Folge ist, daß sich nicht so leicht Blutgerinnsel bilden können. Viele Studien belegen mittlerweile den Schutz vor Herzanfällen bei hohem Konsum von Flavonoiden. In der Volksheilkunde ist das schon lange bekannt: «An apple a day keeps the doctor away!»

> **Gesundheitstip**
> Da die meisten Flavonoide in der Schale sitzen, ist es besser, diese dranzulassen und den Apfel dafür gründlich zu waschen und die Wachsschicht abzureiben. Das meiste Vitamin C befindet sich im Kerngehäuse.

Äpfel sind Cholesterinsenker

Ein Apfel enthält etwa zwei Gramm *Pektin*, einen löslichen Ballaststoff, der einen wichtigen Beitrag zu einem gesunden Cholesterinspiegel leistet. Zwei bis drei Äpfel täglich verabreichten französische Forscher einer Gruppe von gesunden Männern und Frauen. Nach einem Monat war ihr LDL-Cholesterin um 10 bis 30 Prozent gesunken.

Äpfel beugen Krebs vor

Sowohl *Pektin* als auch *Vitamin C* und die *Flavonoide* verhindern die Entstehung von bösartigen Zellen. Die Wirkung der

Ballaststoffe erstreckt sich hauptsächlich auf die Darmzellen. In der Universität von Texas hatten Ratten nach der Fütterung mit Pektin nur noch ein halb so hohes Risiko, an Darmkrebs zu erkranken, wie die Vergleichstiere.

Flavonoide und Vitamin C sind Teil des Abwehrsystems gegen freie Radikale – und schützen so die Zellen vor deren Angriff und bösartiger Entartung.

Äpfel für gute Verdauung

Die Ballaststoffe im Apfel sind zum größten Teil wasserlöslich, bilden eine gelartige Masse und führen dazu, daß der Darminhalt weicher und gleitfähiger und die Peristaltik angeregt wird.

> **Gesundheitstip**
> Bei Kindern läßt sich Durchfall mit einem geriebenen Apfel behandeln. Pektin bindet dabei die schädlichen Stoffe, die den Durchfall ausgelöst haben.

Verarbeitung und Lagerung

Nach der Ernte ist der Gehalt an Flavonoiden am höchsten, er nimmt während der monatelangen Lagerung im Winter bis zur Hälfte ab. Im Handel werden Äpfel in Kühlhäusern in kontrollierter Atmosphäre (CA-Lagerung) aufbewahrt, wobei die Verluste gering bleiben. Die beste Lagerung zu Hause ist in einem kühlen Keller oder im Gemüsefach des Kühlschranks ganz locker in Plastikfolie eingewickelt.

Geriebene Äpfel werden braun – und zwar um so schneller, je weniger Vitamin C sie enthalten. Das liegt daran, daß aus den zerstörten Zellen Enzyme freigesetzt werden, die die Phenole zu braunen Chinonen oxidieren. Dadurch verlieren die

Phenolverbindungen ihre Wirkung. Durch etwas Zitronensaft oder Vitamin-C-Pulver läßt sich diese Reaktion und damit das Braunwerden verhindern, weil Vitamin C die Chinone wieder in die farblose Phenolverbindung zurückführt.

Diese Bräunungsreaktion ist auch ein Indikator für den Vitamin-C-Gehalt des Apfels. Sobald er braun wird, ist das ein Zeichen dafür, daß kein Vitamin C mehr vorhanden ist, das die weitere Bräunung verhindern kann. Deshalb sollte das folgende «Rezept» auch nur mit Äpfeln zubereitet werden, die viel Vitamin C enthalten, also zum Beispiel Roter Boskop, Jonagold oder Ontario.

Fürs Knabbern zwischendurch:
Getrocknete Apfelringe

Kerngehäuse entfernen und die Äpfel in dünne Scheiben schneiden. Schnell trocknen, am besten über der Heizung und auf einer Stange aufhängen.

Einkauf

Jan	Feb	Mär	Apr	Mai	Juni	Juli	Aug	Sept	Okt	Nov	Dez
++	++	++	+				+	++	++	++	++

Beeren – die süße Versuchung

Erdbeeren, Himbeeren, Brombeeren, Johannisbeeren – diese süßen, aromatischen Früchte sind Versuchung pur! Und das ist auch ihr Sinn und Zweck: Schließlich lockt die Pflanze mit den leuchtenden Farben und wunderbaren Aromen «Spediteure» an, die ihre Samen verbreiten sollen. Die Farbstoffe – Anthocyane, die zu den Flavonoiden gehören – haben auch noch eine weitere Funktion: Sie schützen die Frucht vor schädlichen UV-Strahlen und vor Mikrobenbefall. Damit profitieren wir von den pflanzlichen Abwehrstrategien.

Steckbrief Beerenfrüchte

Bioaktive Substanzen
Phenolsäuren: Ellagsäure (Brombeeren, Erdbeeren, Himbeeren), Flavonoide (in blauen Beeren viel Anthocyane)
Gerbsäure (Heidelbeeren)
Carotinoide (Brombeere, Heidelbeere)

Essentielle Nährstoffe
Vitamin C (sehr viel in schwarzen Johannisbeeren)
Ballaststoffe
Kalium

Heilwirkungen

Beeren als Viren- und Bakterientöter

Der hohe Anteil an *Phenolsäuren* und *Flavonoiden* macht Bakterien und Viren den Garaus. Moosbeerensaft (hauptsächlich in Skandinavien und den USA gebräuchlich) ist in der Naturheilkunde schon lange ein bewährtes Mittel gegen Harnwegserkrankungen. Aber nicht nur in Moosbeerensaft, in allen Beerenfrüchten befinden sich viele antibiotisch wirkende Polyphenole.

Beerenfrüchte hemmen Tumore

Die *Phenolsäuren* und *Flavonoide* in allen Beerenfrüchten sind starke Krebsbekämpfer. Sie schwächen die gefährlichen Auswirkungen von polyzyklischen aromatischen Kohlenwasserstoffen, Nitrosaminen und Schimmelpilzen (Aflatoxin) ab. Als besonders wirkungsvoll gegen Krebs hat sich in Tierversuchen die in vielen Beeren vorkommende Ellagsäure erwiesen.

Beerenfrüchte stärken das Herz

In Beeren ist alles drin, was das Herz begehrt: *Flavonoide*, *Phenolsäuren* und *Vitamin C*. Diese Antioxidantien verhindern Cholesterinablagerungen an den Arterienwänden und beugen deshalb Bluthochdruck und Herzinfarkt vor. Außerdem hemmen sowohl die Flavonoide als auch die Phenolsäuren die Bildung des blutplättchenverklebenden Thromboxans – ein Schutz vor Blutgerinnseln. Die Wirkung der Flavonoide wird noch verstärkt durch Salizylsäure, die sich in vielen Beeren in bedeutender Menge findet. Salizylsäure – die «Urmutter» des Aspirins® (Azetylsalizylsäure) – hat blutgerinnselhemmende Eigenschaften. Vorsicht bei Salizylsäure-Allergien!

Beerenfrüchte senken Cholesterin

Alle Beerenfrüchte zeichnen sich durch einen hohen *Ballaststoffanteil* aus, der durch Bindung der Gallensäuren im Darm zur Cholesterinsenkung beiträgt.

Beerenfrüchte regeln die Verdauung

Beeren wirken gleich doppelt: Durch ihren hohen *Ballaststoffanteil* haben sie einen günstigen Einfluß auf eine zu träge Verdauung. Gleichzeitig sind aber die *gerbsäurehaltigen* Heidel- und schwarzen Johannisbeeren alte Hausmittel gegen Durchfall – wegen der abführenden Ballaststoffe und Fruchtsäuren sollten allerdings nicht die frischen Früchte benutzt werden, sondern die folgenden Zubereitungen:

Gesundheitstips

Zwei alte Hausrezepte bei Durchfall, auch für Kinder:

1. Zwei Eßlöffel getrocknete Heidelbeeren (gibt's auch in der Apotheke) mit einem halben Liter kaltem Wasser übergießen, zum Sieden bringen, etwa zehn Minuten kochen lassen und abseihen. Mehrmals täglich eine viertel Tasse ungesüßten Tee mäßig warm trinken.
2. Zweimal täglich je ein kleines Glas Johannisbeersaft trinken.

Verarbeitung und Lagerung

Beerenfrüchte sind sehr sensibel in der Handhabung: Sie müssen genußreif geerntet werden, da sie nicht nachreifen, und lassen sich nicht aufbewahren, weil sie schnell verfaulen. Deshalb: schnell verarbeiten, nicht wässern, sondern nur kurz abbrausen. Beeren behalten beim Tiefgefrieren ihre Form, wenn man sie auf einem Tablett zwei bis vier Stunden vorfriert und erst dann in Gefrierdose oder -beutel verpackt.

Eine feine Methode, Himbeeren lange genießen zu können, ist eine Ratafia, ein mit Früchten aromatisierter Likör:

Himbeer-Ratafia

450 g Himbeeren

100 g Zucker (Zuckermenge kann nach Geschmack

variiert werden)

600 ml Wodka, Branntwein oder Weinbrand

5 Mandeln oder Aprikosenkerne

Die sauberen, aber ungewaschenen Himbeeren in einer Schüssel mit dem Zucker bestreuen und leicht mit einem Löffel drücken, damit sie Saft abgeben. Den Alkohol drübergießen und die Kerne dazugeben. In einem weithalsigen Glas etwa einen Monat ziehen lassen, dabei in der ersten Woche täglich durchschütteln. Dann durch ein Sieb und anschließend durch eine Filtertüte gießen, bis die Flüssigkeit klar ist. In einer verkorkten Flasche an einem dunklen Ort aufbewahren.

Einkauf

Brombeeren

Jan	Feb	Mär	Apr	Mai	Juni	Juli	Aug	Sept	Okt	Nov	Dez
							++	++			

Erdbeeren

Jan	Feb	Mär	Apr	Mai	Juni	Juli	Aug	Sept	Okt	Nov	Dez
				++	++	++					

Himbeeren

Jan	Feb	Mär	Apr	Mai	Juni	Juli	Aug	Sept	Okt	Nov	Dez
					+	++	++	+			

Johannisbeeren

Jan	Feb	Mär	Apr	Mai	Juni	Juli	Aug	Sept	Okt	Nov	Dez
					+	++	+				

Brokkoli – Feinschmeckers Favorit

«Die Stiele lassen sich wie Spargel zubereiten und die Köpfe wie Blumenkohl.» So beschreibt John Randolph 1775 den Brokkoli in einem Gartenbuch – weshalb in Deutschland auch der Name «Spargelkohl» für Brokkoli gebräuchlich war. Doch nützte ihm diese mögliche Doppelverwertung nicht viel: Außer in Italien, China und Japan, wo es immer noch die besten Zubereitungen für Brokkoli gibt, geriet der grüne Verwandte des Blumenkohls in Vergessenheit. Erst in den letzten zehn Jahren ist er aus dem kulinarischen Dornröschenschlaf erwacht, nicht zuletzt wegen seiner Medienpräsenz. Seit an der Johns Hopkins University in Baltimore die krebshemmende Substanz Sulforaphan entdeckt wurde und das amerikanische Präsidentenpaar seinen Brokkoliverzehr öffentlich machte, ist der Durchbruch geschafft – sehr zur Freude der Feinschmecker.

Steckbrief Brokkoli

Bioaktive Substanzen
Glucosinolate, vor allem hohe Konzentrationen
an Sulforaphan und Indol-3-Carbinol
Carotinoide: Betacarotin und Lutein
Flavonoide und Phenolsäuren
lösliche Ballaststoffe

Essentielle Nährstoffe
Vitamin C und B_2
Folsäure
Vitamin K

Heilwirkungen

Brokkoli schützt vor Krebs

Die sekundären Pflanzenstoffe in Brokkoli sind hochkarätige Anti-Krebs-Mittel. Die *Glucosinolate* (Sulforaphan und andere) machen kurzen Prozeß mit möglichen Kanzerogenen, indem sie die Produktion von Entgiftungsenzymen steigern. Indol-3-Carbinol beeinflußt außerdem den Östrogenstoffwechsel. Es unterstützt beim Abbau von Östradiol im Körper die Bildung von Catechol-Östrogen, das nur noch geringe Östrogenwirkung hat, und schützt dadurch vor hormonabhängigen Tumorarten.

Doch nicht nur die Glucosinolate sind für die antikanzerogene Wirkung des Brokkolis verantwortlich. Die Schlagkraft gegen Krebszellen wird noch verstärkt durch die *Antioxidantien* im Brokkoli: Ein hoher Gehalt an Betacarotin und Lutein sowie Vitamin C verhindern die Radikalbildung, und ein hoher Gehalt an Ballaststoffen hilft, gefährliche Stoffe zu binden und unschädlich zu machen.

Brokkoli als Oxidationsschutz

Brokkoli ist reich an antioxidativen Vitaminen und bioaktiven Substanzen und kann dadurch seinen Teil zur Bekämpfung von freien Radikalen beitragen. Er schützt so vor deren Folgeschäden: Arteriosklerose, Herzinfarkt, Schlaganfall und grauer Star.

Brokkoli senkt Cholesterin

Viele lösliche *Ballaststoffe* machen Brokkoli zu einem idealen Cholesterinsenker.

Verarbeitung und Lagerung

Alle wertvollen Inhaltsstoffe des Brokkolis haben eins gemeinsam: Sie sind hitzeempfindlich. Beim Kochen gehen durchschnittlich 35 Prozent der Glucosinolate verloren, und die Indole verwandeln sich in weniger wirkungsvolle Abkömmlinge. Auch die Antioxidantien Lutein und Vitamin C können Hitze nicht gut vertragen. Die gängige Praxis, Brokkoli weich zu kochen, womöglich wieder aufzuwärmen, tut den bioaktiven Wertstoffen also gar nicht gut.

Die Konsequenz: Brokkoli so oft wie möglich in Salat und Rohkost ungekocht verzehren, und, wenn Kochen nötig ist, nur «al dente». Die Chinesen und Japaner, die eine lange Brokkoli-Tradition haben, zeigen uns, wie man mit diesem sensiblen Gemüse richtig umgeht: Die Stiele zwei, die Röschen eine Minute in kochendem Salzwasser blanchieren.

Kaufen Sie nur knackig grünen Brokkoli – gelbe, welke Blätter und Röschen sind ein schlechtes Zeichen. Es ist besser, tiefgefrorenen Brokkoli zu kaufen als gelben.

Tomaten lassen Brokkoli schneller alt aussehen! Deshalb keine Tomaten neben Brokkoli lagern.

Zum Ausprobieren:
Brokkolisuppe

¾ l Gemüsebrühe
750 g Brokkoli
200 g saure Sahne
1 TL Salz
2 EL Apfelessig
2 EL Apfeldicksaft
1 TL fein gehackte Ingwerwurzel

Den Brokkoli waschen, in Röschen zerteilen, die Stiele schälen und kleinschneiden. Den Brokkoli 5 Minuten in der Brühe kochen lassen und einige Röschen mit einem Schaumlöffel herausheben, den Rest mit einem Pürierstab pürieren. Mit dem Salz, Apfeldicksaft, Apfelessig und Ingwer abschmecken.

Einkauf

Jan	Feb	Mär	Apr	Mai	Juni	Juli	Aug	Sept	Okt	Nov	Dez
	+	+	+				++	++	++		

Chili – feurig und gesund

Der kleine Bruder des Gemüsepaprikas hat es in sich: Eine winzige Überdosis – und schon schnappen wir nach Luft, kämpfen gegen die hervorschießenden Tränen und versuchen mit Bier oder Wasser das Feuer in unserem Mund zu löschen – vergeblich. Mit diesem Höllenzeug, dem Scharfstoff Capsaicin, ist dem pflanzlichen Abwehrsystem wirklich ein Meisterstück gelungen, und eigentlich sollten wir nach einer solchen Erfahrung die Hände von dieser Frucht lassen. Doch Chilipfeffer (Pfeffer fälschlicherweise deshalb, weil Kolumbus alle scharfen Gewürze für Pfeffer hielt), der eigentlich Paprika ist, wird schon seit etwa 6500 bis 5000 v. Chr. von den Indianern Mittelamerikas als Gewürz verwendet. Heute ist Chili das am meisten verwendete Gewürz auf der Welt. In allen südamerikanischen und südostasiatischen Ländern ist der anregende Scharfmacher unentbehrlicher Bestandteil der einheimischen Küche – und kann täglich seine gesunderhaltende Wirkung entfalten.

Steckbrief Chili

Bioaktive Substanzen
Scharfstoff Capsaicin
Betacarotin
Flavonoide (Rutin und Hesperidin)

Essentielle Nährstoffe
Vitamin C

Heilwirkungen

Chili befreit die Atemwege

Die offensichtlichste Chili-Wirkung ist die auf die Schleimhäute der Atemwege: Die Nase läuft, die Augen tränen – obwohl das *Capsaicin* nur in den Mund gelangt ist. Diese Fernwirkung kommt so zustande: Die vom Chilipfeffer gereizten Nerven der Mundschleimhaut leiten den Schmerz sofort zum Gehirn, und dort wird der Vagus aktiviert, der Hauptnerv des vegetativen Nervensystems. Der wiederum ist zuständig für die Sekretion von Flüssigkeit aus den Schleimhäuten – und so tränen die Augen, die Nase läuft, und der Schleim in Bronchien und Lungen wird verflüssigt und kann abgehustet werden. Gleichzeitig werden Bakterien und Viren mit rausgespült. Irwin Ziment, Lungenspezialist an der Universität von Californien, hält Scharfstoffe wie Capsaicin für hervorragende Mittel gegen Schnupfen, Nebenhöhlenverstopfung, Erkältung, Bronchitis und Asthma.

Chili als Schmerzmittel

Das klingt paradox: Wie können scharfe Chilischoten und Cayennepfeffer schmerz*stillend* wirken? Beim ersten Kontakt mit der Haut werden in der Tat Schmerzreize ausgelöst und ein Schmerzstoff, die Substanz P, als Botenstoff aus den Zellen freigesetzt. Doch dann ist der Schmerzstoff aufgebraucht, und weitere Reize können nicht mehr weitergeleitet werden. Der Schmerz wird nicht mehr so stark empfunden. Diese Wirkung macht man sich in Rheumasalben und -pflastern zunutze. (Das «C» in ABC-Salbe® weist auf den Inhaltsstoff Capsaicin hin.)

Außerdem wird durch den Schmerzreiz Endorphin, das körpereigene Morphin, freigesetzt: Nach scharfen Mahlzeiten fühlen wir uns oft wohlig ruhig und gelassen.

Chili als Gerinnselknacker

Chilipfeffer enthält die *Flavonoide* Capsaicin, Rutin und Hesperidin, Stoffe, die verhindern können, daß sich die Blutplättchen zu Thromben zusammenballen. In einer Studie wurden thailändische Frauen mit hohem Chilikonsum verglichen mit Amerikanerinnen, die wenig Chili aßen. Das Blut der Thailänderinnen hatte eine deutlich höhere thrombenauflösende Aktivität.

Chili schützt vor freien Radikalen

Chilischoten enthalten einen wirksamen Antioxidantien-Cocktail aus *Betacarotin*, *Vitamin C* und *Flavonoiden*. Sie beugen deshalb den Schäden von freien Radikalen vor: Cholesterinablagerungen aus oxidiertem LDL-Cholesterin werden vermieden und damit Herzinfarkt und Schlaganfall. Außerdem werden die Schäden, die freie Radikale an der Erbsubstanz anrichten können, reduziert und damit bösartige Zellveränderungen.

Chili heizt der Verdauung ein

Die durch Capsaicin verursachte Schleimsekretion erstreckt sich nicht nur auf die Bronchien und die Atemwege, sondern führt auch im Magen-Darm-Trakt zu vermehrter Ausschüttung von Verdauungssäften. Außerdem werden die stärkespaltenden Enzyme durch Chili aktiver, so daß die Nahrung schneller verdaut werden kann. Entgegen landläufiger Meinung führt scharfes Essen nicht zu Magenschleimhautentzündung. Vorsicht ist allerdings geboten bei schon bestehenden Magen- und Darmgeschwüren sowie bei Hämorrhoiden.

Verarbeitung und Lagerung

Chilischoten lassen sich gut trocknen oder in Olivenöl einlegen. Dazu die Schoten kurz in kochendem Wasser brühen, abtrocknen und in einem Glas mit Olivenöl bedecken. Gut verschließen.

Tips

Eine nützliche Faustregel: Je kleiner die Chilischoten, desto teuflischer sind sie!

Löschen läßt sich der Brand am besten mit Milch!

Nach dem Verarbeiten von Chili nicht mit den Händen an die Augen kommen!

Einkauf

Jan	Feb	Mär	Apr	Mai	Juni	Juli	Aug	Sept	Okt	Nov	Dez
						++	++	++	+		

Fenchel – das aromatische Dreigespann

Diese Pflanze hat es in sich: Seit Jahrtausenden werden Blätter, Samen und Knolle als Arzneimittel, Gewürz und Gemüse verwendet. Besonders beliebt ist der Fenchel seit alters in den Mittelmeerländern. «Marathon» heißt auf griechisch Fenchel, und die Ebene, auf der die berühmte Schlacht gegen die Perser stattfand, war übersät mit wildem Fenchel. Der Römer Plinius empfahl Fenchel bei 22 Gebrechen, und Hildegard von Bingen beschrieb die vielseitigen Vorteile von Fenchel so: «Er macht den Menschen fröhlich, eine gesunde schöne Farbe, einen angenehmen Geruch und eine gute Verdauung. Er mindert böse Schleimstoffe und Fäulnisherde und macht die Augen hell und blinkend durch seine gute Wärme und edlen Kräfte.» Was will man mehr?

Diese alten Erfahrungswerte werden jetzt durch die wissenschaftliche Forschung bestätigt. Alle Teile des Fenchels – Blätter, Samen und Knolle – sind voll mit wertvollen bioaktiven Substanzen.

Steckbrief Fenchel

Bioaktive Substanzen
Betacarotin
ätherisches Öl mit Terpenen (u. a. Anethol, Fenchon)
Ballaststoffe

Essentielle Nährstoffe
Vitamin C
Vitamin E
Kalium

Heilwirkungen

Fenchel lindert Magen- und Darmbeschwerden

Allen Eltern von Säuglingen und Kleinkindern ist sie bestens vertraut: die segensreiche Wirkung von Fenchel bei Magenschmerzen und Blähungen. Doch auch Erwachsene können von den terpenhaltigen ätherischen Ölen im Fenchel profitieren. *Anethol*, der angenehm aromatisch riechende Hauptbestandteil des flüchtigen Öls, wirkt stark blähungstreibend und krampflösend. Außerdem regt das ätherische Fenchelöl die Säureproduktion im Magen an. Das macht Fenchel besonders geeignet für ältere Menschen, bei denen die Salzsäureproduktion oft etwas nachläßt und so Verdauungsprobleme entstehen.

Den höchsten Gehalt an diesem Öl haben die Samen, gefolgt von den Blättern und Knollen.

Ein weiterer Pluspunkt: die *Ballaststoffe*. Sie fördern eine gute Verdauung und helfen gegen Verstopfung.

Gesundheitstip

Schwerverdauliche Speisen wie Hülsenfrüchte machen mit Fenchel zusammen weniger Probleme. Der gleiche Wirkstoff, das Anethol, findet sich auch in Anis.

Fenchel bei Erkältungen

Eine lange Tradition hat in der Erfahrungsmedizin die Anwendung von Fenchel bei Atemwegserkrankungen. Die ätherischen Öle gelangen über den Blutweg in die Lunge und wirken beim Ausatmen. Das Abhusten wird erleichtert, die Schleimhäute können abschwellen, und die Atmung wird freier.

Fenchel schützt vor freien Radikalen

Fenchel enthält große Mengen an Betacarotin, Vitamin C und Vitamin E – alles Antioxidantien, die schädliche Radikale abfangen und dadurch vor Krebs, grauem Star, Arteriosklerose und vorzeitigen Alterserscheinungen schützen können.

Fenchel regt die Milchproduktion an

Für stillende Mütter interessant: der Wirkstoff Anethol wirkt milchbildend. Ein Grund, ihn in der Stillzeit öfter zu essen. Das Baby profitiert außerdem gleich doppelt davon, denn *Anethol* in der Milch lindert seine Blähungen.

Verarbeitung und Lagerung

Fenchel ist sehr vielfältig verwendbar: roh im Salat, gedünstet, gebraten und gekocht. Die Sproßknollen sollen weiß und saftig sein, mit frischen Blättern und ohne braune Druckstellen. Im Gemüsefach des Kühlschranks hält er sich in Papier eingewickelt bis zu einer Woche.
Fenchel ist ein Nitratsammler, deshalb nicht wieder aufwärmen.

Zum Ausprobieren:

Fenchelsuppe

5 kleine Fenchelknollen
2 EL Olivenöl
1 TL Fenchelsamen
Salz
weißer Pfeffer, frisch gemahlen
1 l kräftige Fleischbrühe

Den Fenchel waschen, das Grün abschneiden und zur Seite legen, den Fenchel in feine Streifen schneiden. Olivenöl in einem großen Topf erhitzen, den Fenchel und die Samen hineingeben und bei sehr schwacher Hitze etwa 8 Minuten dünsten. Dabei immer wieder umrühren, salzen und pfeffern. Die Fleischbrühe dazugießen und einmal langsam aufkochen. Das Fenchelgrün fein hacken und zum Servieren auf die Suppe streuen.

Einkauf

Jan	Feb	Mär	Apr	Mai	Juni	Juli	Aug	Sept	Okt	Nov	Dez
+	+	+	+	+	+			+	+	+	+

Getreide – für die tägliche Gesundheit

Vor etwa 10 000 Jahren änderten die damals lebenden Menschen ihre Lebensweise radikal: Anstatt alle gesammelten Grassamen wie gewohnt aufzuessen, begannen sie, einige davon auszusäen und so erste «Getreidefelder» anzulegen. Diese «Agrarrevolution» führte zur Seßhaftigkeit und zur Umstellung der Ernährung. Nun wurde Getreide das Hauptnahrungsmittel der Menschheit – was es bis heute geblieben ist. Die Hälfte des gesamten urbaren Landes auf der Erde ist mit Getreide bepflanzt, davon allein zwei Drittel mit Weizen, Reis und Mais.

Das klingt viel, darf jedoch nicht darüber hinwegtäuschen, daß in den Industrieländern der Getreideverzehr in den letzten 100 Jahren drastisch zurückgegangen ist. So aßen unsere Urgroßeltern um die Jahrhundertwende noch 139 kg pro Jahr, wir kommen gerade mal auf 74 kg. Und auch die Qualität des Getreides ist eine andere. Wurden früher fast 100 Prozent als Vollkorn verzehrt, so backen wir heute unser Brot zu 65 Prozent aus niedrig ausgemahlenem weißem Mehl. Die wertvollen vitamin- und ballaststoffreichen Außenschichten verfüttern wir als Kleie an die Schweine oder streuen sie nach komplizierter und energieaufwendiger Isolierung auf den Frühstücksjoghurt.

Getreidekörner enthalten fast alles, was der Mensch braucht: Kohlenhydrate, Eiweiß, die wichtigen B-Vitamine, Vitamin E und A, Mineralien, Spurenelemente und Ballaststoffe. Und jede Menge sekundäre Pflanzenstoffe mit wichtigen Gesundheitsfunktionen für uns.

Steckbrief Getreide

Bioaktive Substanzen
Ballaststoffe
Betacarotin (Keim)
Phytoöstrogene (Lignane)
Phytinsäure
Phytosterine (Keim)
Enzymblocker

Essentielle Nährstoffe
Kohlenhydrate (Stärke)
Eiweiß
Mineralstoffe
Vitamin E

Heilwirkungen

Getreide fördert die Verdauung

Die *Ballaststoffe* üben ihre positiven Wirkungen auf den gesamten Verdauungstrakt aus. Das fängt im Mund an – Getreidekörner und -flocken müssen intensiv gekaut werden, wodurch der Speichelfluß und die Produktion von eiweißspaltenden Enzymen angeregt werden. Im Magen quellen die löslichen Ballaststoffe von Roggen und Hafer auf, sättigen dadurch und schützen die Magenschleimhaut. Im Darm schließlich führen die unlöslichen Ballaststoffe von Weizen und Mais zu einem Anstieg des Darmvolumens und dadurch zu einer Anregung der Peristaltik. Weizen hat dabei den besten Effekt. Die Erhöhung des Stuhlgewichtes wirkt sich günstig auf Verstopfung und Divertikulose aus.

Getreide schützt vor Darmkrebs

Mehrere Inhaltsstoffe in Getreide können die Gefahr einer bösartigen Entartung von Darmzellen vermindern. *Ballaststoffe* helfen, giftige Stoffe zu binden und schneller aus dem Darm zu befördern. *Phytosterine*, die sich im Keimling befinden, können schon in niedrigen Konzentrationen Gallensäuren binden. Da diese die Teilungsrate der Dickdarmzellen steigern können, haben die Phytosterine einen schützenden Effekt auf die Darmschleimhaut. Weitere krebshemmende Inhaltsstoffe sind die *Enzymblocker*. Sie hemmen wichtige, für das Krebswachstum benötigte Enzyme. Auch die *Phytinsäure* scheint nach neueren Untersuchungen eine krebshemmende Wirkung zu haben.

Lignane (Phytoöstrogene) im Vollkorngetreide wirken als Schutz vor östrogenbedingten Tumoren.

Getreide senkt den Blutzuckerspiegel

Vor allem unerhitzte Vollkorngetreide (Frischkornmüsli) haben einen sehr niedrigen glykämischen Index * und damit einen günstigen Einfluß auf die Entwicklung des Blutzuckerspiegels. Nach einem Frischkornmüsli dauert es sehr viel länger als bei einer Weißbrotmahlzeit, bis die Kohlenhydratketten abgebaut sind und die Glucose im Blut erscheint.

Getreide normalisiert den Cholesterinspiegel

Vor allem Hafer hat auf Grund seiner löslichen Ballaststoffe eine stark cholesterinsenkende Wirkung; Weizen hat auf das Cholesterin keinen Einfluß.

Getreide und Phytinsäure

Getreide enthält relativ viel Phytinsäure, die mit einigen Mineralstoffen, so Eisen, Zink, Magnesium und Calcium, Komplexe bildet. Dadurch können diese Mineralien nicht mehr resorbiert werden. Vollkorngetreide – ein Mineralienräuber? Allen Untersuchungen zufolge haben Menschen, die sich mit einer ballaststoffreichen Mischkost ernähren, *keine* Mineralmangelerscheinungen. Durch eine obst-, gemüse- und getreidereiche Ernährung werden dem Körper mehr Mineralstoffe zugeführt, als durch Phytinsäure gebunden werden. Der Körper hilft sich dadurch, daß er die vorhandenen Mineralien sehr viel besser resorbiert und ausnutzt. Außerdem wird Phytinsäure bei der Sauerteigführung von Roggenbrot zu 80 Prozent zerstört.

Verarbeitung und Lagerung

Da sich Vitamine, Mineralstoffe, Ballaststoffe und bioaktive Substanzen in den Randschichten des Korns befinden, gehen sie verloren, wenn das Mehl niedrig ausgemahlen wird. Der Grad der Ausmahlung ist an der Typenzahl zu erkennen: Hoch ausgemahlene Mehle haben eine höhere Zahl (zum Beispiel 1600 bei Weizen und 1740 bei Roggen), niedrig ausgemahlene Mehle eine niedrige (405 und 550 bei Weizen und 815 bei Roggen). Diese Zahlen bezeichnen den Mineralstoffgehalt des Mehles – je höher, desto besser. Vollkornmehl hat keine Typenbezeichnung, weil sein Mineralgehalt je nach Sorte und Witterung schwanken kann.

Niedrig ausgemahlene Mehle enthalten nicht nur weniger Mineralien, auch ihre Vitaminbilanz ist schlecht. Die Vitaminverluste betragen bei den B-Vitaminen bis zu 86 Prozent. Da auch durch den Backprozeß noch Vitamine verlorengehen, bleibt von der einstigen Fülle nicht mehr viel übrig. Im Gegensatz dazu: die Keimlinge. Beim Keimen von Getreidekörnern in einer Keimbox tut sich innerhalb von zwei bis sechs Tagen Erstaunliches: Die Vitaminkonzentrationen nehmen drastisch zu, Vitamin C entsteht überhaupt erst beim Keimen, und die blähungsfördernden Kohlenhydrate nehmen ab. Damit sind Getreidekeimlinge ideale Nahrungsmittel – vor allem im Winter, wenn das heimische Gemüse und Obst durch die Lagerung an Vitaminen verliert. Getreidekeimlinge schmecken süßlich-mild, sie sollten während des Keimens zweimal täglich abgespült werden, damit sich kein Schimmel bildet. Keimen am Fenster, mit reichlich Licht, reduziert das beim Keimen entstehende Nitrat.

Vor dem Verzehr kurz blanchieren. Getreidekeimlinge eignen sich für Müsli, Salat und Gemüse.

Hoch ausgemahlenes Getreide ist nicht lange lagerfähig, da die Fette ranzig werden. Deshalb auf Verfalldatum achten! Vollkornmehl am besten selber vor Gebrauch mahlen.

Zum Ausprobieren:

Grünkern-Obstsalat

100 g Grünkern (unreif geernteter und gedarrter Dinkel)

1 Zimtstange

1 Zitrone

2 bis 3 Kardamomkapseln

100 g Weintrauben

1 Birne

50 g Rosinen

50 g getrocknete Aprikosen

etwa 2 EL Ahornsirup

1 Becher Joghurt

Grünkern mit reichlich Wasser mit Zimt, Kardamom und Zitronenschale 40 Minuten kochen. Abtropfen und abkühlen lassen. Gewürze entfernen. Den abgekühlten Grünkern mit halbierten Weintrauben, der halben gewürfelten Birne, Rosinen, kleingeschnittenen Aprikosen, Zitronensaft und etwas Ahornsirup vermischen. Joghurt mit etwas Ahornsirup verrühren, Salat mit der zweiten Birnenhälfte und Joghurt anrichten.

Grapefruit – Spritziges für kalte Zeiten

Ein Glas frisch gepreßter Grapefruit-Saft, randvoll mit Vitaminen – wer würde das nicht für Gesundheit pur halten. Aber es gibt etwas noch Besseres: nicht ausgepreßte Grapefruit. Der wahre Wert dieser köstlichen Frucht mit dem süß-bitteren Geschmack liegt im Abfall: in den Segmenthäutchen und in den weißlichen Resten der Schale. Dort verstecken sich die Cholesterinsenker, Krebskiller und Herzschutzmittel.

Und in der Schale: Das duftende Zitrusöl enthält Stoffe, vor denen Insekten das Weite suchen und die nach neuesten Forschungen auch bösartige Zellen am Weiterwachsen hindern.

Übrigens: Grapefruit ist nicht Pampelmuse, sie stammt allerdings von ihr ab. Eine Zufallszüchtung, die allerdings nicht besser hätte ausfallen können: saftig, ertragreich, anspruchslos, voller Vitamine und bioaktiver Stoffe, süß und aromatisch.

Steckbrief Grapefruit

Bioaktive Substanzen
Flavonoide (besonders die methylierten Flavonoide
Naringin, Tangeretin)
Ballaststoffe (Pektin)
Limonen
Lykopin (nur bei roter Grapefruit und Blutorange)

Essentielle Nährstoffe
Vitamin C
Kalium

Heilwirkungen

Grapefruit als Herz- und Gefäßschutz

Auf dreierlei Weise schützen die bioaktiven Stoffe in Grapefruit vor Herzinfarkt und Schlaganfall. *Pektine* senken den Cholesteringehalt des Blutes, *Flavonoide* und *Vitamin C* tragen als antioxidativ wirkende Substanzen dazu bei, daß keine Schäden durch freie Radikale und Singulett-Sauerstoff* auftreten. Einen besonderen Pluspunkt hat rote Grapefruit: Die antioxidative Kraft wird noch verstärkt durch das Carotinoid *Lykopin* – das übrigens auch der Tomate ihre rote Farbe gibt.

Grapefruit hemmt Mikrobenwachstum

Die *Flavonoide* in den weißen Schichten von Zitrusfrüchten, besonders in Grapefruit und Orangen, haben besonders hohe antimikrobielle Aktivitäten. Sie werden im Darm nur wenig abgebaut und können so ihre Kraft am Ort des Infektionsgeschehens einsetzen.

Grapefruit blockiert Tumorentwicklung

Grapefruit enthält *Flavonoide*, die entarteten Zellen das Leben schwermachen. Sie aktivieren die Entgiftungsenzyme in der Leber, verhindern das Wachstum von Tumorzellen, und sie scheinen das Eindringen bösartiger Zellen in gesundes Gewebe zu blockieren. Eine weitere krebshemmende Substanz in Grapefruit und anderen Zitrusfrüchten ist *Limonen*, der Hauptbestandteil des Zitrusöls. Es ist für den typischen Geruch von Zitrusfrüchten verantwortlich und kann in Reagenzglasversuchen das Wachstum von Tumorzellen unterbinden.

Grapefruit stärkt das Immunsystem

Vitamin C und bei roten Grapefruit und Blutorangen das Carotinoid *Lykopin* sind kräftige Immunstimulantien. Vitamin C führt zur verstärkten Bildung von aktivierten T-Zellen, und auch Lykopin unterstützt die Abwehr an mehreren Stellen durch Aktivitätssteigerung der Immunzellen.

Gesundheitstip
Bei Frühjahrsmüdigkeit mindestens zweimal täglich den Saft einer frisch ausgepreßten Grapefruit trinken.

Grapefruit senkt Cholesterin

Grapefruit enthält in den Membranen und Saftsäckchen viele lösliche *Pektine*, die überflüssiges Cholesterin binden und abtransportieren. Der Saft enthält diese Pektine nicht!

Gesundheitstip
Alle Zitrusfrüchte wie Orangen, Mandarinen und Zitronen enthalten diese bioaktiven Substanzen. Grapefruit ist allerdings besonders reich an krebshemmenden Flavonoiden. Die meisten Pektine und Flavonoide sitzen in den Segmenthäutchen. Deshalb Grapefruit möglichst im ganzen essen.

Verarbeitung und Lagerung

Die Schalen von Zitrusfrüchten sind oft mit Wachs und pilztötenden Fungiziden behandelt. Deshalb kann man die Wirkstoffe des Zitronenöls, das Limonen, nur erhalten, wenn man unbehandelte Früchte kauft.

Zum Ausprobieren:
Überbackene Grapefruit

4 rote Grapefruit
2 Eßlöffel Haselnußkerne
2 Eßlöffel Honig

Den Grill oder Backofen auf 240 Grad vorheizen. Die Früchte halbieren, den Schalenrand lösen und die Spalten so teilen, daß die Fruchtstücke mit dem Löffel herausgelöst werden können. Die Haselnüsse grob hacken und mit dem Honig vermengen. Die Masse auf das Fruchtfleisch streichen. Die Grapefruits auf dem Rost des Backofens auf der obersten Schiene überbacken oder übergrillen. Sofort servieren.

Einkauf

Zitrusfrüchte stammen aus den subtropischen Zonen der Erde. Haupterntezeit sind die Wintermonate. Die orange oder gelbe Farbe von Zitrusfrüchten ist kein Zeichen von Reife, sondern eine Reaktion auf niedrige Temperatur. In den Tropen sind sie grün!

Jan	Feb	Mär	Apr	Mai	Juni	Juli	Aug	Sept	Okt	Nov	Dez
++	+	+								++	++

Hülsenfrüchte – Auftrieb für die Abwehr

Eine Anwendung von Bohnen ist völlig aus der Mode gekommen: Die alten Griechen verwendeten sie als Stimmzettel, und der Rat des Plutarch, sich der Bohnen zu enthalten, zielte auf politische Abstinenz, nicht auf kulinarische. Doch nicht nur in Wahlurnen, auch auf dem Teller sind Bohnen immer seltener zu finden, und mit ihnen Linsen, Erbsen, Kichererbsen und andere Hülsenfrüchte.

Ein gewaltiger Schatz an kulinarischer Vielfalt droht da verlorenzugehen: In Indien baut man 50 verschiedene Sorten Linsen an, und Thomas Jefferson, der dritte amerikanische Präsident, zog auf seiner Farm 30 Erbsenvariationen. Vermißt das jemand? Es scheint nicht so – allein in den letzten hundert Jahren ging in Deutschland der Verbrauch an Hülsenfrüchten von 4,3 kg pro Person und Jahr auf nur noch 600 g zurück. Noch vor 150 Jahren aß jeder Deutsche 20,7 kg jährlich, das sind 55 g pro Tag!

Steckbrief Hülsenfrüchte

Bioaktive Substanzen
Ballaststoffe
Carotinoide (grüne Bohnen, Erbsen)
Saponine
Enzyminhibitoren
Phytinsäure

Essentielle Nährstoffe
grüne Bohnen: Folsäure
getrocknete Hülsenfrüchte: Eiweiß, Stärke, Kalium

Heilwirkungen

Bohnen und Co. senken den Cholesterinspiegel

Alle Hülsenfrüchte sind Weltmeister im Senken eines zu hohen Cholesterinspiegels. Dies leisten nicht nur die löslichen und unlöslichen *Ballaststoffe*, auch die *Saponine* und die *Phytinsäure* tragen dazu in erheblichem Maße bei. So kann eine halbe Tasse getrocknete Bohnen täglich das Cholesterin um 12 Prozent reduzieren. Auch die Fette (Triglyceride) werden durch Hülsenfrüchte deutlich verringert.

Hülsenfrüchte senken den Blutzucker

Bohnen und andere Hülsenfrüchte können Diabetes (Typ II) den Boden unter den Füßen wegziehen: Nach einer Bohnen- oder Linsenmahlzeit steigt der Blutzucker nur langsam an, weil die Stärke häppchenweise abgebaut wird und deshalb den Körper nicht mit Glucose-Molekülen überschwemmt. So braucht die Bauchspeicheldrüse nie große Mengen an Insulin auszuschütten. Eine wichtige Rolle als Zuckerbremse scheint die *Phytinsäure* zu spielen. Diese Substanz kommt in großen Mengen in Hülsenfrüchten vor. Sie galt noch bis vor einigen Jahren wegen ihrer Fähigkeit, Eisen, Zink und Kalzium zu binden, als unerwünscht, doch zeigen neuere Forschungen, daß Phytinsäure die Stärkeverdauung verlangsamen kann. Auch die Enzyminhibitoren bremsen die Glucose-Freisetzung, weil sie die Aktivität der stärkeabbauenden Enzyme (Amylasen) hemmen.

Aus diesen Gründen sind Bohnen, Erbsen und Linsen sehr geeignete Nahrungsmittel für Diabetiker. Sie brauchen bei der Kohlenhydratberechnung nicht angerechnet zu werden, weil sie kaum blutzuckerwirksam sind.

Hülsenfrüchte als Krebshemmer

Bohnen, Erbsen und Linsen bieten ein ganzes Arsenal an Krebsbekämpfern: *Ballaststoffe, Saponine, Enzymstopper* und *Phytinsäure.* All diese bioaktiven Stoffe haben sich in vielen Untersuchungen, Labortests und epidemiologischen Studien als wirkungsvoll erwiesen, wenn es darum geht, die Zelle vor schädlichen Kanzerogenen zu schützen und Krebsförderer unschädlich zu machen.

Tip Linsen enthalten ziemlich viel Purin. Deshalb sollten Menschen mit Gicht möglichst auf sie verzichten.

Verarbeitung und Lagerung

Viele Menschen meiden Hülsenfrüchte wegen der bekannten Verdauungsprobleme. Ein gutes Mittel, Blähungen gering zu halten, ist, Bohnen, Erbsen und Linsen mit Ingwer oder Knoblauch zuzubereiten – in der indischen Küche ist das gang und gäbe. Auch Kümmel hilft. Außerdem reduziert Keimen die blähenden Kohlenhydrate um bis zu 80 Prozent.

Eine Methode, Bohnen möglichst blähungsarm zuzubereiten, entwickelten amerikanische Ernährungsforscher: Bohnen spülen, in kochendes Wasser geben und drei Minuten lang kochen. Danach zwei Stunden im Wasser stehen lassen. Wasser abgießen und neues Wasser von Zimmertemperatur zugießen, daß die Bohnen gerade bedeckt sind. Nach zwei Stunden erneut abgießen, wieder neues Wasser zugeben und über Nacht stehenlassen. Bohnen spülen und 75 bis 90 Minuten kochen.

Hülsenfrüchte enthalten giftige Lektine, weshalb man sie nicht roh essen darf! Beim Kochen werden diese Giftstoffe zerstört. Ausnahme sind frische grüne Erbsen – diese Delikatesse darf auch mal in kleinen Mengen roh genascht werden.

Frische grüne Erbsen und Zuckerschoten nur kurz blanchieren, sie dürfen nicht weich gekocht werden.

Linsen, Bohnen und Erbsen sind vielfältiger, als es die üblichen Eintöpfe vermuten lassen. Hier eine «moderne» Linsenverwertung:

Linsen-Burger

125 g Linsen
eine Möhre
eine Kartoffel
eine Zwiebel
2 EL Sonnenblumenkerne
2 EL Sesamsaat
2 EL Haferflocken
2 EL Vollkornmehl
ein Ei
Pfeffer
Salz
2 EL Sojasauce
ein bis zwei EL Curry.

Die Linsen knapp mit Wasser bedeckt etwa eine Stunde weich kochen. Überschüssiges Wasser abgießen. In der Zwischenzeit Kartoffel, Möhre und Zwiebel schälen und kleinwürfeln. Alle Zutaten vermischen, flache Frikadellen formen und 30 Minuten kalt stellen. In Öl von beiden Seiten fünf Minuten braten. In halbierten Brötchen mit Salat und Curry-Ketchup servieren.

Einkauf

Getrocknet bekommt man Hülsenfrüchte das ganze Jahr. Auf Verfalldatum achten: Je älter sie sind, desto schlechter lassen sie sich weich kochen.

Erbsen

Jan	Feb	Mär	Apr	Mai	Juni	Juli	Aug	Sept	Okt	Nov	Dez
				+	++	++	++	+			

Grüne Bohnen

Jan	Feb	Mär	Apr	Mai	Juni	Juli	Aug	Sept	Okt	Nov	Dez
				+	+	++	++	++	+	+	

Dicke Bohnen

Jan	Feb	Mär	Apr	Mai	Juni	Juli	Aug	Sept	Okt	Nov	Dez
					++	+					

Ingwer –
fernöstliche Wurzel gegen westliche Beschwerden

Ingwer führt in der deutschen Küche ein Schattendasein: Ein normales Kochbuch mit 250 Rezepten verzeichnet nur zwei, in denen Ingwer verwendet wird – Curry-Huhn und Nasi Goreng. Das sieht in England und Amerika völlig anders aus. Ginger Ale, eine Ingwerlimonade, Ingwerkonfekt, Ingwerkonfitüre und Ingwereis – all dies zeigt eine Vorliebe für dieses Gewürz, die bei uns nicht so verwurzelt ist. Vielleicht liegt das daran, daß es Ingwer bis vor ein paar Jahren nur in Form von seifig schmeckendem Pulver zu kaufen gab – in der Tat eine scheußliche Verballhornung dieses herrlichen Gewürzes. Zum Glück ändert sich das jetzt, und in den meisten Lebensmittelgeschäften gibt es frische Ingwerwurzel zu kaufen. Ein Grund, sich die vielfältigen gesundheitlichen Wirkungen genauer anzusehen – und öfter mal Ingwer in die Gemüsepfanne zu reiben.

Steckbrief Ingwer

Bioaktive Substanzen
Gingerol, ein Terpenoid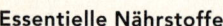

Essentielle Nährstoffe
Eisen
Kalium

Heilwirkungen

Ingwer gegen Übelkeit

Reisekrankheit, Schwangerschaftserbrechen, Übelkeit bei Chemotherapie und nach Operationen: Bei all diesen Beschwerden hat sich Ingwer in medizinischen Studien und in der Praxis bewährt, oft besser als herkömmliche Medikamente und ohne Nebenwirkungen.

Gesundheitstip
Bei Übelkeit einen Tee aufbrühen aus einigen dünn geschnittenen Ingwerscheibchen, zehn Minuten ziehen lassen, mit Honig süßen.

Ingwer hilft bei Kopfschmerzen und Migräne

Der Hauptinhaltsstoff im Ingwer ist Gingerol. Er ist für den typischen Geschmack, die Schärfe und die gesundheitlichen Wirkungen verantwortlich. Seine chemische Struktur ähnelt einer anderen bekannten Substanz: Aspirin®. Viele Wirkungen von Ingwer sind deshalb «Aspirin-Wirkungen»: Gingerol ist ein gutes Mittel gegen Kopfschmerzen und Migräne. Durch regelmäßiges Essen von Ingwer lassen sich Migräneanfälle in Häufigkeit und Stärke reduzieren.

Da Ingwer keine Nebenwirkungen hat, ist es ein gutes Mittel für Kinder.

Ingwer bessert entzündliche Arthritis

Eng mit der «Aspirin-Wirkung» zusammen hängt die Fähigkeit von Ingwer, entzündliche Prozesse zu stoppen. Dr. Srivastava von der Universität Odense in Dänemark, ein führender Forscher auf diesem Gebiet, empfiehlt Arthritispatienten zur Behandlung fünf Gramm frischen Ingwer täglich oder entsprechend einen Drittel Teelöffel Ingwerpulver (Carper, S. 362).

Ingwer verhindert Blutgerinnsel

Ähnlich wie Aspirin stoppt Ingwer die Blutplättchen-Verklumpung – eine Folge der Thromboxan*-Hemmung, die immer gleichzeitig mit der Blockade der Prostaglandine stattfindet. So kann Ingwer das Blut dünnflüssig halten und Gerinnseln vorbeugen.

Ingwer als mögliches Anti-Tumor-Mittel

Interessante Ergebnisse veröffentlichten Krebsforscher: In Reagenzglas- und Tierversuchen stoppte Gingerol erfolgreich die Aktivität von Krebspromotoren (Förderern) und damit die Ausbreitung der Tumorzellen. Diese Untersuchungen sind so erfolgversprechend, daß das nationale Krebsforschungsinstitut der USA Ingwer als besonders erforschenswert einstuft.

Verarbeitung und Lagerung

Frischer Ingwer hat eine glatte, glänzende Schale und grünliches Fleisch. Bei älterem Ingwer wird die Schale härter und das Fleisch weiß. Ingwer hält sich im Kühlschrank, locker eingeschlagen, zwei bis drei Monate.
Ingwer paßt nicht nur zu indischen Gerichten.

Zum Ausprobieren:

Gedünsteter Spinat mit Ingwer

750 g Spinat

2 EL geriebene Ingwerwurzel

3 EL Olivenöl

1 kleine fein gehackte Zwiebel oder Schalotte

2 zerdrückte Knoblauchzehen

1 EL Sherry

Salz

Schalotte, Knoblauch und Ingwer in Öl dünsten. Dann erhöht man die Hitze, gibt den gewaschenen Spinat dazu und dünstet ihn schnell eine Minute lang unter dauerndem Rühren. Nun kommen der Sherry und eine Prise Salz dazu, im zugedeckten Topf noch ein paar Minuten bei niedriger Temperatur nachgaren.

Einkauf

Jan	Feb	Mär	Apr	Mai	Juni	Juli	Aug	Sept	Okt	Nov	Dez
+	+	+	+	+	+	+	+	+	+	+	+

Joghurt – Bakterien als Fitmacher

Weise in die Ferne blickend, mit Rauschebart und wettergegerbter, brauner Haut – so werden sie uns von der Werbung präsentiert, die kerngesunden Hundertjährigen aus dem Kaukasus. Ihr Geheimnis? Sie haben ihr Leben lang täglich Joghurt und Kefir gegessen – wobei vielleicht auch das halbe Prozent Alkohol im Kefir ein wenig zu ihrem Wohlbefinden beigetragen haben könnte. Ursprünglich in den Balkanländern aus Schaf- und Ziegenmilch hergestellt, hat die Milchwirtschaft aus dem ehemals nur säuerlichen Gärungsprodukt der Milch ein vielseitiges und immer beliebter werdendes Lebensmittel kreiert. Den Ernährungswissenschaftlern und Ärzten ist diese Entwicklung nur recht, denn sie entdecken immer neue gesundheitliche Wirkungen der Milchsäurebakterien, der Verursacher des typischen Joghurtaromas.

Steckbrief Joghurt

Bioaktive Substanzen
Milchsäurebakterien

Essentielle Nährstoffe
Calcium

Heilwirkungen

Joghurt bei Darmerkrankungen

Milchsäurebakterien haben eine günstigen Einfluß auf die Darmflora. Sie unterdrücken das Wachstum von Krankheitskeimen, indem sie deren Anhaften an der Darmwand erschweren und antimikrobiell wirkende Eiweißstoffe, die Bacteriocine, herstellen. Besonders wirksam ist Joghurt bei der Behandlung von Durchfall und Darmentzündungen. Joghurt mit probiotischen Kulturen* wie Lactobacillus casei GG (LGG) hat in kontrollierten Studien dazu geführt, daß Kinder mit Durchfall schneller gesund wurden. Auch die oft unangenehmen Begleiterscheinungen einer Antibiotikatherapie lassen sich mit Joghurt bessern. Daß Milchsäurebakterien nicht nur an Ort und Stelle wirken, zeigen die Versuche mit Frauen, die an häufig wiederkehrenden Vaginalinfektionen (Candida albicans) leiden. Bei den Teilnehmerinnen, die sechs Monate lang täglich 225 Gramm Joghurt aßen, reduzierten sich die Infektionen auf ein Drittel.

Joghurt bei Milchzucker-Unverträglichkeit

Menschen, die im Erwachsenenalter keine Lactase (Enzym zur Verdauung des Milchzuckers Laktose) mehr bilden können, leiden nach Milchverzehr unter Durchfall und Blähungen. Der unverdaute Milchzucker wird im Dickdarm von den dort angesiedelten Bakterien vergoren. Dabei entsteht unter anderem Kohlensäure, die zu den Beschwerden führt. Joghurt kann eine Hilfe sein. Die *Milchsäurebakterien* des Joghurts enthalten Laktase, die beim Absterben der Bakterien frei wird und so zur Verdauung des Milchzuckers zur Verfügung steht.

Joghurt stärkt die Immunabwehr

Milchsäurebakterien kurbeln die Produktion von Interferon*, Interleukin* und Tumor-Nekrose-Faktor* an – alles Signalstoffe des Abwehrsystems, die zu verstärkter Immunaktivität führen. Außerdem steigert Joghurt die Tätigkeit der Natürlichen Killerzellen* und regt die Bildung von Antikörpern* an.

Joghurt als Krebsschutz

Milchsäurebakterien haben sich bereits in einigen Tierversuchen als Tumorbremsen erwiesen. Für die krebshemmende Wirkung scheinen drei Fähigkeiten der Mikroorganismen verantwortlich zu sein: Sie aktivieren die Immunabwehr; sie hemmen Enzyme im Darm, die ungefährliche Prokanzerogene in schädliche Kanzerogene umwandeln, und sie binden Kanzerogene im Darm und machen sie dadurch unschädlich. Die Hauptschutzwirkung der Milchsäurebakterien besteht infolgedessen gegenüber Darmkrebs, doch auch gegen Brustkrebs scheint ein hoher Joghurt-Verzehr epidemiologischen Studien zufolge schützen zu können (Watzl / Leitzmann 1995).

Joghurt für eine normalen Cholesterinspiegel

Milchsäurebakterien können zur Normalisierung eines zu hohen Cholesterinspiegels beitragen. Wahrscheinlich nehmen die Bakterien das Cholesterin im Darm auf und entziehen es so der Verdauung. Allerdings muß man für eine zuverlässige Wirkung recht viel Joghurt essen: täglich mindestens 680 g! Da jedoch in der Nahrung auch noch andere Bioaktivstoffe sind, trägt Joghurt auf jeden Fall seinen Teil zu einem gesunden Cholesterinspiegel bei.

Verarbeitung und Lagerung

Joghurt wird aus pasteurisierter Milch durch Zugabe von Milchsäurebakterien hergestellt, die den Milchzucker in Milchsäure verstoffwechseln. Je nach Bakterienkultur entsteht dabei rechtsdrehende L(+) – oder linksdrehende D(–) – Milchsäure. Die rechtsdrehende kann im menschlichen Stoffwechsel leichter abgebaut werden als die linksdrehende, so daß zur Joghurtbereitung Kulturen verwendet werden, die einen hohen Anteil an rechtsdrehender Milchsäure bilden. Die beiden Milchsäurearten lassen sich geschmacklich unterscheiden: Rechtsdrehende schmeckt milder, linksdrehende saurer. Joghurt läßt sich leicht selbst zubereiten. Pasteurisierte oder kurz aufgekochte Milch wird mit einem Löffel Bioghurt verrührt und 5 bis 7 Stunden auf 40 Grad gehalten (am besten in einem Joghurtbereiter). Im Kühlschrank hält sich dieser frisch bereitete Joghurt etwa eine Woche.

Zum Ausprobieren:
Joghurtsauce

250 g Joghurt
$1/8$ l saure Sahne
2 Knoblauchzehen
Salz, frisch gemahlener Pfeffer
5 Frühlingszwiebeln mit Grün
1 Bund Dill, 1 EL Zitronenmelisse
1 kleine Salatgurke
2 EL Zitronensaft

Joghurt mit saurer Sahne verrühren und gepreßten Knoblauch dazugeben. Frühlingszwiebeln, Dill und Zitronenmelisse kleinhacken, Gurke schälen, entkernen und raffeln. Alles in die Sauce geben und mit Salz, Pfeffer und Zitronensaft abschmecken.

Kartoffel – die tolle Knolle

Die Kartoffel hatte einen sehr schweren Start in Europa: Sie wurde regelrecht gehaßt, als die spanischen Eroberer des Inka-Reiches sie im 16. Jahrhundert von ihren Fahrten mitbrachten. Noch 1749 schimpfte der Botaniker Raoul Combes: «Dies ist in aller Augen das abscheulichste Gemüse, doch das Volk, welches den größeren Teil der Menschheit ausmacht, ernährt sich davon.» Was es auch, zumindest in Preußen, nur auf Druck hin tat, nachdem es von Friedrich I. mit Polizeigewalt zum Anbau von Kartoffeln gezwungen worden war. Listiger war die Methode des französischen Generalinspekteurs Antoine Augustin Parmentier, seine Untertanen mit der ungeliebten Knolle vertraut zu machen: Er ließ seine Kartoffelfelder tagsüber von Polizei bewachen, mit dem Erfolg, daß die Bauern nachts heimlich die Knollen von den fürstlichen Feldern stahlen, in der Annahme, etwas so streng Bewachtes müsse sehr wertvoll sein. Dabei hatten die Menschen gar nicht so unrecht mit ihrer Ablehnung. Schließlich ist die Kartoffel eine äußerst wehrhafte Pflanze, die nicht nur Saponine und Enzyminhibitoren zu ihrer Verteidigung gegen Fraßfeinde entwickelt hat, sondern auch ein Gift, das Solanin, das heftige Verdauungsbeschwerden auslösen kann.

Doch die Menschen lernten, mit dem neuen Gemüse umzugehen, es zu kochen und zu schälen – und dann war der Siegeszug der Kartoffel nicht mehr zu bremsen. Er hielt bis zur Mitte dieses Jahrhunderts, seitdem geht es stetig bergab, und auch Chips und Pommes frites können den Trend nicht umkehren: In den letzten 40 Jahren sank der durchschnittliche Pro-Kopf-Verbrauch in Deutschland von 186 kg auf 72 kg / Jahr – mit weitreichenden Konsequenzen für unsere Gesundheit.

Steckbrief Kartoffel

Bioaktive Substanzen
Ballaststoffe
Enzyminhibitoren
Saponine
Flavonoide

Essentielle Nährstoffe
Vitamin C
Kalium
Stärke

Heilwirkungen

Kartoffeln senken Cholesterin
Aufgrund ihres *Ballaststoffanteils* haben Kartoffeln einen positiven Einfluß auf einen zu hohen Cholesterinspiegel.

Kartoffeln bremsen Krebs
Kartoffeln enthalten mehrere Kämpfer besonders gegen Dickdarmkrebs: *Ballaststoffe*, die mögliche Kanzerogene schnell aus dem Körper befördern, *Saponine*, die primäre Gallensäuren binden und dadurch die Bildung der gefährlichen sekundären Gallensäuren verhindern, und außerdem die *Enzymblocker*, die tumorauslösende Enzyme hemmen können. Gekochte, erkaltete Kartoffeln enthalten außerdem viel resistente Stärke, aus der durch bakterielle Zersetzung im Dickdarm Buttersäure entsteht, ein Stoff, der toxisch für Krebszellen ist.

Kartoffeln zur Gewichtsregulation

Kartoffeln machen satt, aber nicht dick: Sie bestehen zu 20 Prozent aus Stärke, eine Kartoffel von 100 g hat aber nur 71 kcal. Und weil Stärke ein kompliziert zusammengesetztes Kohlenhydrat-Molekül aus lauter einzelnen Glucose-Einheiten ist, haben die Verdauungsenzyme lange daran zu knacken, bis sie es in seine Einzelteile zerlegt haben. Das hat den Vorteil, daß Sie lange satt sind, weil die Energiezufuhr lange anhält.

Kartoffeln enthalten auch viel Kalium. Dieses Mineral ist wichtig für die Aufrechterhaltung des Zellvolumens und für eine gut funktionierende Reizleitung des Herzens.

Gesundheitstip

Kartoffelwickel, ein altes Hausmittel bei Heiserkeit und Kehlkopfentzündung:
Drei bis fünf weich gekochte, noch sehr warme Kartoffeln zerdrücken und in ein dünnes Tuch einschlagen. Diesen Umschlag um den Hals legen und mit einem Wollschal umwickeln.

Verarbeitung und Lagerung

Grüne Stellen an den Kartoffeln wegschneiden – sie enthalten Solanin. Dieser natürliche Giftstoff der Kartoffel bildet sich auch, wenn Sie geschälte Kartoffeln noch lange aufbewahren. Kartoffeln am besten beim Biobauern einkaufen, denn konventioneller Kartoffelanbau ist sehr pestizidintensiv. Besonders die holländische Sorte «Bintje» ist sehr krankheitsanfällig und wird deshalb mit vielen Chemikalien behandelt. Außerdem enthalten konventionelle Kartoffeln deutlich mehr Nitrat als Biokartoffeln. Die frühen Sorten im Juni/Juli können nicht gelagert werden – die späteren Sorten eignen sich zum Lagern: kühl, luftig und dunkel, nicht im Folienbeutel!

Nicht mit Zwiebeln zusammen aufbewahren, diese bringen Kartoffeln schneller zum Faulen. Wenn Äpfel in der Nähe liegen, keimen Kartoffeln schneller.

Kartoffeln mit wenig Wasser und im Dampftopf kochen, möglichst unzerteilt und ohne Salz (hinterher salzen!). Nährstoffverluste durch Kochen: Pellkartoffeln: 2 Prozent, geschält: 16 Prozent, geviertelt und geschält: 22 Prozent, in Salzwasser: 31 Prozent.

Zum Ausprobieren:
Backkartoffeln mit Sesam und Kümmel

1,2 kg junge Kartoffeln
1 EL Öl
1 TL Kokosfett
2 EL Sesamsaat, 2 EL Kümmel, 1 TL grobes Meersalz.
Ein Backblech mit Kokosfett einreiben. Kartoffeln gründlich waschen und abbürsten, halbieren. Die Schnittflächen kreuzweise einritzen und mit Öl bepinseln. Mit der Mischung aus Sesam, Kümmel und Salz bestreuen und die Hälften in den nicht vorgeheizten Backofen schieben. Bei 200 °C etwa 35 bis 40 Minuten backen.

Einkauf

In unseren Breiten gibt es Frühkartoffeln, die sehr gut für Pellkartoffeln geeignet sind, ab Mitte Juni.

Jan	Feb	Mär	Apr	Mai	Juni	Juli	Aug	Sept	Okt	Nov	Dez
					+	+	+	+	+	+	+

Knoblauch – der «Stinker» trumpft auf

Alljährlich gibt es im Städtchen Gilroy in Kalifornien, der «Welthauptstadt des Knoblauchs», ein großes Fest zu Ehren der duftenden Knolle. Für Tausende von begeisterten Fans dreht sich eine Woche lang alles um ihr geliebtes Grundnahrungsmittel. Es wird gekocht, gebraten, gebacken, und den Einwohnern von Gilroy bleibt in dieser Zeit nichts anderes übrig, als mitzumachen – oder in Urlaub zu fahren!

Ein «Gilroy» wird es in Deutschland wohl so schnell noch nicht geben, aber die Knoblauchmuffel-Zeiten der 60er Jahre sind endgültig vorbei. Galt es damals noch als gewagte kulinarische Extravaganz, die Salatschüssel mit einer Zehe auszureiben, so haben die vielen Urlaubsreisen in die Mittelmeerländer mittlerweile auch in der deutschen Küche ihre Duftspuren hinterlassen. Und das ist sehr gut, ist doch der Knoblauch eine uralte Heilpflanze, für deren vielfältige Wirkungen sich jetzt auch die wissenschaftliche Forschung interessiert – mit grandiosen Entdeckungen.

Steckbrief Knoblauch

Bioaktive Substanzen
Allicin
Diallyl-Disulfid (geruchsintensiv)
Ajoen
weitere Schwefelverbindungen, wie Mercaptan
Adenosin

Essentielle Nährstoffe
Vitamin B_1
Selen

Heilwirkungen

Knoblauch bekämpft Bakterien, Viren und Pilze

Allicin hat eine erstaunliche antibiotische Aktivität: Noch in Verdünnung von 1 : 85 000 bis 1 : 125 000 kann es das Wachstum von Bakterien vollständig hemmen. Roher Knoblauch macht besonders Darmbakterien wie Salmonellen und E. coli den Garaus, die häufig Durchfallerkrankungen verursachen. Die normale Darmflora wird dabei erstaunlicherweise nicht angegriffen.

> **Gesundheitstip**
> Auf Fernreisen viel Knoblauch essen – das ist die beste Vorbeugung gegen Darminfektionen.

Noch eine gute Nachricht vom Knoblauch: Im Gegensatz zu chemischen Antibiotika verursachen die bioaktiven Stoffe im Knoblauch keine Resistenzbildung der Keime, sie wirken sogar gegen Keime, die gegen chemische Antibiotika bereits resistent sind. Auch die schnupfenauslösenden Rhinoviren sind sehr empfindlich gegen Knoblauch. Also: Bei der nächsten Grippewelle kräftig «gegenanstinken»!

> **Gesundheitstip**
> Durch Einlegen in Essig wird die Antibiotika-Wirkung noch gesteigert, bei langem und starkem Kochen verringert sie sich jedoch deutlich!

Auch gegen Hefen und Pilze ist Knoblauch wirksam: Wachstum und Atmung dieser Mikroorganismen werden durch Knoblauch gehemmt.

Gesundheitstip

Bei Vaginal-Infektionen mit Candida (Hefepilz) hilft oft ein «Knoblauch-Tampon»:
Durch eine leicht angeritzte Knoblauchzehe einen Faden mit Knoten ziehen und wie einen Tampon in die Vagina einführen.

Knoblauch stärkt Herz und Kreislauf

Eigentlich müßten die Arzneimittelforscher neiderfüllt auf die kleine weiße Knolle blicken, gelingt ihr doch, worum sie sich bis jetzt vergeblich bemühen: einen Rundumschutz für Herz und Gefäße zu liefern. Und das alles ohne Risiken und Nebenwirkungen! Allicin senkt den Cholesterin- und Lipidgehalt des Blutes, und es verhindert die Oxidation von LDL-Cholesterin und damit die Entstehung der plaquebildenden Schaumzellen, die sich an den Arterienwänden ablagern. So schützt es doppelt vor Arteriosklerose und damit auch vor den Folgeschäden wie Herzinfarkt und Schlaganfall.

Freie und elastische Gefäße sind auch die beste Voraussetzung für normalen Blutdruck.

Dazu kommt noch ein weiterer Pluspunkt des Knoblauchs: Die Inhaltsstoffe Ajoen und Adenosin verhindern sehr wirkungsvoll das Zusammenballen der Blutplättchen und damit die Bildung von Blutgerinnseln – sie können sogar schon gebildete Gerinnsel wieder auflösen! Diese Wirkung ist aus der Erfahrungsheilkunde schon lange bekannt. So fütterten französische Bauern ihre Pferde mit Knoblauch und Zwiebeln, um Gerinnsel in den Beinen aufzulösen, und in Rußland schwört man auf in Wodka eingelegten Knoblauch als Blutverdünner! Der antithrombotisch wirkende Inhaltsstoff Ajoen wird jedoch nur in frischem Knoblauch gefunden, nicht in Pulver oder Knoblauchsalz.

Ein bis zwei Knoblauchzehen täglich:

- senken Cholesterin,
- lösen Blutgerinnsel,
- senken Blutdruck,
- verhindern Arterienverkalkung,
- und – verbreiten etwas südliche Stimmung!

Ein Hinweis für Menschen mit Magen-Darm-Geschwüren und unter Marcumar®-Behandlung: Da Knoblauch die Gerinnungsneigung des Blutes herabsetzt, sollten Sie mit Ihrem Arzt sprechen, bevor Sie viel Knoblauch essen.

Knoblauch hemmt die Krebsentstehung

Knoblauch scheint nach allen bisherigen Untersuchungen eine wirkungsvolle Waffe im Kampf gegen den Krebs zu sein. Die Hauptwirkungsgebiete sind dabei Krebsformen des Verdauungstraktes sowie Brustkrebs. Um die Schutzwirkung voll zu entfalten, sollte man möglichst regelmäßig Knoblauch essen, da die Sulfide besser wirken, wenn sie schon vor dem Kanzerogen im Körper sind. Menschen, die viel Knoblauch essen, haben weniger Nitrit und nitratreduzierende Bakterien im Magen als andere. Da aus Nitrat Nitrit entsteht und aus diesem das krebsauslösende Nitrosamin, wird durch Knoblauch ein Tumorförderer reduziert.

Knoblauch stärkt das Immunsystem

Knoblauch rüstet die Immunabwehr auf: T-Lymphozyten*. Freßzellen und Natürliche Killerzellen* können sich verstärkt auf Bakterien, Viren und Tumorzellen stürzen.

Knoblauch als Entzündungshemmer

In Laborversuchen haben Forscher jetzt nachgewiesen, daß die Sulfide im Knoblauch die Bildung von Entzündungsstoffen (Prostaglandine * und Leukotriene *) hemmen. In einem Versuch mit Ratten erreichten Forscher mit einem Knoblauchextrakt, daß sich die Schwellung von arthritischen Gelenken besserte.

Für die letzten Zweifler und Knoblauchmuffel:

Bei vielen Untersuchungen über Knoblauch bemerkten Forscher eine «Nebenwirkung»: Die Versuchspersonen erlebten oft, daß ihre Stimmung besser wurde, sie fühlten sich wohler, ausgeglichener und leistungsfähiger. Vielleicht war es diese wohlige Zufriedenheit nach einem Knoblauchessen, die der aus dem Nördlichen Ried stammende Professor Leonhard Fuchs 1543 in seinem «New Kreuterbuch» meinte: «*Der Knoblauch macht neygung zum schlaff und lust zu den Ehlichen wercken.*» Ob das ein neues Forschungsgebiet sein könnte?

Verarbeitung und Lagerung

Durch Zerquetschen von Knoblauch wird mehr Allicin gebildet als durch Hacken.

Beim Dünsten und in Verbindung mit etwas Säure (zum Beispiel mit Tomaten) bildet sich mehr Ajoen.

Der Knoblauchgeruch läßt sich sehr gut mit Chlorophyll binden, deshalb möglichst «Grünes» zu Knoblauch essen, also Salat, Mangold, Petersilie oder Spinat.

Knoblauchzwiebeln halten sich an einem trockenen, kühlen und luftigen Ort wochenlang.

Zum Ausprobieren:

Knoblauch mit Huhn

4 Hähnchenkeulen

3 Knoblauchzwiebeln (etwa 30 bis 40 Zehen)

2 bis 3 Stangen Staudensellerie

6 EL Olivenöl

1 Bund Petersilie

etwas Oregano

1 ungespritzte Zitrone

$\frac{1}{2}$ Tasse Wein

etwas Tabascosauce oder Cayennepfeffer

Salz, Pfeffer

Die Hähnchenteile in einen gefetteten Bräter legen, mit dem in 2 cm lange Stücke geschnittenen Staudensellerie und den ungeschälten Knoblauchzehen bedecken. Die Zitronenschale dünn abschneiden, in feine Streifen schneiden und über die Hähnchen streuen.

Zitronensaft mit Wein, Öl, Kräutern und Gewürzen vermischen und darübergießen. Bräter abdecken, 40 Minuten bei 175 Grad auf mittlerer Schiene braten. Dann noch 15 bis 20 Minuten ohne Deckel bei 225 Grad bräunen.

Einkauf

Knoblauch ist ganzjährig zu erhalten, frische Ernte gibt es ab Juni.

Jan	Feb	Mär	Apr	Mai	Juni	Juli	Aug	Sept	Okt	Nov	Dez
					+	+	++	++	+		

Kohlgemüse – voller verkannter Talente

Noch vor 50 Jahren handelten wir uns den Namen «krauts» ein. Durch alle Treppenhäuser waberte der strenge Geruch stundenlang breiweich gekochten Kohls – kein Wunder, daß die Erinnerung an diese ärmlichen Zeiten auch im Kochtopf getilgt werden sollte. Jedenfalls würde jetzt wohl niemand mehr auf die Idee kommen, aus unserem Kohlverzehr von 13 kg pro Jahr und Person einen Spitznamen abzuleiten.

Nun entdecken die Mediziner und Ernährungswissenschaftler uraltes Wissen um die Heilkräfte des Kohls wieder neu. Und noch viel mehr. Kohl – von Weiß-, Rot- und Blumenkohl bis zu Rosenkohl und Wirsing – ist mit seinen bioaktiven Substanzen zum «shooting star» der Krebsforscher geworden. Diesen Trend scheinen die Köche vorausgeahnt zu haben. Jedenfalls ist die Zeit der langweiligen Kohlgerichte schon lange vorbei.

Steckbrief Kohlgemüse

Bioaktive Substanzen
Glucosinolate (Isothiocyanate, Indole, Thiocyanate)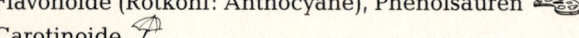
Flavonoide (Rotkohl: Anthocyane), Phenolsäuren
Carotinoide
Sulfide
Chlorophyll
Ballaststoffe

Essentielle Nährstoffe
Vitamin C (Brokkoli, Grünkohl, Blumenkohl)
Vitamin E
Kalium
Folsäure

Heilwirkungen

Kohl heilt Magengeschwüre

Eine alte Anwendung der Volksheilkunde ist jetzt auch wissenschaftlich abgesichert: Weißkohl hat einen günstigen Einfluß auf Magengeschwüre. Dafür wird zum einen die Substanz mit dem zungenbrecherischen Namen *Methylmethioninsulfonium* (ein Abkömmling des Eiweißes Methionin) verantwortlich gemacht, die schützend auf die Magenschleimhaut einwirkt. Zum anderen wirken die *Glucosinolate* und *Sulfide* antibakteriell – und gehen dadurch dem Bakterium Helicobacter pylori an den Kragen, das der «Hauptschuldige» für viele Magengeschwüre ist.

Gesundheitstip
Bei Magengeschwüren täglich über den Tag verteilt einen Liter rohen Weißkohlsaft trinken. Nach zwei bis drei Wochen sollten die Geschwüre abheilen. Wenn nach zu viel Kohl der Darm revoltiert: gegen Blähungen hilft Fenchel- oder Kümmeltee.

Kohl als Anti-Krebs-Gemüse

Immer mehr Forschungen bestätigen: Kohl hat eine stark hemmende Wirkung auf die Entstehung von Tumorzellen. Die Spaltprodukte der *Glucosinolate* – die Isothiocyanate, Thiocyanate und Indole – verhindern in Tierexperimenten die Ausbildung mehrerer Krebsarten, darunter Magen-, Lungen- und Brustkrebs. Indol, das in großer Menge in Rosenkohl und Blumenkohl vorkommt, schützt besonders vor hormonabhängigem Brust- und Gebärmutterkrebs.

Doch das ist noch nicht alles. Einen Schutz vor Tumorerkrankungen bieten auch die anderen Inhaltsstoffe im Kohl: die *Ballaststoffe*, *Sulfide*, *Phenolsäuren* und *Flavonoide* sowie die

Vitamine C und *E* als Antioxidantien. In grünem Kohl wie Wirsing und Rosenkohl sind auch noch *Chlorophyll* und *Carotinoide (Lutein)* an der Anti-Krebs-Wirkung beteiligt.

Kein Wunder, daß angesichts dieser bioaktiven Power das National Cancer Institute der USA Kohlgemüse als Vorbeugung gegen Krebserkrankungen empfiehlt.

Kohl senkt Cholesterin

Alle Kohlarten sind reich an *Ballaststoffen*, unlöslichen sowie löslichen, und können dadurch Cholesterin binden und ausscheiden. Die unlöslichen Ballaststoffe helfen durch Füllung des Darms bei Verdauungsbeschwerden.

Verarbeitung und Lagerung

Viele der bioaktiven Stoffe in Kohlgemüse sind hitzeempfindlich. Schon zehn Minuten Kochen zerstört bis zur Hälfte der Glucosinolate. Außerdem entstehen Indolverbindungen, die weniger wirkungsvoll sind als die ursprünglichen. Auch die Vitamine C und E sind empfindlich gegenüber Hitze und Sauerstoff. Deshalb: Kohl höchstens 15 Minuten kochen – weich gekochter Kohl ist «out». Oft Rohkostsalat mit Weißkohl und anderen Kohlarten essen. Auch Kohlrabi gehört zur «Kohlfamilie» und läßt sich gut roh knabbern! Rotkohl behält seine rote Farbe, wenn man ihn mit Zitrone oder Essig kocht.

Alle Kohlgemüse reichern Nitrat an. Deshalb ist es besser, beim Biobauern zu kaufen und die äußeren Blätter, in denen sich Nitrat anreichert, wegzuwerfen.

Zum Ausprobieren:

Rotkohl-Rohkost

400 g Rotkohl

3 Orangen

2 EL Zitronensaft, Sherry oder Balsamessig

3 EL Öl, am besten Nußöl

2 TL Ingwersirup oder Ingwermarmelade

$\frac{1}{2}$ bis 1 TL fein gehackter eingelegter Ingwer

30 g gehackte Walnußkerne

Salz

Den Rotkohl sehr fein hobeln. Aus Essig, Öl, Ingwersirup und Salz eine Marinade herstellen, gut verquirlen und über den gehobelten Rotkohl geben. Orangen teilen, in Streifen schneiden und unter den Rotkohl geben. Zum Schluß den fein gehackten Ingwer und die Walnüsse dazugeben.

Einkauf

Die meisten Kohlarten sind Herbst- und Wintergemüse. Früher – vor der Invasion der Südfrüchte – waren die Kohlgemüse die Hauptlieferanten für Vitamin C im Winter: Weißkohl und Blumenkohl enthalten soviel Vitamin C wie Apfelsinen; Rosenkohl sogar doppelt soviel.

Blumenkohl

Jan	Feb	Mär	Apr	Mai	Juni	Juli	Aug	Sept	Okt	Nov	Dez
+	+	++	++	+	+	++	++	++	++	+	+

Grünkohl

Jan	Feb	Mär	Apr	Mai	Juni	Juli	Aug	Sept	Okt	Nov	Dez
++	++									+	++

Kohlrabi

Jan	Feb	Mär	Apr	Mai	Juni	Juli	Aug	Sept	Okt	Nov	Dez
		+	+	+	++	++	+	+	++	+	

Rosenkohl

Jan	Feb	Mär	Apr	Mai	Juni	Juli	Aug	Sept	Okt	Nov	Dez
++	++	+	+								

Weißkohl

Jan	Feb	Mär	Apr	Mai	Juni	Juli	Aug	Sept	Okt	Nov	Dez
+	++	++	++	+	+	+	+	+	+	++	++

Wirsing

Jan	Feb	Mär	Apr	Mai	Juni	Juli	Aug	Sept	Okt	Nov	Dez
++	++	++	++	++	+	+	+	+	++	++	++

Kürbis – sonnengelbe, pralle Gesundheit

Wußten Sie, daß Kürbis eine der ältesten Kulturpflanzen der Erde ist? Allerdings nicht in der «Alten Welt», sondern in Amerika, wo archäologische Funde von gezüchteten Kürbiskernen in Mexiko zeigen, daß ihn die Indianer schon zwischen 9000 und 4000 v. Chr. anbauten. Da war von Bohne und Mais, den anderen beiden Grundnahrungsmitteln der Indianer, noch lange keine Rede. Das amerikanische Wort «squash» für weichschalige Kürbisse stammt aus der Narragansett-Sprache und bedeutet «das grüne Ding, das man roh ißt».

Das muß man zum Glück nicht unbedingt tun, im Gegenteil, die Vielfalt an Kürbissen hat auch eine Menge an Rezepten für diese köstlichen Früchte hervorgebracht – man muß es nicht mit Süßsauer-Einlegen bewenden lassen. So können aus Kürbissen leckere Suppen, Desserts, Plätzchen und Aufläufe gezaubert werden, ganz zu schweigen von gerösteten und gesalzenen Kernen und dem dunkelgrünen Kürbiskernöl, einer österreichischen Spezialität für Wintersalate und kaltes Rindfleisch.

Übrigens: Auch Zucchini gehören zu den Kürbissen!

Steckbrief Kürbis

Bioaktive Substanzen
Carotinoide (α- und β-Carotin)
Phytosterine (Sitosterin)

Essentielle Nährstoffe
Vitamin C
Mineralien (Kalium und Zink)

Heilwirkungen

Kürbis als Radikalefänger

Kürbis steht mit Karotten, Grünkohl und Spinat an der Spitze der carotinoidreichen Lebensmittel. Schon seine leuchtend orangegelbe Farbe ist ein wichtiges Indiz für den hohen Gehalt an *Carotinoiden*: Mit 100 g Kürbis ist der Tagesbedarf, den das National Cancer Institute der USA empfiehlt, bereits erreicht.

Die Carotinoide im Kürbis sind wichtige Antioxidantien, die der Radikalbildung im Körper entgegenwirken. Sie schützen damit vor den Folgeschäden Arteriosklerose, grauer Star und Krebs, Herzinfarkt und Schlaganfall, die durch Radikale ausgelöst werden können. Die Schutzwirkung vor Lungenkrebs ist ganz besonders hoch, gefolgt von Gebärmutterkrebs und Tumoren des Verdauungstraktes.

Kürbis stärkt die Abwehr

Außerdem regen Carotinoide das Immunsystem an, vermehrt Abwehrzellen zu bilden, und unterstützen damit den Körper in seinem Kampf gegen Viren, Bakterien und Krebszellen. Auch das Mineral *Zink* sowie *Vitamin C* kurbeln das Abwehrsystem an.

Kürbis senkt Cholesterin

Kürbiskerne enthalten *Phytosterine*, unter ihnen als bekanntestes das Sitosterin. Das wirkt einem erhöhten Cholesterinspiegel entgegen, weil es das körpereigene Cholesterin bindet und somit unschädlich macht. Zum anderen ist es ein bewährtes Heilmittel bei Prostatabeschwerden.

Verarbeitung und Lagerung

Die Haupt-Carotinoide im Kürbis sind α- und β-Carotin, denen
Erhitzen nicht so viel ausmacht. Sie dürfen Kürbis also ohne
großen Wirkstoffverlust kochen. Wenn Sie das Kochwasser
mitbenutzen – um so besser.

Kürbisse lassen sich sehr leicht anbauen, und das Erfolgs-
erlebnis ist groß, kann doch mit der Suppe aus einem Riesen-
kürbis leicht eine Party bestritten werden.

Zum Ausprobieren:
Würziges Kürbiskraut

Etwa 1,5 kg Kürbisfleisch
4 Eßlöffel Butter
2 Schalotten, fein gehackt
eine kleine, getrocknete Chilischote, zerdrückt
Salz und frisch gemahlener Pfeffer nach Geschmack
Den Kürbis schälen, halbieren, Kerne entfernen und möglichst grob raffeln. In einem großen Topf bei mittlerer Hitze
die Butter zerlassen. Kürbis, Schalotten und die Chilis dazugeben und unter ständigem Rühren sieben bis zehn Minuten kochen, bis der Kürbis weich, aber nicht matschig ist.
Mit Salz und Pfeffer abschmecken und sofort als Beilage
servieren.

Einkauf

Kürbis

Jan	Feb	Mär	Apr	Mai	Juni	Juli	Aug	Sept	Okt	Nov	Dez
						+	++	++	++	++	+

Zucchini

Jan	Feb	Mär	Apr	Mai	Juni	Juli	Aug	Sept	Okt	Nov	Dez
				+	+	++	++	++	++	++	+

Leinsamen – klein, aber oho

Unscheinbar sehen sie aus, diese kleinen, dunkelbraun glänzenden Körnchen – aber sie haben es in sich. Lein ist eine der ältesten Kulturpflanzen: Schon vor 8000 bis 10 000 Jahren bauten die Sumerer diese hübsche, hellblau blühende Pflanze an, um Leinöl und -fasern zu gewinnen, und im 16. Jahrhundert war die Leinverarbeitung (Leinenweberei und Ölpresserei) in Deutschland der führende Industriezweig.

Das Öl des Leinsamens hat eine außergewöhnliche Eigenschaft: Wegen seines hohen Anteils an mehrfach ungesättigter Linolensäure trocknet es, auf Holz gestrichen, sehr schnell aus und bildet eine Firnisschicht. Ideal also als Grundlage für Farben und Lacke.

Doch in den kleinen Körnchen steckt auch ein riesiges Gesundheitspotential: Sie enthalten von allen Samen und Nüssen am meisten Vitamin E, einen hohen Anteil Ballaststoffe, herzschützende Omega-3-Fettsäure, Phytosterine und Flavonoide – und halten den einsamen Phytoöstrogen-Rekord.

Steckbrief Leinsamen

Bioaktive Substanzen
Phytoöstrogene (Lignan)
Ballaststoffe
Phytosterine
Flavonoide

Essentielle Nährstoffe
Omega-3-Fettsäure
Vitamin E

Heilwirkungen

Leinsamen beugt hormonabhängigen Krebsarten vor

Lignan ist ein *Phytoöstrogen*, das statt des richtigen Östrogens an die Östrogenrezeptoren binden und damit die Wirkung dieses Hormons reduzieren kann. Da Brust-, Gebärmutterschleimhaut- und Prostatatumoren leichter entstehen können, wenn viel Östrogen im Körper zirkuliert, leistet Lignan einen wichtigen Beitrag zur Vorbeugung. Schon zehn Gramm Leinsamen täglich führen zu einer Lignankonzentration im Blut, bei der die Östrogenaktivität gedrosselt wird.

Auch gegen Darmkrebs kann Leinsamen vorbeugen: Er enthält sehr viele Ballaststoffe, die Kanzerogene binden und schneller aus dem Körper heraustransportieren.

Leinsamen als Hilfe bei Wechseljahresbeschwerden

Vor den Wechseljahren, wenn noch viel Östrogen im Blut ist, wirken die *Phytoöstrogene* mit ihrer schwachen Östrogen-Wirkung als Anti-Östrogene – nach der Menopause jedoch, wenn kein körpereigenes Östrogen mehr vorhanden ist, kommt diese schwache Hormonwirkung zum Tragen: Sie helfen gegen Wechseljahresbeschwerden wie Schweißausbrüche, Hitzewallungen und depressive Verstimmungen.

Leinsamen als Schutz vor Oxidationsschäden

Leinsamen enthält viel *Vitamin E*, das als wichtiges Antioxidans vor freien Radikalen und Singulett-Sauerstoff * schützen kann. Damit trägt häufiges Essen von Leinsamen zum Schutz vor

- Arteriosklerose,
- Bluthochdruck,
- Herzinfarkt,
- Schlaganfall
- und grauem Star bei.

Als Herzschutz sind auch die *Flavonoide* wirksam, die ebenfalls freie Radikale unschädlich machen, sowie in Leinöl vorhandene *Omega-3-Fettsäure*. Leinöl enthält etwa fünf Prozent dieser gesunden Fettsäure, die sonst hauptsächlich in Meeresfischen vorkommt. Sie ist ein Gegenspieler der normalen Omega-6-Fettsäuren in Keimölen und tierischen Fetten. Omega-3-Fettsäure, die Eicosapentaensäure, wird im Körper zu Stoffen umgebaut, die der Blutplättchenverklumpung und damit der Gerinnselbildung entgegenwirken.

Gesundheitstip
Öfter mal das sehr gesunde Leinöl für Salate benutzen. Es enthält 57 Prozent der herzschützenden Omega-3-Säure.

Leinsamen als Verdauungshilfe
Leinsamen kann sowohl durch sein *Öl* als auch durch den hohen *Ballaststoffanteil* verdauungsfördernd wirken.

Gesundheitstip
Bei chronischer Verstopfung morgens und abends je zwei Eßlöffel grob gemahlenen Leinsamen in Müsli, Joghurt oder Saft einrühren.

Leinsamen für einen gesunden Cholesterinspiegel
Sowohl die *Ballaststoffe* als auch die *Phytosterine* im Leinsamen helfen, Cholesterin zu binden und damit den Cholesteringehalt des Blutes niedrig zu halten.

Verarbeitung und Lagerung

Leinsamen sollte immer frisch gemahlen werden, weil die mehrfach ungesättigte Linolensäure an der Luft leicht oxidiert, also ranzig wird. Aus dem gleichen Grund ist Leinöl nicht lange haltbar. Es sollte nur in kleinen Portionen gekauft und im Kühlschrank in dunklen Flaschen aufbewahrt werden.

Einkauf

Leinsamen gibt es das ganze Jahr in Reformhäusern, in Bioläden, in der Reformabteilung von Kaufhäusern und in Apotheken. Auf Verfalldatum achten und nur ungeschrotete Leinsamen kaufen und zu Hause selber mahlen (Kaffeemühle).

Melone – erfrischende Herznahrung

Melonen gehörten neben Knoblauch, Zwiebel und Gurken zu den Lebensmitteln, denen die Hebräer bittere Tränen nachweinten, als sie aus Ägypten vertrieben wurden. Das ist nicht nur vom kulinarischen Standpunkt aus zu verstehen. Die herrlich erfrischenden und süßen Früchte, die mit Gurke und Zucchini zur Familie der Gurkengewächse gehören, schmekken nicht nur köstlich, sie enthalten auch wichtige bioaktive Substanzen und Vitamine. Besonders viele der wertvollen Heilstoffe sind in der Honigmelone und der Kantalup-Melone enthalten, in der Wassermelone ist der «Verdünnungseffekt» stärker.

Steckbrief Melone

Bioaktive Substanzen
Betacarotin
Lykopin (in der Wassermelone)
Adenosin
Ballaststoffe
Sitosterine

Essentielle Nährstoffe
Vitamin C
Kalium

Heilwirkungen

Melonen als Herzschutz

Honigmelonen tun dem Herzen auf dreierlei Weise Gutes: Der hohe Gehalt an Antioxidantien (*Betacarotin* und *Vitamin C*) hilft, Oxidationsschäden und Cholesterinablagerungen an den Herzkranzgefäßen zu vermeiden. Der hohe *Kalium*-Gehalt trägt zu einem niedrigen Blutdruck bei und ist wichtig für eine gut funktionierende Reizleitung des Herzens. Der antithrombotische Stoff *Adenosin* schließlich hemmt die Blutgerinnung und erweitert die Koronargefäße, und schützt dadurch vor Thrombosen und Herzinfarkt.

Ballaststoffe und das in allen Kürbisgewächsen vorhandene Sitosterin (ein Phytosterin) helfen mit, den Cholesterinspiegel zu normalisieren.

Melonen als Krebsprophylaxe

Melonen enthalten starke, krebshemmende Bioaktivstoffe: die Carotinoide *Betacarotin* und *Lykopin* (Wassermelone). Die Experten des National Cancer Institute, des nationalen Krebsforschungsinstituts der USA, empfehlen, regelmäßig Melonen zu essen, um genügend Radikalenfänger im Blut zu haben und sich so vor Krebs zu schützen.

Der recht hohe *Vitamin-C*-Gehalt trägt zur Stärkung des Immunsystems bei und unterstützt die Aufräumarbeit der Freßzellen. So ist Melone auch ein geeignetes Lebensmittel bei Infektionen: erfrischend, mit wenig Kalorien und viel Vitamin C.

> **Gesundheitstip**
> Die Kerne von Honigmelonen enthalten viel Phytosterin. Man kann sie zur Senkung des Cholesterinspiegels wie Kürbiskerne kauen.

Verarbeitung und Lagerung

Reife Melonen haben festes, aber nicht hartes Fleisch und einen frischen, fruchtigen Geruch am Blütenansatz. Melonen muß man mit der Nase einkaufen! Sie sollten nicht zu weich sein, dann sind sie matschig und überlagert. Im Kühlschrank halten sie einige Tage.

Zum Ausprobieren:
Melonensalat mit Käse

Eine feste, etwa 750 g schwere Honigmelone
250 g grüne und blaue Weintrauben
20 g gehackte Walnußkerne
100 g Hartkäse.
Für die Marinade: ⅛ l süße Sahne
Saft einer Orange
1 TL fein gehackter kandierter Ingwer
½ TL grüner Pfeffer, grob gemahlen
Salz
Zitronenmelisse zum Garnieren.
Melonenfleisch in etwa einen halben Zentimeter dicke Stücke schneiden, Trauben und gehackte Nüsse untermischen, Käse in Streifen schneiden und zur Seite stellen. Für die Marinade die Sahne fast steif schlagen, vorsichtig den Orangensaft und die Gewürze unterheben und über den Salat gießen. Die Käsestreifen erst ganz zum Schluß dazugeben, da das starke Käsearoma sonst die zarte Marinade übertönt.

Einkauf

Honigmelonen

Jan	Feb	Mär	Apr	Mai	Juni	Juli	Aug	Sept	Okt	Nov	Dez
					++	++	++	++	++		

Wassermelonen

Jan	Feb	Mär	Apr	Mai	Juni	Juli	Aug	Sept	Okt	Nov	Dez
				++	++	++	++	++	++		

Möhre – heilsamer «Honig der Erde»

Sie kennen die Möhre als Gemüse? Andere Völker sehen in ihr in erster Linie eine Süßspeise. So zum Beispiel die Iren, die ihre Karotten als «Honig der Erde» bezeichnen, oder die Hindus, die eine Form von Karotten-Halva mit Blattsilber verschönern. Und die Schweizer, deren Rüblitorte mit Marzipankarotten verziert wird. Das war bestimmt vor 300 Jahren noch nicht üblich: Damals sah die Möhre nämlich noch nicht so hübsch appetitlich und dekorativ aus, sondern war statt gelbrot dunkelrot bis schwarz. Erst holländische Gemüsebauern gaben ihr im 17. Jahrhundert die Farbe, die wir jetzt kennen. Daß man die Aufhellung noch weiter treiben kann, haben dann amerikanische Züchter bewiesen: Ihre weiß-gelblichen Karotten haben nur noch die Form mit unserer schönen roten Möhre gemein.

Steckbrief Möhre

Bioaktive Substanzen
Carotinoide (Betacarotin)
Ballaststoffe (Pektin)
Phenolsäuren

Essentielle Nährstoffe
Vitamin A
Kalium

Heilwirkungen

Die Karotte hält den einsamen Betacarotin-Rekord. 100 g enthalten über 11 mg dieses Oxidationsschutzmittels, soviel
«schafft» kein anderes Gemüse. Und entsprechend beein-
druckend sind ihre gesundheitlichen Wirkungen:

Möhren halten die Arterien frei

Betacarotin verhindert die Oxidation von LDL-Cholesterin
und damit die Bildung von Cholesterinablagerungen an den
Arterienwänden. So helfen einige Möhren täglich, Arteriosklerose mit ihren schlimmen Folgeschäden wie Herzinfarkt
und Schlaganfall vorzubeugen.

Möhren als Krebsbremse

Betacarotin schützt die Zellkerne vor den gefährlichen Angriffen von Radikalen und Singulett-Sauerstoff, die durch die Veränderung der Erbsubstanz DNS Tumore auslösen können. In
vielen Studien ist mittlerweile erwiesen, daß betacarotinrei-
ches Gemüse vor allem das Lungenkrebsrisiko stark senken
kann.

Gesundheitstip

Das National Cancer Institute der USA empfiehlt drei
Karotten täglich zur Krebsprophylaxe – gedünstet und
mit ein klein wenig Fett.

Möhren zur Cholesterinsenkung

Mit ihrem hohen Gehalt an löslichen Ballaststoffen sind Möhren ein ideales Mittel, um einen zu hohen Cholesterinspiegel
zu normalisieren. Bereits ein bis zwei Karotten täglich können
das Cholesterin um 10 bis 20 Prozent senken, und – was dazu-
kommt – das «gute» HDL-Cholesterin steigt.

Möhren für die Augen

Betacarotin ist auf zweifache Weise wichtig für die Sehkraft. Zum einen entsteht aus zwei Molekülen Betacarotin ein Molekül Vitamin A, das sehr wichtig für die Bildung des Sehpurpurs und damit für das Farbensehen ist. Ohne ausreichenden Sehpurpur können wir in der Dämmerung nicht mehr gut sehen («Nachtblindheit»). Zum anderen schützt Betacarotin vor grauem Star, der durch den Angriff von freien Radikalen an der Hornhaut entsteht.

Möhren stärken die Immunabwehr

Einige Karotten täglich stärken die Aktivität des Immunsystems. Das macht fit für die Abwehr von Erkältungen und schwereren Infektionskrankheiten.

Gesundheitstip
Beim Skiurlaub im Hochgebirge und bei langen Flügen viel betacarotinhaltiges Gemüse wie Möhren essen. Durch die intensive UV-Strahlung bilden sich viele freie Radikale, die den Carotinoid-Vorrat schnell aufbrauchen. Dann sind keine Carotinoide mehr übrig, um den Immunschutz aufzubauen – häufig erkältet man sich deshalb gerade nach einer Urlaubsreise.

Möhren als Wurmkur

Möhren können bei kleinen Kindern Madenwürmer vertreiben. Dazu dem Kind ein oder zwei Tage lang nichts weiter als fein geraspelte Möhren zu essen geben.

Möhren regulieren die Verdauung

Mit ihrem hohen Ballaststoffgehalt sind Karotten gut geeignet, um bei Verdauungsproblemen Erleichterung zu schaffen. Bei Säuglingen und Kleinkindern hilft der hohe Pektingehalt von feingeraspelten Möhren auch gegen Durchfall – die Pektine binden mögliche Giftstoffe.

Gesundheitstip

In rohen Möhren wirken nur die Ballaststoffe. Betacarotin ist in der Zelle gut verpackt und kann nur durch Wärme freigesetzt werden. Also: Möhren immer leicht «al dente» dünsten und mit etwas Fett verarbeiten, damit das Betacarotin besser resorbiert werden kann. Natürlich sind auch rohe Möhren sehr gesund – nur vom Betacarotin wird dann praktisch nichts aufgenommen.

Verarbeitung und Lagerung

Wenn irgend möglich, Möhren nur gründlich waschen und nicht schälen. In der Außenschicht stecken 85 Prozent der wertvollen Phenolsäuren, die die antioxidativen und krebshemmenden Wirkungen der Carotinoide unterstützen. Junge Frühlingsmöhrchen können sowieso ungeschält gegessen werden.

Zum Ausprobieren:

Möhrentorte

500 g Möhren
200 g Kokosraspeln
100 g gemahlene Haselnüsse
75 g Weizenvollkornmehl
2 TL Backpulver
125 g Zucker oder Honig
6 große Eier
eine unbehandelte Zitrone
etwas Zimt

Möhren putzen, grob raffeln. Eigelb und Eiweiß trennen. Eigelb mit dem Zucker und Zitronensaft schaumig schlagen. Geraffelte Möhren, Kokosraspeln, Mehl, Backpulver, gemahlene Haselnüsse, Zimt, etwas geriebene Zitronenschale unter die Eigelb-Zucker-Masse rühren. Eiweiß sehr steif schlagen und unter die Teigmasse heben. Bei 175 Grad 50 bis 60 Minuten backen.

Einkauf

Jan	Feb	Mär	Apr	Mai	Juni	Juli	Aug	Sept	Okt	Nov	Dez
++	++	++	+	+	+	++	++	++	++	++	++

Paprika – mit Power gegen freie Radikale

Beim Gemüsepaprika haben wir der Natur ganz schön ins Handwerk gepfuscht: Aus kleinen scharfen, mit Capsaicin bewehrten Schoten wurden im Laufe der Jahrhunderte große, süßlich-saftige Gemüse, die nur noch die Farbe und die Form mit ihrer wehrhaften Verwandten, der Chilischote, gemeinsam haben. Etwas völlig anderes ist entstanden. Nicht mehr der Scharfstoff Capsaicin steht im Mittelpunkt der Wirkung, sondern antioxidative Vitamine und Carotinoide – und von beidem strotzt der Gemüsepaprika.

Sie denken, Orangen und Zitronen haben viel Vitamin C? Weit gefehlt, Paprika hat dreimal soviel. Und Carotinoide? Kein Problem, Paprika kann auf den ersten Plätzen mithalten. Vom dritten antioxidativen Vitamin, dem Vitamin E, enthält Paprika soviel wie Avocado, eine Frucht, die als sehr reich an Vitamin E gilt.

Kein Wunder also, daß Paprikaschoten freien Radikalen im Körper den Kampf ansagen können!

Steckbrief Paprika

Bioaktive Substanzen
Carotinoide (Betacarotin, Lycopin)
Flavonoide

Essentielle Nährstoffe
Vitamin C
Vitamin E

Heilwirkungen

Paprika als Antioxidantienpaket

Schon die Farben von Paprikaschoten weisen den Weg zu ihrer Wirkung: Die gelben und roten Carotinoide unterstützen den Körper in seinem Kampf gegen zerstörerische freie Radikale, die durch UV-Strahlung, Rauchen, viele Umwelteinflüsse und durch Reaktionen mit Sauerstoff entstehen. Diese geballte Antioxidantien-Power beugt Arterienverkalkung, Herzinfarkt, Schlaganfall, Bluthochdruck und grauem Star vor.

Außerdem halten Antioxidantien Krebszellen in Schach: Sie schützen die Zellen vor freien Radikalen und spornen das Immunsystem zu Höchstleistungen an. So werden vermehrt natürliche Killerzellen und T-Helfer*-Zellen gebildet, und das Wachstum der B- und T-Lymphozyten*, wichtiger Abwehrzellen, wird gefördert.

Das kommt auch der Abwehr von Bakterien und Viren zugute, und so sollte gerade im Winter Paprikagemüse sehr oft auf den Tisch kommen. Am besten als Rohkostsalat, um die wertvollen Radikalfänger alle zu erhalten.

Verarbeitung und Lagerung

Die beste Jahreszeit für frischen Paprika ist Sommer und Spätherbst. Er sollte prall und glänzend aussehen, dann sind noch alle bioaktiven Stoffe erhalten. Die fettlöslichen Vitamine werden besser resorbiert, wenn etwas Fett (Butter oder Öl) dazugegeben wird.

Grüner Paprika verliert nicht so leicht sein Vitamin C wie gelber oder roter – deshalb kann man grünen Paprika ohne große Vitamin-C-Verluste zwei Wochen im Gemüsefach des Kühlschranks aufbewahren.

Zum Ausprobieren:

Peperoni arrostiti

Je 2 große rote und gelbe Paprikaschoten
1 Bund Petersilie
4 Knoblauchzehen
2 bis 3 Sardellenfilets
Salz
reichlich Olivenöl

Den Backofen auf 225 Grad vorheizen. Die Paprikaschoten längs halbieren, die Stielansätze und die Kerne entfernen. Die Schoten mit der gewölbten Seite nach oben auf den Rost im Backofen legen. Etwa 20 Minuten rösten, bis die Haut dunkel wird. Die Schoten abkühlen lassen, die Haut abziehen und eventuelle Brandspuren abreiben. Die Paprikahälften in Scheiben schneiden und in einer Schüssel schichtweise mit gehackter Petersilie, gehackten Sardellenfilets und Knoblauch bestreuen. Über die letzte Lage Olivenöl gießen, so daß die Schoten bedeckt sind. Sie halten sich, mit Öl bedeckt, im Kühlschrank eine Woche.

Einkauf

Jan	Feb	Mär	Apr	Mai	Juni	Juli	Aug	Sept	Okt	Nov	Dez
					++	++	++	++	++	++	+

Petersilie – viel mehr als nur Garnitur

Noch ein Sträußchen krause Petersilie an den Tellerrand neben das Tomatenviertel – fertig! In den dekorationsversessenen fünfziger und sechziger Jahren, in denen das Petersiliensträußchen am Reisrand so unersetzlich war wie die Maraschino-Kirsche auf dem Wackelpudding, wurde die Petersilie zum schmückenden Beiwerk degradiert – und hat doch viel mehr zu bieten: Vitamine, bioaktive Substanzen und Aromastoffe in Hülle und Fülle! Petersilie sollte nicht nach dem Essen in den Abfall wandern, sondern seine Wirkungen im Körper entfalten.

Steckbrief Petersilie

Bioaktive Substanzen
Betacarotin
Flavonoide (Apiin)
Terpene (Apiol)
Chlorophyll
Ballaststoffe
Furanocumarine

Essentielle Nährstoffe
Vitamin C
Kalium

Heilwirkungen

Petersilie zur Radikalenabwehr

Petersilie ist einsame Spitze, wenn es um die Abwehr von schädlichen freien Radikalen geht: In einer üblichen Portion von einem Eßlöffel gehackter Petersilie befinden sich etwa 33 mg *Vitamin C* und 7 mg *Betacarotin*. Damit ist der empfohlene Tagesbedarf für Betacarotin schon erreicht und der für Vitamin C immerhin fast zur Hälfte. Dieser Löffel Petersilie kann dazu beitragen, Oxidationsschäden wie Arteriosklerose, grauen Star und Krebs zu verhüten.

Weitere Petersilienwirkungen

Petersilie enthält aromatische ätherische Öle, die den Appetit und die Verdauung anregen, sowie das *Flavonoid Apiin*, das leicht entwässernd wirkt. Zusammen mit seinem hohen *Kaliumgehalt* kann Petersilie damit auch zu einer Blutdrucksenkung beitragen. Ein weiterer Inhaltsstoff, das *Apiol*, regt die Tätigkeit der Gebärmuttermuskulatur an. Es kann bei Menstruationsbeschwerden helfen. Schwangere Frauen sollten dieses Inhaltsstoffes wegen allerdings vorsichtig sein mit zuviel Petersilie!

Weitere Inhaltsstoffe sind die *Furanocumarine*. Da diese die Haut empfindlicher für UV-Strahlen machen, sollten Menschen mit heller, sensibler Haut im Sommer nicht übermäßig viel Petersilie essen. *Chlorophyll*, der grüne Farbstoff der Petersilie, bindet neben übermäßigem Knoblauchgeruch auch krebsauslösende Stoffe.

Verarbeitung und Lagerung

Es gibt drei verschiedene Petersiliensorten: glatte, krause und Wurzelpetersilie. Die glatte Petersilie ist aromatischer als die krause, Petersilienwurzel kann als aromatisches Gemüse und wie Sellerie als Suppenwürze gegessen werden. Die Wurzeln enthalten viele Ballaststoffe und Kalium.

Zum Ausprobieren:

Petersilien-Pesto

1 Bund Petersilie

3 Knoblauchzehen, zerdrückt

100 g frisch geriebenen Parmesan

80 ml Olivenöl

Salz und Pfeffer

Alle Bestandteile zusammen in einen Mixer geben und zu einer dicken Soße pürieren.

Einkauf

Petersilie läßt sich auch gut selbst im Blumentopf ziehen.

Jan	Feb	Mär	Apr	Mai	Juni	Juli	Aug	Sept	Okt	Nov	Dez
+	+	+	+	+	+	+	+	+	+	+	+

Rettich – der «Radi» macht Karriere

Die Germanen waren sofort begeistert von dieser neuen Wurzel, die sie von den römischen Soldaten kennenlernten – und ein wenig von dieser Begeisterung ist immer noch in bayrischen Biergärten zu spüren!

In früheren Zeiten wurde der Rettich hauptsächlich als Heilmittel angebaut: So wurden im Mittelalter die Bisse giftiger Tiere mit Rettichschnaps behandelt, die ägyptischen Sklaven beim Pyramidenbau bekamen Rettich gegen Infektionen, und die Volksheilkunde kennt Rettich als Mittel gegen Husten, Gallen- und Verdauungsbeschwerden. All diese Anwendungen sind von der modernen Forschung bestätigt – und noch weitere darüber hinaus gefunden worden. Rettich – dazu gehören alle scharfen Wurzeln der Kreuzblütlergewächse wie die weißen, roten, schwarzen, langen, kurzen oder runden Rettiche, Radieschen, Meerrettich und der teuflisch scharfe japanische grüne Meerrettich, Wasabi, der zu Sushi gegessen wird.

Steckbrief Rettich

Bioaktive Substanzen
Glucosinolate wie Senföle (Isothiocyanate)
und Indole
Bitterstoffe
Phenolsäuren, Flavonoide (darunter Anthocyane
bei farbigen Rettichen)

Essentielle Nährstoffe
Vitamin C

Heilwirkungen

Rettich hilft bei der Verdauung

Eine Hauptwirkung von Rettich ist die Anregung der Gallenbildung und des Gallenflusses. Daran beteiligt sind sowohl die schwefelhaltigen Senföle als auch die Bitterstoffe. Die niedrige Rate von Gallenleiden in Süddeutschland wird auf den häufigen Verzehr von «Radi» zurückgeführt.

Gesundheitstip
Bei Verdauungsbeschwerden mit Verstopfung hilft frischer Rettichsaft, dreimal täglich ein kleines Glas (etwa 50 ml) vor den Hauptmahlzeiten.

Rettich als Hustenmittel

Die scharfen Senföle im Rettich haben zwei Wirkungen: Sie blockieren die Vermehrung von Bakterien, und sie reizen den vegetativen Vagusnerv, der daraufhin eine vermehrte Flüssigkeitsproduktion in den Schleimhautzellen der Bronchien veranlaßt. So kann besser abgehustet werden.

Gesundheitstip
Ein altes Hausmittel bei Husten, Heiserkeit und Bronchitis: Höhlen Sie einen Rettich aus, füllen ihn mit Honig und lassen ihn drei bis vier Stunden stehen. Danach den Saft herausgießen und teelöffelweise mehrmals täglich einnehmen.
Meerrettich wirkt auf die gleiche Weise, und wenn Sie gerade keinen Rettich zur Hand haben, können Sie dieses alte russische Rezept ausprobieren:
In ein Glas warmes Wasser einen Eßlöffel geriebenen Meerrettich und einen Eßlöffel Honig geben.

Rettich blockiert die Krebsentstehung

Rettich enthält jede Menge Anti-Krebs-Mittel: *Glucosinolate* wie Senföle und Indole, *Phenolsäuren* und *Flavonoide*. Diese bioaktiven Stoffe kurbeln die Bildung und Aktivität von Entgiftungsenzymen an und verhindern, daß aus anfänglich ungefährlichen Stoffen gefährliche Kanzerogene werden (zum Beispiel aus Nitrit das krebserregende Nitrosamin).

Meerrettich als Antibiotikum

Meerrettich und in noch stärkerem Maße Gartenkresse enthält Benzylsenföl, einen starken Mikrobenbekämpfer. Schon mit zehn bis zwanzig Gramm Meerrettich werden in den ableitenden Harnwegen therapeutisch wirksame Senfölkonzentrationen erreicht. Auch Virusinfektionen wie Grippe können durch Senföle in Meerrettich und Gartenkresse unterdrückt werden.

Verarbeitung und Lagerung

Rettich ist ein *Nitratsammler*, das heißt, er zieht viel Nitrat aus dem Boden auf – besonders viel aus gedüngtem Boden und bei Treibhausanbau. Deshalb empfiehlt es sich, Rettich gut zu schälen, da sich am meisten Nitrat in der Schale befindet, und nur Freiland-Rettich zu essen.

Meerrettich erst kurz vor dem Verzehr reiben, da sich die Senföle leicht verflüchtigen. Mit ein paar Spritzern Zitrone bleibt er weiß.

Zum Ausprobieren:

Rabanos

4 lange, weiße Rettiche

60 g Butter

1 TL Cayennepfeffer

Salz

Rettiche säubern, Wurzelende und Stielansatz abtrennen, diagonal in Scheiben schneiden. Jede Scheibe mit Butter bestreichen und mit Cayennepfeffer und Salz bestreuen.

Einkauf

Radieschen

Jan	Feb	Mär	Apr	Mai	Juni	Juli	Aug	Sept	Okt	Nov	Dez
			+	++	++	++	+				

Rettich

Jan	Feb	Mär	Apr	Mai	Juni	Juli	Aug	Sept	Okt	Nov	Dez
				++	++	++	++	++	++		

Sauerkraut – «Kehraus» in Magen und Darm

Eigentlich nur zerschnittener Weißkohl – und doch ein Lebensmittel mit neuen Eigenschaften: Sauerkraut, Produkt der Milchsäuregärung und seit Jahrhunderten beliebte Konservierungsmethode für die Weißkohlernte. Und Überlebensmittel in Notzeiten: Die Seefahrer der frühen Neuzeit verdankten ihre Gesundheit dem Vitamin C in den Sauerkrautbottichen.

Was unterscheidet Sauerkraut vom Weißkohl? Viel Arbeit – allerdings nicht von Menschen. Unser Anteil beschränkt sich auf das Hobeln und Einlegen des Weißkrauts in Salz. Doch dann geht es erst los. Legionen von tüchtigen Kleinstlebewesen, die Milchsäurebakterien, machen sich über die Kohlenhydrate des Kohls her und zerlegen sie in Milch- und Essigsäure. Das hat mehrere Vorteile:

1. Der Kohl bleibt auf diese Weise länger haltbar, Salz und Säure lassen Fäulniserreger nicht hochkommen.
2. Die Milchsäurebakterien selbst haben viele gesundheitlich positive Auswirkungen. Und um die soll es hier gehen.

Steckbrief Sauerkraut

Bioaktive Substanzen
Milchsäurebakterien
Ballaststoffe
Glucosinolate
Flavonoide und Phenolsäuren
Sulfide

Essentielle Nährstoffe
Vitamin C

Heilwirkungen

Sauerkraut hilft bei Verdauungsproblemen

Frisches Sauerkraut ist ein ausgezeichnetes und altbewährtes Heilmittel bei Magen- und Darmentzündungen sowie Durchfällen, auch nach einer Antibiotikabehandlung. Das Kuriose: Die *Milchsäurebakterien* haben selbst eine antimikrobielle Wirkung, weil sie die Darmflora zugunsten der nützlichen Darmbakterien beeinflussen, Krankheitserreger jedoch in ihrem Wachstum hemmen. Sie produzieren Stoffwechselprodukte, die für andere Bakterien giftig sind – ein interbakterieller Kampf, bei dem wir die lachenden Dritten sind.

> **Gesundheitstip**
> Eine Sauerkrautkur gegen Verdauungsprobleme:
> zwei bis drei Wochen täglich 200 g Sauerkraut essen –
> gut kauen.

Sauerkraut unterstützt den Kampf gegen Krebs

Frisches Sauerkraut kann den Körper in seinem Kampf gegen Krebs unterstützen. *Milchsäurebakterien* aktivieren das Immunsystem und damit die Tumorabwehr und hemmen Darm-Enzyme, die ungefährliche Pro-Kanzerogene erst in gefährliche Kanzerogene umwandeln. Manche Milchsäurestämme können sich Nitrit einverleiben, so daß aus ihm kein Nitrosamin mehr entstehen kann.

Einen besonders wirkungsvollen Schutz bietet Sauerkraut vor Darmkrebs. Auch dabei spielen die Milchsäurebakterien neben den bioaktiven Stoffen, die den Weißkohl auch unvergoren schon zu einem wertvollen Anti-Krebs-Mittel machen, eine wichtige Rolle. Sie vermindern die Umwandlung der primären in die sekundären Gallensäuren, jener Substanzen, die als starke Förderer für Tumore gelten.

Verarbeitung und Lagerung

Rohes Sauerkraut, als Salat angemacht, schmeckt sehr gut und ist am gesündesten. Wenn Sie es kochen möchten: nicht länger als 20 bis 25 Minuten. Nicht vorher wässern, dabei werden viele der bioaktiven Stoffe ausgespült.

Möglichst frisches Sauerkraut aus Bioanbau und Reformhaus kaufen. Das ist meistens nicht so stark gesalzen und nitratärmer. Die Milchsäurebakterien können als Lebewesen ihre Aktivitäten nur in frischem Sauerkraut entfalten. Dosensauerkraut ist sterilisiert und enthält keine lebenden Kulturen mehr.

Zum Ausprobieren:
Sauerkraut mit gemischtem Obst und Walnüssen

2 EL Korinthen
4 EL Traubensaft
350 g rohes Sauerkraut
2 Äpfel
2 Birnen
3 Mandarinen
50 g Walnußkerne
1 EL Sanddornelixier
1 TL Honig
150 g saure Sahne

Korinthen in dem Traubensaft quellen lassen, Sauerkraut auflockern und kleinschneiden. Äpfel, Birnen, Mandarinen und Walnüsse kleinhacken, zu dem Sauerkraut geben. Die Korinthen dazugeben. Aus Sanddorn, Honig und saurer Sahne eine Sauce rühren und über das Sauerkraut gießen.

Einkauf

Frisches Sauerkraut gibt es bis April, ab dann nur noch als Konserve.

Jan	Feb	Mär	Apr	Mai	Juni	Juli	Aug	Sept	Okt	Nov	Dez
++	+	+	+							++	++

Sellerie – verleiht Potenz und Flügel...

Sellerie könnte als Vorläufer des Lorbeers betrachtet werden: In der griechischen Antike bekränzte man die Sieger der Isthmischen und Nemeischen Spiele mit Sellerieblättern. Doch erst die Römer fanden kulinarischen Gefallen an dieser aromatischen Pflanze – sie liebten ihren eigenwilligen würzigen Geschmack und hielten sie für ein Aphrodisiakum. Inwieweit müde Römer durch Sellerie wieder munter wurden, ist nicht mehr nachzuvollziehen – ein anderer Anwendungsbereich wird jedoch durch medizinische Forschungsergebnisse gestützt: die blutdrucksenkende Wirkung, die Sellerie in ostasiatischen Kulturen seit 2000 Jahren zu einem beliebten Heilmittel macht. Eine weitere Wirkung, die dem Sellerie nachgesagt wurde, konnte allerdings nie recht bewiesen werden: Die Samen sollen, in die Schuhe gelegt, zum Fliegen befähigen. Seit der Erfindung des Flugzeugs wurde dieser Anwendungsbereich wohl etwas aus den Augen verloren!

Steckbrief Sellerie

Bioaktive Substanzen
Ätherische Öle mit Butylphthalid und Limonen
Ballaststoffe

Essentielle Nährstoffe
Vitamin C
Kalium

Heilwirkungen

Sellerie gegen zu hohen Blutdruck

Sellerie galt bis vor kurzem wegen seines für Gemüse relativ hohen Natrium-Gehaltes als nicht geeignet für Hochdruck-Patienten. Doch nun wendet sich das Blatt, seit in ätherischem Sellerie-Öl eine Substanz gefunden wurde, die Blutgefäße erweitern und damit den Blutdruck senken kann. Dieser Stoff heißt Butylphthalid. Er gibt dem Sellerie seinen typischen Geschmack und konnte in Tierversuchen den systolischen Blutdruck (hoher Wert) um 13 Prozent senken. Die Forscher vermuten, daß Phthalid die Wirkung der Katecholamine (zum Beispiel Adrenalin) herabsetzt, die bei Streßsituationen die Gefäße verengen. Auch der Gehalt an Kalium, des natürlichen Natrium-Gegenspielers, hat einen günstigen Einfluß auf den Blutdruck.

Gesundheitstip Blutdrucksenkende Wirkungen sind schon mit zwei Selleriestangen täglich zu erreichen.

Sellerie gegen Tumore

Neuesten Forschungsergebnissen zufolge können Phthalide nicht nur Blutdruck senken, sondern auch die Bildung des Enzyms Glutathion-Transferase beschleunigen. Dieses Entgiftungsenzym spielt eine wichtige Rolle beim Unschädlichmachen von Kanzerogenen, vor allem den polyzyklischen aromatischen Kohlenwasserstoffen wie Benzpyren. Auch das Terpen Limonen, ein Bestandteil des ätherischen Öls, kann die Aktivität der Entgiftungsenzyme erhöhen. In Versuchen mit Mäusen konnte die Magenkrebsrate durch Sellerieöl deutlich gesenkt werden. Der recht hohe Ballaststoffanteil von etwa 4 g / 100 g wirkt der Entstehung von Darmkrebs entgegen.

Verarbeitung und Lagerung

Sellerie kann sehr vielseitig verwendet werden, nicht nur süß-sauer eingelegt oder in Suppengrün. Vor allem Stangensellerie eignet sich wegen seines Aromas vorzüglich für Gemüsepfannen und Rohkostsalate. Staudensellerie ist in fünf bis zehn Minuten gar gedünstet. Er hält sich im Kühlschrank bis zu zwei Wochen.

Zum Ausprobieren:
Pikantes Selleriegemüse

40 g Öl
120 g Zwiebeln
400 g Möhren
1 kg Staudensellerie
1 große Dose Tomaten
2 bis 3 Eßlöffel Kapern
einige Blätter Basilikum
etwas Salz, Pfeffer, Zucker

Zwiebeln in Ringe schneiden, glasig dünsten. Den geputzten Sellerie und die Möhren in kleine Stücke schneiden, mit den Zwiebeln bißfest garen. Dazu eventuell etwas Tomatensaft geben. Tomaten in große Stücke schneiden, zu dem Gemüse geben und mit Kapern, Salz, Pfeffer und Zucker abschmecken.

Einkauf

Bleichsellerie

Jan	Feb	Mär	Apr	Mai	Juni	Juli	Aug	Sept	Okt	Nov	Dez
+	+	+	+	+	+	+	+	+	+	+	+

Knollensellerie

Jan	Feb	Mär	Apr	Mai	Juni	Juli	Aug	Sept	Okt	Nov	Dez
++	++	++	+	+					++	++	++

Shiitakepilz – fernöstlicher Shooting-Star

Liebhaber der chinesischen oder japanischen Küche kennen ihn längst, und in manchen guten Gemuseläden gibt es ihn mittlerweile auch bei uns frisch: den Shiitakepilz oder Japanischen Champignon, der in Japan Tongu heißt. Seit über 2000 Jahren wird er in Asien kultiviert und ist fester Bestandteil der traditionellen chinesischen Medizin. Nun haben sich Ernährungswissenschaftler dieses alten Heilpilzes angenommen und erstaunliche bioaktive Substanzen entdeckt.

Die amerikanische Gastronomie hat der Pilz bereits erobert – der Siegeszug in die deutschen Küchen steht noch aus!

Steckbrief Shiitakepilz

Bioaktive Substanzen
Lentinan

Heilwirkungen

Shiitake stärkt die Immunabwehr

Die Pilze sind kleine Abwehrpakete. Sie enthalten *Lentinan*, eine äußerst wirkungsvolle bioaktive Substanz, die das Immunsystem auf Hochtouren bringt. Es aktiviert im Laborversuch Makrophagen (Freßzellen) und Natürliche Killerzellen und führt dazu, daß die Abwehr besser gerüstet ist im Kampf gegen Viren und Tumorzellen. Mehrere Untersuchungen belegen, daß Lentinan das Wachstum von Tumorzellen blockieren kann. Isoliertes Lentinan wurde in Japan an Krebspatienten getestet und zur Unterstützung der Chemotherapie eingesetzt – mit großem Erfolg bei Magen- und Darmkrebs.

Die aktivierten Killerzellen greifen nicht nur Krebszellen an, sondern auch Viren, und unterstützen damit den Körper in seinem Kampf gegen Virusinfektionen.

Verarbeitung und Lagerung

Shiitakepilze müssen, wenn sie getrocknet sind, eingeweicht werden. Der Stengel wird vor der Verarbeitung herausgeschnitten. Am besten schmecken frische Pilze. Sie dürfen, wie alle Pilze, nicht gewaschen, sondern nur abgewischt werden.

Der Shiitakepilz ähnelt in seinem Geschmack dem Steinpilz. Am besten schmeckt er in kleine Streifen geschnitten und in Butter gedünstet oder als Teil einer Gemüsepfanne.

Einkauf

Es gibt den Shiitakepilz getrocknet in Asiengeschäften und teilweise auch schon frisch in gut sortierten Gemüseläden. Fragen Sie danach, damit Ihr Gemüsehändler ihn besorgt.

Jan	Feb	Mär	Apr	Mai	Juni	Juli	Aug	Sept	Okt	Nov	Dez
								+	+	+	

Soja – ein Tausendsassa in Sachen Gesundheit

Die Sojabohne hat die Welt erobert: Seit 5000 Jahren bauen die Chinesen den «Gelben Edelstein» an, mittlerweile gibt es 10 000 Sorten, und die Welternte von 96 Mio. t (1986) wird fast zu 70 Prozent von den USA gestellt, nicht etwa von China.

Die Wunderbohne, von der viele hundert Millionen Menschen leben, hat in der Tat fantastische Eigenschaften: Sie enthält fast 40 Prozent hochwertiges Eiweiß, so viel wie keine andere Hülsenfrucht, 20 Prozent Fett, 23 Prozent Stärke und einen hohen Anteil von 12 Prozent Ballaststoffen – eine kleine Powerfabrik, die das alles in nur zehn Wochen herstellen kann.

Bis jetzt standen die genannten Nährstoffe im Mittelpunkt des Interesses, doch in den letzten Jahren zeigt sich, daß diese kleine, unscheinbare Bohne noch mehr zu bieten hat: Auch in der Produktion von bioaktiven Substanzen ist sie absolute Spitze. Das wird deutlich in den Ländern, wo Soja ein Hauptnahrungsmittel ist: Die Menschen in China und Japan haben deutlich geringere Risiken, an Darmkrebs und an hormonabhängigen Tumoren zu erkranken, als wir im Westen.

Steckbrief Sojabohne

Bioaktive Substanzen
Ballaststoffe
Flavonoide
Phytosterine
Phytoöstrogene (Isoflavonoide)
Saponine
Enzym-Inhibitoren
Phytinsäure

Essentielle Nährstoffe
Eiweiß
Kalium
Fett, darunter viele ungesättigte und
Omega-3-Fettsäuren
Vitamin C (in Sojasprossen)

Heilwirkungen

Sojabohnen als Tumorbremse

Sojabohnen sind voll mit krebshemmenden bioaktiven Substanzen: *Ballaststoffe, Flavonoide, Phytosterine, Phytoöstrogene, Saponine, Enzymblocker.* Besondere Bedeutung haben die Phytoöstrogene als Schutz vor hormonabhängigen Tumorarten wie Brust-, Gebärmutter- und Prostatakrebs. Ballaststoffe, Saponine, Phytosterine und Enzymblocker entfalten ihre krebshemmende Wirkung hauptsächlich im Darm.

Sojabohnen senken Cholesterin

Sojabohnen haben, obwohl sie zu fast einem Viertel aus Fett bestehen, einen günstigen Einfluß auf den Cholesterinspiegel. Dazu tragen mehrere Inhaltsstoffe bei: zum einen die *ungesättigten Fettsäuren* im Sojaöl, dann der hohe Anteil an löslichen *Ballaststoffen* und bioaktive Substanzen wie *Saponine* und *Phytosterine*. Nach einer Analyse aller Untersuchungsergebnisse, die sich mit der Cholesterinsenkung durch Soja beschäftigen, zeigte sich, daß eine Kost mit 30 bis 45 g Sojaeiweiß täglich den Cholesterinwert um 13 Prozent senkt – das entspricht etwa einem halben Liter Sojamilch plus 150 g Tofu.

Sojabohnen regulieren die Verdauung

Ein hoher Gehalt an löslichen und unlöslichen *Ballaststoffen* hilft, Verstopfung zu beheben. Auch auf Divertikel hat eine sojareiche Kost einen guten Einfluß.

Sojabohnen senken den Blutzuckerspiegel

Soja enthält bioaktive Substanzen, die den Blutzuckerspiegel senken können. Die reichlich vorhandenen Ballaststoffe spielen dabei eine große Rolle, ebenso wie Phytinsäure und Enzyminhibitoren, die die stärkeabbauenden Enzyme blockieren.

Sojabohnen stärken das Immunsystem

Viele Inhaltsstoffe der Sojabohne stimulieren das Immunsystem und führen zur verstärkten Bildung und Aktivierung von Immunzellen, so die *Saponine*, die *Flavonoide* und die *Phytinsäure*.

Sojabohnen lindern Wechseljahresbeschwerden

Frauen in Asien leiden Untersuchungen zufolge sehr viel weniger an Wechseljahresbeschwerden wie Hitzewallungen, Kopfschmerzen und depressiven Verstimmungen. Die *Isoflavonoide* in Sojaprodukten scheinen dafür verantwortlich zu

sein, da sie die Östrogen-Rezeptoren besetzen und eine leichte Östrogenwirkung hervorrufen können. Um diese Wirkung
zu erreichen, muß jedoch sehr sojareich gegessen werden,
mindestens 30 g Sojaeiweiß pro Tag – ab und zu ein Tofu-Brat-
ling reicht nicht aus.

Verarbeitung und Lagerung

Sojabohnen werden sehr vielfältig weiterverarbeitet. Hinsichtlich der bioaktiven Wirksamkeit sind wenig verarbeitete Produkte den stärker verarbeiteten vorzuziehen.

Sojabohnen dürfen nie roh gegessen werden! Sie enthalten
hitzeempfindliches Lektin, das schädlich für das Blut ist.

Vorsicht: Sojabohnen enthalten viel Purin – Gichtpatienten
sollten deshalb nur kleine Portionen (nicht mehr als 50 g) essen.

Sojamehl

besteht aus erhitzten und gemahlenen Bohnen. Es ist neben
Sprossen die vollwertigste Art der Sojaverwertung. Sojamehl
kann anteilweise in Gebäck, Pfannkuchen und Soßen verwendet werden. Isoflavonoidgehalt: etwa 140 mg / 100 g.

Sojamilch

wird hergestellt, indem Sojamehl mit Wasser aufgekocht und
die Flüssigkeit durch ein Tuch gepreßt wird. Sojamilch enthält
keine Ballaststoffe mehr und im Vergleich zum Mehl deutlich
weniger Fett, Eiweiß, Vitamine und Mineralstoffe. Der Isoflavonoidgehalt liegt bei 25 mg / 100 g.

Tofu (Sojakäse)

wird aus Sojamilch hergestellt, indem das Eiweiß mit einem
Gerinnungsmittel (Calciumsulfat oder Nigari) «dickgelegt»

wird. Er enthält 7 Prozent Eiweiß, 4 Prozent Fett und Calcium.
Isoflavonoide: 42 mg / 100 g.

Sojasprossen

sind die gequollenen und gekeimten Bohnen. Sie sind sehr
nährstoff- und vitaminreich (viel Vitamin C). Frische Sojasprossen haben den höchsten Gehalt an Genistein. Auch ge-
keimte Sojasprossen müssen kurz blanchiert werden. Beim
Keimen von Sojabohnen reduziert sich der Stärkegehalt – damit wird das bohnentypische Blähungsproblem geringer. Doch
gleichzeitig steigt in den ersten Tagen der Nitratgehalt an. Da
er nach vier Tagen wieder sinkt, ist es besser, die Bohnen so
lange keimen zu lassen – möglichst am Fenster, denn auch
Licht trägt zum Abbau des Nitrates bei.

Durch Fermentation von Soja zusammen mit Getreide und
Salz lassen sich haltbare und aromatische Sojaprodukte herstellen.

Miso

ist eine Paste, die durch Fermentation von Soja und Getreide
mit einer Pilzkultur hergestellt wird. Nach traditionellen Her-
stellungsweisen muß Miso mehrere Jahre in Zedernholzfäs-
sern gären. Miso enthält wie Naturjoghurt lebende Keime. Es
ist sehr eiweißreich, enthält immer Kochsalz und läßt sich vielfältig für Suppen, Soßen und Gemüse- oder Fleischgerichte
verwenden. Isoflavonoide: 92 mg / 100 g.

Sojasauce

wird ähnlich wie Miso hergestellt, jedoch mit mehr Wasser, so
daß eine Würzsoße entsteht. Sojasauce enthält praktisch keine
Isoflavonoide mehr (2,3 mg / 100 g).

Tempeh

ist ein ursprünglich aus Indonesien stammendes fermentiertes Sojaprodukt, das ohne Salz hergestellt wird. Die gekochten Bohnen werden mit einer Pilzkultur versetzt und 36 Stunden lang fermentiert. Tempeh ist kein Gewürz, sondern ein Hauptgericht, das gebraten oder gebacken wird. Der Isoflavonoidgehalt liegt bei 40 mg / 100 g.

Zum Ausprobieren:
Tofu-Orangen-Zwetschgen-Creme

1 unbehandelte Orange

300 g Zwetschgen

200 g Tofu

50 g Sahne

2 EL brauner Rohrzucker

Die Orange waschen, abreiben und auspressen. Die Zwetschgen waschen und entsteinen, den Tofu zerkleinern. Orangenschale und -saft, Tofu, Zwetschgen und Sahne im Mixer pürieren, mit Rohrzucker abschmecken und bestreuen.

Einkauf

Es lohnt sich, Sojaprodukte in Naturkostläden einzukaufen, um Miso, Sojasauce und Tempeh nach traditionellen Methoden hergestellt zu bekommen. Der konventionelle Sojaanbau ist eine pestizid- und düngerintensive High-Tech-Landwirtschaft. Stark verarbeitete Produkte wie Granulate, TVP-«Fleisch» und ähnliches sind nicht zu empfehlen.

Spinat und Mangold – grünes Licht fürs Wohlbefinden

Dank Popeye wissen Kinder heute: Spinat macht stark! Früher hatten sie darüber meistens Meinungsverschiedenheiten mit ihren Eltern – und oft blieb der Schauplatz dieser Kämpfe grüngetüpfelt zurück. Dabei meinten es die Eltern doch nur gut: Spinat, hieß es, enthalte Unmengen an Eisen, was, wie man weiß, gut für Kinder sein soll. Solche Unmengen sind es gar nicht, diese Angaben basierten auf einem Rechenfehler – aber trotzdem ist Spinat ein sehr eisenreiches Gemüse. Die dunkelgrüne Farbe ist ein Gesundheitssignal: Hinweis auf Chlorophyll und auf die Radikalenfänger Lutein und Betacarotin, alles bioaktive Stoffe mit großer Wirksamkeit. Außerdem ist Spinat reich an knochenaufbauendem Calcium. Mangold übertrifft Spinat sogar noch an Gesamtcarotinoiden.

Steckbrief Spinat

Bioaktive Substanzen
Carotinoide (Lutein und Betacarotin)
Chlorophyll
Ballaststoffe

Essentielle Nährstoffe
Folsäure
Vitamin C
Vitamin K
Vitamin B_2
Kalium
Calcium
Eisen

Heilwirkungen

Spinat wehrt Radikale ab

Die wichtigsten Bioaktivstoffe in Spinat sind die antioxidativ wirkenden *Carotinoide*. Deshalb trägt Spinat dazu bei, die Gefahr von Radikalenangriffen zu bannen und die Schäden wie Arteriosklerose, Herzinfarkt, Schlaganfall und grauen Star zu verringern.

Spinat stärkt das Immunsystem

Der häufige Verzehr von Spinat macht dem Immunsystem Beine: Die *Carotinoide* erhöhen die Anzahl der Natürlichen Killerzellen*, der T-Helfer-Zellen* und der T- und B-Lymphozyten* sowie der Freßzellen. Damit wird die Abwehr gegen Infektionen und bösartig veränderte Zellen gestärkt. Gerade dunkelgrünes Gemüse wie Spinat mit einem hohen Gehalt an Lutein hat eine stark antikanzerogene Wirkkraft. In vielen Studien hat sich erwiesen, daß Carotinoide vor allem das Risiko für Lungenkrebs herabsetzen. Nach neuesten Forschungen kann auch der grüne Blattfarbstoff, das *Chlorophyll*, die Bildung von kanzerogenen Substanzen wie Nitrosamin verhindern.

Spinat fördert die Blutbildung

Im Spinat sind gleich mehrere Vitamine und Mineralien versammelt, die einen positiven Einfluß auf die Blutbildung haben: *Eisen, Folsäure, Vitamin B$_2$* und *Vitamin C*, das eine optimale Eisenresorption gewährleistet.

Verarbeitung und Lagerung

Lutein, das Haupt-Carotinoid in Spinat und Mangold, ist ein Wärme-Sensibelchen: Kochen zerstört es sehr schnell. Deshalb die Gemüse nicht lange kochen, sondern nur blanchieren und ganz kurz dünsten. Vitamin C wird nach der Ernte schnell abgebaut – deshalb keinen welken Spinat oder Mangold kaufen.

Spinat enthält Oxalsäure (das, was die Zähne leicht «pelzig» macht), und die bildet mit Calcium unlösliche Oxalatkristalle.

Der Calciumverlust läßt sich wettmachen, wenn man Spinat mit calciumreichen Lebensmitteln wie Käse, Joghurt, Sahne oder einer Quarkspeise zum Nachtisch kombiniert.

Zum Ausprobieren:
Spinat mit Pinienkernen und Rosinen

600 g Blattspinat

2 EL Olivenöl

eine Knoblauchzehe

schwarzer Pfeffer, frisch gemahlen

EL Rosinen

2 EL Pinienkerne

In einem großen Topf reichlich Salzwasser zum Kochen bringen. Den gereinigten und von den Stielen befreiten Spinat im kochenden Wasser etwa zwei Minuten blanchieren, abtropfen und etwas abkühlen lassen. In einer breiten Pfanne das Olivenöl erhitzen, Spinat hineingeben, gepreßten Knoblauch, Rosinen, Pinienkerne, Salz und Pfeffer dazugeben und bei schwacher Hitze etwa fünf Minuten dünsten. Dabei ab und zu umrühren.

Einkauf

Spinat und Mangold gehören zu den «Nitratsammlern»: Sie ziehen begierig Nitrat aus dem Boden auf. Da dieses im Körper zu Nitrosamin umgebaut werden kann, sollte man den Nitratgehalt der Nahrung so gering wie möglich halten. Wegen des Nitratgehalts darf Spinat auch nicht wieder aufgewärmt werden, weil dabei das giftige Nitrit entsteht. Die höchsten Nitratwerte hat Treibhausspinat, weil er viel gedüngt wird und wenig Licht bekommt; im Sommer natürlich ausgereifter Spinat hat deutlich niedrigere Werte – wieder ein Argument für saisongerechtes Einkaufen!

Die Blätter von Mangold lassen sich wie Spinat zubereiten, die Stiele müssen etwas länger gedünstet werden.

Spinat

Jan	Feb	Mär	Apr	Mai	Juni	Juli	Aug	Sept	Okt	Nov	Dez
		++	++	++	+	+	+	++	++	+	+

Mangold

Jan	Feb	Mär	Apr	Mai	Juni	Juli	Aug	Sept	Okt	Nov	Dez
			+	+	++	++	++	++	++	+	

Tee – Trank für Herz und Gemüt

«Tee weckt den guten Geist und weise Gedanken. Er erfrischt das Gemüt. Bist du niedergeschlagen, so wird Tee dich ermutigen.» Diese guten Erfahrungen gab Kaiser Shen Nung schon 2700 v. Chr. an die Nachwelt weiter – die Menschen in Europa mußten aber noch 4300 Jahre warten, bis sie daran teilhaben konnten. Erst 1610 brachten die Holländer chinesischen Tee nach Europa. Den «guten Geist» und die Aufmunterung bei «niedergeschlagenem Gemüt» brauchten wohl am ehesten die Engländer: Trotz hoher Steuern wurde Tee zum britischen Nationalgetränk, und im 18. Jahrhundert gaben Londoner Arbeiter etwa fünf Prozent ihres Lohnes für Tee aus.

Das stimmungsaufhellende Getränk scheint besonders dort gebraucht zu werden, wo an langen Herbst- und Winterabenden die Stürme über die graue Landschaft fegen: in Holland und in Friesland. Die Friesen sind heute nach den Engländern die eifrigsten Teetrinker. So ist es kein Wunder, daß man sich am Nationalen Institut für Gesundheit und Umweltschutz in Bilthoven in Holland sehr ausführlich mit den bioaktiven Stoffen beschäftigt, die den Tee zu einem erstaunlichen Gesundheitstrank machen.

Steckbrief Tee

Bioaktive Substanzen
Flavonoide (Quercetin und Katechin),
Phenolsäuren
Koffein
Theophyllin

Heilwirkungen

Tee schützt vor Arteriosklerose

Die in schwarzem, grünem und Oolong-Tee (die sich durch den Grad der Fermentierung unterscheiden) in großer Menge vorhandenen *Flavonoide* und *Phenolsäuren* beugen Erkrankungen vor, die durch Oxidationsschäden verursacht werden: Herz-Kreislauf-Krankheiten wie Angina pectoris, Herzinfarkt, Schlaganfall und Thrombosen. Besonders das Flavonoid Katechin verhindert die Bildung von Arterienbelägen aus LDL-Cholesterin und die Entstehung von Thromboxan *, des Stoffes, der die Zusammenballung der Blutplättchen verursacht. Doch damit noch nicht genug. Die Tee-Katechine können auch dazu beitragen, erhöhte Cholesterinspiegel zu senken.

Die stärkste Wirkung haben die Katechine im grünen Tee, da sie durch den Vorgang der Fermentierung zu weniger wirksamen Verbindungen umgebaut werden.

Tee vermindert das Krebsrisiko

Durch den hohen Gehalt an *Flavonoiden* und *Phenolsäuren*, die eine krebshemmende Wirkung haben, werden verschiedene Arten von Tumoren am Wachstum gehindert, so Haut-, Magen- und Lungenkrebs. Auch dabei ist der unfermentierte grüne Tee am wirkungsvollsten, schwarzer Tee büßt an Wirksamkeit ein, da nicht alle Flavonoide die Fermentierung unbeschadet überstehen.

Tee reduziert den Blutzucker

In Versuchen mit Mäusen haben sich schwarzer und grüner Tee als blutzuckersenkend erwiesen. Die Ursache dafür sind Theaflavin, der Stoff, der beim Fermentieren entsteht, und weitere Katechin-Verbindungen. Sie hemmen das Enzym Amylase, das aus langen Stärkeketten die einzelnen Glucose-Moleküle herauslöst. So gelangt weniger Zucker ins Blut.

Tee gegen Grippe

Heißer Tee mit Honig und Zitronensaft tut nicht nur dem entzündeten Hals wohl – er verhindert auch, daß sich die Grippeviren im Körper vermehren können. In einem Versuch überlebten alle teetrinkenden Mäuse eine Virusinfektion, im Gegensatz zu denjenigen, die keinen Tee bekommen hatten.

Dabei entdeckten die Wissenschaftler noch etwas Erstaunliches: Die lebenden Mäuse hatten ihre Virenattacke überstanden, ohne Antikörper gebildet zu haben. Das heißt, daß die Viren überhaupt nicht in den Blutkreislauf gelangt waren – so gut hatten die Tee-Wirkstoffe die Schleimhaut geschützt!

Ein Vergleich von Tee mit handelsüblichen Gurgelwässern in Japan fiel eindeutig zugunsten des Tees aus: Nur der Tee konnte die Infektion mit Influenza-Viren verhindern.

Gesundheitstip
In Erkältungszeiten mehrmals täglich mit Tee gurgeln!

Tee als Anregungsmittel

Die offensichtlichste Wirkung von Tee ist die Anregung – von Geist und Kreislauf gleichermaßen. *Koffein* und *Theophyllin* erweitern die Blutgefäße und stimulieren das Zentralnervensystem. Das hat weitreichende Folgen: Der Blutdruck sinkt, die Koronararterien weiten sich und werden besser durchlässig, und die Bronchialgefäße entspannen sich – Asthma kann gelindert werden. Auf der anderen Seite regen sowohl Theophyllin als auch in geringerem Maße Koffein das Herz an, mehr und kräftiger zu schlagen – bei Überdosierung können Herzrasen und Rhythmusstörungen die Folge sein.

Außerdem entziehen Koffein und Theophyllin dem Körper Wasser, mehr, als Sie ihm durch das Trinken von Kaffee und Tee zuführen. Das Glas Wasser, das in Italien und Frankreich zu jedem Kaffee serviert wird, hat also seinen Sinn.

Verarbeitung und Lagerung

Grüner Tee wird aus den in heißem Wasser behandelten gerollten Blättern hergestellt. Nach dem Auskneten des Saftes werden die Blätter bei 70 °C getrocknet, bis eine olivgrüne Masse entstanden ist.

Schwarzer Tee wird fermentiert. Dazu werden die gewelkten Blätter in Schichten von 15 bis 25 cm Dicke bei 45 °C unter Luftabschluß vergoren. Dabei entstehen aus den Katechinen die gelb-roten Theaflavine. Beim anschließenden Trocknen bei 85 bis 145 °C färbt sich der Tee schwarz.

Zum Ausprobieren:

Beerensaft-Tee

Zu gleichen Teilen starker schwarzer Tee und schwarzer Johannisbeersaft

Zucker

Mineralwasser

Die Gläser zu gleichen Teilen mit Tee und Saft füllen. Mit
eiskaltem Mineralwasser vollgießen und nach Geschmack
süßen. Eventuell Eiswürfel dazugeben.

Tomate – «Liebesapfel» für die Radikalen-Abwehr

Die «tumatl» der Anden-Indianer war stachelbeergroß, gelb und wurde als Nahrungsmittel nicht so recht ernst genommen – zu wenig sättigten die fast kalorienfreien Früchte. Erst als sie nach Europa gelangte und sich die Italiener ihrer annahmen, wurden große, aromatische, rote «Paradiesäpfel» daraus. Sie breiteten sich jedoch erst im 20. Jahrhundert im übrigen Europa aus. In Deutschland hat die Tropenfrucht mittlerweile mit 14,7 kg pro Person und Jahr Platz eins der Beliebtheitsskala erobert. Das meiste davon wird in Form von Ketchup und als Dosenkonserve gegessen, nur ganze vier Früchte werden pro Kopf im Jahr frisch geerntet gegessen.

Tomaten enthalten geballte Antioxidantienkraft: neben Carotinoiden auch noch Flavonoide und Phenolsäuren.

Steckbrief Tomate

Bioaktive Substanzen
Carotinoide (Lykopin)
Flavonoide und Phenolsäuren
Enzym-Inhibitoren
Terpene
Ballaststoffe

Essentielle Nährstoffe
Vitamin C

Heilwirkungen

Tomaten zur Krebsprophylaxe

Die bioaktiven Wirkstoffe *Lykopin, Flavonoide, Phenolsäuren* und *Terpene* sind starke Anti-Krebs-Kämpfer. Ein hoher Lykopin-Gehalt des Blutes hat sich in verschiedenen Studien als ein Schutz vor vielen Tumorarten erwiesen, vor allem Lungen-, Bauchspeicheldrüsen-, Gallenblasen- und Mastdarmkrebs. Lykopin scheint vorkrebsartigen Veränderungen an der Gebärmutterschleimhaut vorzubeugen. Die Wirkung des Lykopins wird unterstützt durch die antikanzerogenen Eigenschaften der Flavonoide, der Phenolsäuren und Terpene.

Tomaten schützen vor Arterienverkalkung

Die *Antioxidantien* Lykopin und Vitamin C helfen, die Arterien vor Cholesterinablagerungen freizuhalten. Sie sind damit wichtige Faktoren im Schutz vor Arteriosklerose, Herzinfarkt und Schlaganfall.

Tomaten halten die Augen klar

«Tomaten auf den Augen» helfen dem Durchblick sicher nicht weiter, «Tomaten in den Augen» schon eher: Trübungen der Hornhaut (grauer Star) sind Schäden, die von UV-Strahlen und freien Radikalen verursacht werden. Lykopin leistet einen wichtigen Beitrag, diese gefährlichen Angreifer unschädlich zu machen.

Tomaten rüsten die Immunabwehr auf

Zwei bioaktive Substanzen haben eine immunstärkende Wirkung: die Carotinoide und die Flavonoide. Sie erhöhen die Aktivität von Natürlichen Killerzellen, Freßzellen und B- und T-Lymphozyten, Immunzellen, die für die Abwehr von Krankheitserregern wichtig sind.

Verarbeitung und Lagerung

Tomaten gibt es frisch von Juni bis September. Außerhalb der Saison darauf achten, woher sie kommen (ist dort gerade Erntezeit, oder stammen die Früchte aus Gewächshäusern?). Unreif geerntete Tomaten, die weite Reisen hinter sich haben, kommen nur noch auf einen Bruchteil der bioaktiven Wirksamkeit – dann lieber reif geerntete Dosentomaten essen! Außerdem entstehen Flavonoide und Aromastoffe erst bei UV-Strahlung und Wärme. Beide Faktoren können Treibhäuser nicht ausreichend bieten – der Geschmack ist dementsprechend. Viele Flavonoide sitzen in der Schale – geschälte Dosentomaten sind deshalb ärmer an diesen wichtigen bioaktiven Substanzen.

Tomaten enthalten hauptsächlich das hitzebeständige Lykopin. Tomatensoßen können deshalb ohne allzu große Verluste gekocht werden.

Tomaten können einige Tage im Gemüsefach des Kühlschranks aufbewahrt werden. Damit sie trotzdem ihr volles Aroma entfalten, vor dem Verzehr einige Stunden bei Zimmertemperatur liegenlassen.

Auf die «Nachbarn» im Gemüsefach achten: Tomaten lassen Brokkoli und Gurken schneller alt aussehen.

Zum Ausprobieren:

Napolitanische Eier

4 reife Fleischtomaten
3 Zweige Basilikum
3 Sardellenfilets
eine Knoblauchzehe
3 EL Olivenöl
etwas getrockneter Oregano
Salz
etwas Cayennepfeffer
4 Eier

Den gehackten Knoblauch in Olivenöl leicht anbraten, dazu die zerdrückten Sardellenfilets. Dann die gehäuteten Tomaten, das Basilikum und die übrigen Gewürze dazugeben. Bei schwacher Hitze offen etwa 15 Minuten köcheln. Die hartgekochten Eier halbieren und noch etwa 5 Minuten auf der Tomatensauce ziehen lassen.

Einkauf

Jan	Feb	Mär	Apr	Mai	Juni	Juli	Aug	Sept	Okt	Nov	Dez
			+	+	++	++	++	++	+	+	

Walnuß – Gesundmacher zur Weihnachtszeit

Walnußzeit: erste Nachtfröste, buntes Laub, Nüsse im feuchten Gras und frische Schälnüsse zu jungem Wein! Und dann Weihnachten: kein Teller ohne rotbackige Äpfel und Walnüsse. Die bioaktiven Fitmacher kommen gerade richtig in dieser tristen Jahreszeit.

Steckbrief Walnuß

Bioaktive Substanzen
Ellagsäure
Ballaststoffe

Essentielle Nährstoffe
Vitamin E
einfach ungesättigte Fettsäuren (28 %) und
mehrfach ungesättigte Omega-3-Fettsäuren (5 %)
Fluorid
Kalium

Heilwirkungen

Walnüsse stärken das Herz

Sie enthalten wirksame Helfer gegen Arterienverkalkung: zum einen viel Vitamin E, das die Oxidation von LDL-Cholesterin und damit die Plaquebildung an den Arterienwänden reduziert, und zum anderen – Fett!

In Walnüssen befindet sich, ähnlich wie im Olivenöl, viel einfach ungesättigte Ölsäure, die, im Gegensatz zu ihren gesättigten «Verwandten», den LDL-Cholesterinspiegel senken kann. Zusätzlich tragen die Ballaststoffe ihren Teil zur Cholesterinsenkung bei.

Walnüsse blockieren Krebszellen

Mit Power gegen bösartige Zellen: Walnüsse sind die Früchte mit dem höchsten Gehalt an Ellagsäure, einer Phenolsäure, die in den letzten Jahren großes Interesse bei Krebsforschern erlangt hat. Es sieht so aus, als könne sie Krebszellen gewaltig Paroli bieten:

- Sie verbindet sich mit kanzerogenen Stoffen wie polyzyklischen aromatischen Kohlenwasserstoffen und macht sie dadurch unschädlich. Dabei ist sie bis zu 300mal erfolgreicher als andere Phenolsäuren.
- Sie schützt die DNS vor dem Angriff von Kanzerogenen.
- Sie stimuliert die Bildung von Entgiftungsenzymen. Bei Mäusen konnte Ellagsäure Speiseröhren-, Lungen- und Hautkrebs hemmen.

Verarbeitung und Lagerung

Walnüsse können frisch gegessen werden, wenn man die dünne Haut abzieht (Schälnüsse). Nach gründlichem Säubern und Trocknen lassen sie sich mehrere Monate lagern – am besten in grobem Salz.

Vorsicht: Keine verschimmelten Nüsse essen! Sie enthalten das hochgiftige, krebserregende Aflatoxin!

Zum Ausprobieren:
Kräuter-Walnüsse

450 g Walnüsse
2 EL Butter
2 EL Olivenöl
Rosmarin (entweder anderthalb Eßlöffel zerdrückter getrockneter
oder 5 Eßlöffel frischer)
ein Teelöffel Rosenpaprika
2 TL Salz
Backofen auf 160 °C vorheizen. Butter und Öl in einer Pfanne zerlassen, Nüsse einstreuen und umrühren, bis sie gut eingefettet sind. Dann auf dem Backblech ausbreiten. Mit den Gewürzen bestreuen und 20 bis 25 Minuten goldbraun rösten, dabei öfter schütteln. Noch warm zu Wein oder zum Aperitif servieren.

Einkauf

Frische Walnüsse gibt's im Spätherbst. Die Walnüsse, die in der Vorweihnachtszeit in großen Mengen bei uns in den Handel kommen, stammen meist aus Kalifornien. Sie sind hübsch hell, weil die Schalen gebleicht werden. Entschälte kalifornische Nüsse werden mit Methylbromid, einem Pilzgift, begast. Aus Italien und Frankreich kommen ungebleichte, dunklere und kleinere Nüsse, oft sogar aus kontrolliert ökologischem Anbau.

Jan	Feb	Mär	Apr	Mai	Juni	Juli	Aug	Sept	Okt	Nov	Dez
++	+								++	++	++

Wein – die «französische Medizin»

Irgendwann – etwa 7000 bis 8000 v. Chr. – muß es in der Gegend von Damaskus passiert sein: Ein Gefäß mit Traubensaft stand zu lange in der Wärme herum, und der Saft begann zu gären. Ein neugieriger Vorfahre der heutigen Syrer probierte das neuartige Getränk – und war von seiner berauschenden Wirkung begeistert.

Von da an wurden Weintrauben nicht mehr nur roh gegessen und getrocknet. Von Mesopotamien aus breitete sich der Weinbau aus und erreichte Griechenland, wo der Dionysos-Kult um 500 v. Chr. dem Wein einen bedeutenden und ehrenvollen Platz sicherte. Da konnte es nicht ausbleiben, daß er auch zur «Arznei» avancierte – jedenfalls empfahl Hippocrates, einer der ersten wissenschaftlichen Ärzte in Griechenland, um jene Zeit schon den maßvollen Weingenuß. Wissenschaftliche Untersuchungen geben Hippocrates recht: Vor allem blaue Trauben und der daraus hergestellte Rotwein enthalten gesundheitsfördernde bioaktive Substanzen.

Steckbrief Wein

Bioaktive Substanzen
Flavonoide (Quercetin, roter Wein: Anthocyanine)
und Phenolsäuren, vor allem Ellagsäure 🐟
Resveratrol
Ballaststoffe 🖎

Essentielle Nährstoffe
Kalium (besonders in Rosinen)

Heilwirkungen

Wein als Herzschutz

Vor allem roter Traubensaft und Rotwein enthalten herzschützende Inhaltsstoffe: die *Flavonoide* Quercetin und Anthocyanin sowie *Resveratrol*. Während die Flavonoide schon in der Traube vorhanden sind, bildet sich Resveratrol erst bei der Verarbeitung der Trauben zu Saft oder Wein. Es scheint die Blutplättchenverklumpung unterdrücken zu können. Japanische Forscher konnten mit Resveratrol bei Tieren Arteriosklerose verhüten, und in Frankreich wurde in Tests mit gesunden Männern herausgefunden, daß Rotwein die Zusammenballung von Blutplättchen wirkungsvoll unterdrücken kann. Neben Resveratrol hat auch Quercetin eine gerinnungshemmende Wirkung. Und, last not least, schützen die antioxidativen Flavonoide die Blutgefäße vor Plaquebildung und dadurch vor Arteriosklerose.

Wein als Krebsschutz

Sowohl weiße als auch rote Weintrauben enthalten große Mengen an *Ellagsäure*, einer Phenolsäure, die Kanzerogene wie Benzpyren und andere aromatische Kohlenwasserstoffe binden und damit unschädlich machen kann. Die Flavonoide machen Jagd auf freie Radikale und schützen damit vor Zellschädigungen durch freie Radikale und Tumorbildung.

Wein als Schutz vor Infektionen

Quercetin, das Hauptflavonoid in Weintrauben, ist sehr wirksam gegen Viren, und so kann der Verzehr von Trauben mit dazu beitragen, vor Erkältungskrankheiten und anderen Virusinfektionen wie zum Beispiel Herpes simplex zu schützen.

Wein für eine gute Verdauung

Vor allem Rosinen, getrocknete Weintrauben, enthalten sehr viele Ballaststoffe und leisten damit einen wichtigen Beitrag für eine gut funktionierende Verdauung.

Verarbeitung und Lagerung

Weintrauben werden genußreif geerntet, sie reifen nicht mehr nach. Im Kühlschrank lassen sie sich einige Tage lagern.

Zum Ausprobieren:
Italienischer Traubenkuchen

250 g Mehl
20 g Hefe
90 g Zucker
2 EL lauwarmes Wasser
1 Ei
70 g weiche Butter
1 Prise Salz
Muskatnuß, frisch gerieben
2 TL abgeriebene Schale von einer unbehandelten Zitrone
1 kg weiße und blaue Trauben
2 EL Olivenöl

Aus allen Zutaten außer Olivenöl und Trauben einen Hefeteig bereiten. Den Teig etwa 2 mm dick ausrollen und auf dem Backblech zugedeckt etwa 45 Minuten gehen lassen. Backofen auf 180 Grad vorheizen. Die Trauben waschen, trockentupfen. Auf dem Teig verteilen, etwas andrücken und mit dem Olivenöl beträufeln. Mit etwas Zucker bestreuen. Etwa 30 Minuten auf der mittleren Schiene backen. Am besten warm servieren.

Einkauf

Jan	Feb	Mär	Apr	Mai	Juni	Juli	Aug	Sept	Okt	Nov	Dez
						++	++	++	++	++	

Zwiebel – reicher Lohn für vergossene Tränen

Ein Paket Taschentücher – und schon kann es losgehen: Ein Kilogramm Zwiebeln für den Zwiebelkuchen wollen hinter Tränenschleier geschnitten werden!

Eigentlich erstaunlich, daß die Menschen überhaupt auf die Idee kamen, eine Knolle mit solch aggressiven Abwehrstoffen zu essen. Da müssen die positiven Wirkungen schon sehr überzeugend gewesen sein. In der Tat: Die vielfältigen Heilwirkungen der Zwiebel wurden schon sehr früh erkannt. So schrieb Plinius, daß die Zwiebel 28 Krankheiten heile, darunter Hundebisse, Insektenstiche, Asthma, Diabetes, Rheuma, Husten und Herzkrankheiten.

Die neuesten Forschungen belegen, wie recht er hatte.

Steckbrief Zwiebel

Bioaktive Substanzen
Alliin, das bei Verarbeitung zum beißenden
«Tränenfaktor» umgewandelt wird
Flavonoide (Quercetin)
Adenosin
Thiosulfinate
und viele weitere schwefelhaltige
bioaktive Substanzen.

Essentielle Nährstoffe
Kalium
Vitamin C

Heilwirkungen

Zwiebeln lindern entzündliche Prozesse

Weil die *Sulfide* die Bildung der Prostaglandine verhindern, die unter anderem an der Entstehung von Entzündung und Schmerzen mitwirken, helfen sie überall da, wo entzündliche Reaktionen Beschwerden verursachen: bei Insektenstichen, Rheuma, Gelenkschmerzen, Bronchitis, Asthma.

Gesundheitstip

Eine aufgeschnittene Zwiebel lindert sehr wirkungsvoll die Schmerzen bei Insektenstichen.
Bei Bienen- oder Wespenstichen im Mund ganz schnell eine Zwiebel kauen, das kann lebensrettend sein!

Zwiebeln verhindern Blutgerinnsel

Gleich drei Inhaltsstoffe der Zwiebel verhindern die Bildung von Thromboxan, der Substanz, die für die Thrombozyten-Zusammenballung zuständig ist: die *Sulfide, Adenosin* und Quercetin, ein *Flavonoid.* Damit sind Zwiebeln starke Gerinnselknacker – und weil 80 bis 90 Prozent der Herzanfälle durch Blutgerinnsel entstehen, ist eine zwiebelreiche Kost die beste Herzinfarktprophylaxe.

Gesundheitstip

Da tierisches Fett Gerinnsel fördert, als Ausgleich Zwiebeln dazu essen: Bratwurst, Bratkartoffeln, Omelette mit Zwiebeln!

Zwiebeln schützen vor Arteriosklerose

Die *Flavonoide* in der Zwiebel sind starke Antioxidationsmittel und verhindern die Oxidation des LDL-Cholesterins zu den plaquebildenden Schaumzellen, die sich an den Arterienwänden ablagern.

> **Gesundheitstip**
> Flavonoide sind (oft) farbig – deshalb: rote Zwiebeln enthalten mehr davon als gelbe und gelbe mehr als weiße.

Zwiebeln hemmen die Krebsentwicklung

Die krebshemmende Wirkung von Zwiebeln wird zur Zeit intensiv erforscht. Ein hoher Zwiebelkonsum geht in vielen Untersuchungen einher mit niedrigen Raten an Magen-, Darm-, Brust- und Speiseröhrenkrebs. Verantwortlich dafür sind sowohl die *Flavonoide* als auch die *Sulfide*, die starke Krebshemmer sind.

Zwiebeln lindern Husten und Erkältungen

Zwiebeln kämpfen an drei Fronten gegen Husten: Sie helfen beim Abheilen der Entzündung, sie knacken mit ihren Schwefelverbindungen den zähen Schleim, und die scharfen Thiosulfinate reizen die Schleimhaut zum Absondern von viel Flüssigkeit, damit besser abgehustet werden kann. Zwiebelsaft ist auch ein gutes Hausmittel gegen verstopfte Nase bei Schnupfen.

Gesundheitstip
Zwiebelhustensaft: Eine große Zwiebel fein kleinhacken und mit Honig vermischt einen Tag stehenlassen. Den Saft durch ein Tuch abpressen und mehrmals täglich einen Teelöffel einnehmen.

Verarbeitung und Lagerung

Zur «Zwiebel-Familie» gehören auch Porree, Lauch, Lauch-zwiebeln und Schnittlauch. Sie müssen frisch sein und zarte grüne Blätter haben. Zwiebeln gibt es ganzjährig. Sie halten sich an einem trockenen, kühlen Ort wochenlang.

Zwiebeln nicht zusammen mit Milchprodukten lagern, da diese dann schneller verderben.

Zum Ausprobieren:

Sherryzwiebeln mit Rosinen

50 g Rosinen

8 cl trockener Sherry

500 g Schalotten oder kleine Zwiebeln

4 EL Olivenöl

3 EL Tomatenmark

ein TL Puderzucker

2 EL Sherryessig

ein TL Edelsüßpaprika

Salz

Pfeffer, frisch gemahlen

Die Rosinen mit dem Sherry übergießen und ziehen lassen. Das Olivenöl mit dem Tomatenmark, Zucker, Essig und ¼ l Wasser etwa 10 Minuten kochen. Das Paprikapulver unterrühren, die Sauce mit Salz und Pfeffer würzen. Die geschälten Schalotten und die Sherryrosinen dazugeben und alles zugedeckt bei ganz schwacher Hitze etwa 45 Minuten schmoren. Mindestens 2 Stunden ziehen lassen.

Einkauf

Zwiebeln sind ganzjährig frisch. Frühlingszwiebeln und Schnittlauch müssen zarte grüne Blätter haben und dürfen nicht vertrocknet und gelb sein.

Jan	Feb	Mär	Apr	Mai	Juni	Juli	Aug	Sept	Okt	Nov	Dez
+	+	+	+	+	+	+	+	+	+	+	+

Anhang

Literatur

Quellen

Adlerkreutz, H.: Plasmaconcentrations of phytoestrogens in Japanese men. *The Lancet* 342 (1993), S. 1209

Adlerkreutz, H.: Diet und breast cancer. *Acta oncologica* 31 (1992), S. 175

Adlerkreutz, H.: Dietary phytoestrogens and the menopause in Japan. *The Lancet* 339 (1992), S. 1233

Ames, B.: Dietary Carcinogens and Anticarcinogens. *Science* 221 (1983), S. 1256

Bendich, A.: Carotinoids and the immun response. *Journal of Nutrition* 119 (1989), S. 112

Billing, P.: Protease inhibitor content of human dietary samples. *Nutr. Canc.* 14 (1990), S. 85

Block, E.: Die Chemie von Knoblauch und Zwiebel. *Spektrum der Wissenschaft*, Mai 1985

Caragay, A.: Cancer-preventive foods and ingredients. *Food Technology*, April 1992

Carper, J.: Wundermedizin Nahrung. Düsseldorf 1995

Cassidy, A.: Biological effects of a soy-rich diet. *American Journal Clin. Nutr.* 60 (1994), S. 333

Cohen, L.: Ernährung und Krebs. *Spektrum der Wissenschaft*, Januar 1988

Cooper, K.: Die neuen Gesundmacher – Antioxidantien. München 1995

Coward, L.: Antitumor Isoflavone in soybean foods. *Journal Agric. Food Chemist.* 41 (1993), S. 1961

Daten des Gesundheitswesens, *Schriftenreihe des Bundesministeriums für Gesundheit*, Ausgabe 1991, Bd. 3

Eaton, S. B.: Paleolythic nutrition, *New England Journal of Medicine* 312 (1985), S. 283

Eichholzer, M.: Antioxidative Vitamine und Krebs – eine Übersicht. *Akt. Ernährungsmed.* 19 (1994), S. 2

Ernährungsbericht 1992, Deutsche Gesellschaft für Ernährung. Frankfurt/Main 1992

Franceschi, S.: Intake of macronutrients and risks of breast cancer. *The Lancet* 347 (1996), S. 1351

Frankel, E. N.: Phenolic substances in red wine. *The Lancet* 341 (1993), S. 454

Gaßmann, B.: Knoblauch – Lebensmittel und Modedroge? *Ernährungsumschau* 39 (1992), S. 415

Gertz, Ch.: Antioxidantien in Lebensmitteln. *Ernährungsumschau* 30 (1983), S. 337

Glatzel, H.: Die Gewürze. Herford 1968

Hartwigsen, E.: Einfluß der Aufnahme an Phytinsäure und Ballaststoffen auf Eisen- und Zinkbalancen. *Akt. Ernährungsmed.* 13 (1988), S. 57

Hermann, K.: Pflanzenphenole als Inhaltsstoffe von Lebensmitteln. *Ernährungsumschau* 27 (1980), S. 75

Hertog, M.: Antioxidant flavonoids and the risk of coronar heart disease. *The Lancet* 342 (1993), S. 1007

Huang et al: Food Phytochemicals for Cancer Prevention. ACS Symposion, Washington 1994

Jacobey, H. et al: Gemüse als Arzneipflanze. *Ernährungsumschau* 35 (1988), S. 212

Johns, T.: With bitter herbs you shall eat it. Tuscon 1990

Kasper, H.: Ernährungsmedizin und Diätetik. München 1991

Kinlen, L. J.: Diet and breast cancer. *British Medicin Bulletin* 47 (1991), S. 462

Kleiner, K.: Vitamin pills fail to fend off cancer. *New Scientist* 27. 1. 1996

Koch, Hahn: Knoblauch, München 1988

Konvicka, O.: Knoblauch – eine Gewürz- und Heilpflanze. *Naturwissenschaftliche Rundschau* 36 (1983), S. 209

Kühnau, J.: Unterschiede in der ernährungsphysiologischen Bedeutung pflanzlicher und tierischer Lebensmittel für den Menschen. *Ernährungsumschau* 23 (1973), S. 43

Lange, R. et al: Glucosinolate I und II. *Ernährungsumschau* 39 (1992), S. 252, 292

Leopold, A., Ardrey, R.: Toxic Substances in Plants and the Food Habits of Early Man. *Science* 176 (1972), S. 512

Lindner, E.: Toxikologie der Nahrungsmittel. Stuttgart 1990

Meister, W.: Risikofaktoren und Prävention kardiovaskulärer Erkrankungen. *Der Internist* 30 (1989), S. 276

Messina, M.: The role of soy products in reducing risk of cancer. *Journ. Nat. Cancer Inst.* 83 (1991), S. 541

Miller, W.: Estrogens and breast cancer. *Brit. Med. Bull.* 47 (1991), S. 470

Mindell, E.: Food as Medicine. New York 1994

Montanari, M.: Der Hunger und der Überfluß. München 1993 / München 1995

Nahrstedt, A.: Nutzung pflanzlicher Sekundärstoffe durch Mensch und Tier. *Deutsche Apothekerzeitung* 40 (1990), S. 2155

Nash, M.: Stopping cancer. *Time* 25.4.1994

Pahlow, M.: Hausapotheke. München 1992

Pollmer, U.: Welches Essen schützt vor Herzinfarkt? *Natur* 10 / 1995

Pudel, V.; Westenhöfer, J.: Ernährungspsychologie. Göttingen 1991

Rohwedder, D., Hacks, M.: Fett in der Ernährung. Schriftenreihe «Experten im Gespräch», Bd. 16, Wellingsbüttel 1991, S. 123

Setchell, K.: Non-steroidal estrogens of dietary origins. *Am. Journ. Clin. Nutr.* 40 (1984), S. 569

Souci, S., Fachmann, W., Kraut, H.: Nährwert-Tabellen. Stuttgart 1994

Täufel, A., Böhm, H.: Proteininhibitoren hydrolytischer Enzyme in Nahrungspflanzen. *Ernährungsumschau* 40 (1993), S. 376

Teuscher, E.: Sekundärstoffe – Favoriten bei der Suche nach neuen Arzneistoffen? *Deutsche Apothekerzeitung* 29 (1990), S. 1627

Thompson, L.: Mammalian Lignan production from various foods. *Nutr. Canc.* 16 (1991), S. 43

Wagner, H.: Pharmazeutische Biologie. Stuttgart 1985

Watzl, B.: Ernährung und Immunsystem. *Ernährungsumschau* 41 (1994), S. 368

Watzl, B., Leitzmann, C.: Bioaktive Substanzen in Lebensmitteln. Stuttgart 1995

Wilcox, G.: Oestrogenic effects of plant foods in postmenopausal women. *Brit. Med. Journ.* 301 (1990), S. 905

Ziegler, R.: Vegetables, fruits and carotinoids and the risk of cancer. *Am. Journ. Clin. Nutr.* 53 (1991), S. 251

Zum Weiterlesen

Binder, F.: Handbuch der gesunden Ernährung. München 1993

Busche, I.: Neurodermitis: Chaos im Immunsystem. Düsseldorf 1996

Furtmayr-Schuh, A.: Postmoderne Ernährung. Stuttgart 1993

v. Koerber, K., Männle, T., Leitzmann, C.: Vollwert-Ernährung.
   Heidelberg 1994

Root, W.: Das Mundbuch. Frankfurt/Main 1994

Rützler, H.: Bewußt essen – gesund leben. Wien 1995

Schmiedel, V.: Cholesterin – naturgemäß behandeln. Heidelberg
   1996

Glossar

Antigen Fremdeiweiß (von Viren, Bakterien u. a.), das im Körper die Aktivierung des Immunsystems auslöst und zur Bildung von Antikörpern führt.

Antikörper Immunglobuline, die von spezialisierten Immunzellen nach Kontakt des Organismus mit Antigenen gebildet werden. Sie können das Antigen durch Bindung unschädlich machen.

Arachidonsäure Langkettige, ungesättigte Fettsäure, die sich in den Lipiden der Zellmembranen befindet. Durch den Einfluß bestimmter Enzyme entstehen aus Arachidonsäure hormonartige Botenstoffe (Prostaglandine, Thromboxan und Leukotriene).

epidemiologische Studie Wissenschaftliche Untersuchungsmethode, bei der die Bedeutung einzelner Faktoren für die Entstehung von Krankheiten quantitativ bewertet wird. Dabei werden genau definierte Gruppen von Menschen gegenübergestellt, die sich hinsichtlich des zu untersuchenden Risikofaktors unterscheiden.

Fettsäuren Organische Säuren, die entscheidender Bestandteil von Fetten sind. Man unterscheidet gesättigte von ungesättigten Fettsäuren. Gesättigte Fettsäuren enthalten keine Doppelbindung in ihrer Kohlenstoffkette und sind deshalb sehr stabil gegenüber Sauerstoff. Sie kommen vorwiegend in tierischen Fetten von Warmblütern sowie in Kokos- und Palmkernfett vor. Ungesättigte Fettsäuren enthalten eine oder mehrere Doppelbindungen, an denen Reaktionen mit Sauerstoff (Autoxidation) stattfinden können. Fettsäuren mit mehreren Doppelbindungen kommen vor allem in Pflanzen- und Fischölen vor.

Fibrin Hochmolekulares Eiweiß im Blut, das bei Blutgerinnung aus Fibrinogen entsteht. Es bildet ein Netz, in dem die Blutplättchen zu einem Pfropf verkleben und damit Verletzungen im Gefäßsystem abdichten.

Fibrinogen Vorstufe des Fibrins im Blut. Aus Fibrinogen bildet sich durch die Anwesenheit von Gerinnungsfaktoren Fibrin.

Glutathion-Peroxidase Körpereigenes Enzym, welches aus Wasserstoffperoxid Wasser herstellt und damit das gefährliche Oxidationsmittel Wasserstoffperoxid im Körper unschädlich macht.

Interferon Botenstoff, der von virusbefallenen Zellen gebildet wird und die Nachbarzellen zu verstärkter Abwehr gegen das Virus anregt.

Interleukine Botenstoffe, die vielerlei Aufgaben in der Immunabwehr haben. Sie alarmieren Helferzellen, aktivieren Killerzellen und fördern die Antikörper-Produktion.

Katalase Körpereigenes Enzym, das in hoher Konzentration in roten Blutkörperchen und Leberzellen vorkommt und Wasserstoffperoxid in unschädliches Wasser umwandelt.

Leukotriene Botenstoffe, die sich aus Arachidonsäure bilden und die eine wichtige Rolle bei der Entstehung von allergischem Asthma und Entzündungen spielen.

Lymphozyten Weiße Blutkörperchen. Zellen des Immunsystems, die vielfältige Aufgaben haben. Aus den B-Lymphozyten entstehen Plasmazellen, die nach Stimulation durch ein Antigen passende Antikörper produzieren. T-Lymphozyten aktivieren antikörperproduzierende Plasmazellen und bilden in Form von «Gedächtnis-Zellen» die Immunität.

Makrophagen Abwehrzellen (Freßzellen), die Fremdstoffe, z. B. Viren, Bakterien, Krebszellen und Zelltrümmer, in sich aufnehmen und dadurch unschädlich machen. Makrophagen sind auch an der Produktion von Immunsignalstoffen (Interleukin und Tumor-Nekrose-Faktor) beteiligt.

MONICA-Studie Von der Weltgesundheitsorganisation (WHO) initiierte Ländervergleichsstudie, die zum Ziel hat, aufgrund der unterschiedlichen Verzehrsgewohnheiten Schlußfolgerungen für die beobachteten Unterschiede in der Häufigkeit von Herz-Kreislauf-Erkrankungen zu ziehen.

Natürliche Killerzellen Zellen des Immunsystems, die virusinfizierte Zellen und Tumorzellen unschädlich machen.

Peroxide Moleküle, in denen eine Sauerstoffkette (Verbindung zweier Sauerstoffatome) vorliegt. Diese Peroxide, z. B. Wasserstoffperoxid, sind sehr reaktionsfähig und können andere Substanzen leicht oxidieren.

probiotische Kulturen Milchsäurebakterien, die besonders widerstandsfähig gegen Magen- und Gallensäure sind und deshalb den Darm lebend erreichen und dort die Darmflora günstig beeinflussen können. Probiotische Kulturen sind z. B. LGG, LC 1 und LA 5.

Prostaglandine Botenstoffe, die sich aus der Arachidonsäure in den Zellmembranen bilden und die viele verschiedene, zum Teil gegensätzliche Wirkungen im Körper haben. Sie sensibilisieren u. a. die Schmerzrezeptoren und sind an entzündlichen Prozessen beteiligt.

Sauerstoff-Radikale Zu den reaktionsfähigen Sauerstoff-Verbindungen mit ungepaarten Elektronen auf der äußersten Elektronenhülle gehören Superoxid-Anionen und Hydroxyl-Radikale, die sehr leicht Kettenreaktionen auslösen und damit Schaden anrichten können.

Singulett-Sauerstoff Durch Strahlung oder chemische Reaktionen im Stoffwechsel entstehender, energetisch angeregter Sauerstoff, aus dem sehr leicht freie Sauerstoff-Radikale entstehen können.

T-Helfer-Zellen Zellen des Abwehrsystems, die Antigen-Bruchstücke auf Makrophagen erkennen und daraufhin die Bildung weiterer Abwehrzellen anregen.

Thromboxan Aus Arachidonsäure durch spezialisierte Enzyme entstehende Substanz, die entscheidend für das Zusammenballen der Blutplättchen und damit der Bildung eines Blutpfropfes ist.

Tumor-Nekrose-Faktor Botenstoff des Immunsystems, der von den Makrophagen gebildet wird und der in Krebszellen die DNS zerstört.

Register

Die Autorin

Regina Naumann, geboren 1951, studierte Lebensmittelchemie und Pharmazie. Sie arbeitete mehrere Jahre in der Industrie, in öffentlichen Apotheken und als Dozentin an einer Krankenpflegeschule. Von 1991–1994 Studium der Medienpädagogik mit Schwerpunkt Gesundheitspädagogik.
1994–1997 freie Lektorin im medizinischen Sachbuchbereich; seit 1997 wissenschaftliche Mitarbeiterin am Deutschen Hygiene-Museum in Dresden und Mitglied des Planungsteams für den Themenpark der Expo 2000.

Carine Buhmann
Beiß nicht gleich in jeden Apfel
700 Tips zur gesunden Ernährung
(rororo sachbuch 9781)
Ein umfassender Ernährungsratgeber aus der Praxis für die Praxis mit zahlreichen Tips und Empfehlungen. Über 700 Fragen aus verschiedenen Bereichen der gesunden Ernährung werden auf kompetente, leichtverständliche Weise beantwortet: von anthroposophischer Ernährung und Makrobiotik über Trennkost bis zur Sonnenkost sowie viel Interessantes zu Diäten und Abmagerungskuren. Übersichtliche Tabellen und Grafiken sowie ein ausführliches Such- und Sachregister machen das Buch zum wertvollen Nachschlagewerk für Laien und Fachleute.

Helmut F. Kaplan (Hg.)
Warum ich Vegetarier bin
Prominente erzählen
(rororo sachbuch 9675)
«Wahre menschliche Kultur gibt es erst, wenn nicht nur die Menschenfresserei, sondern jeder Fleischgenuß als Kannibalismus gilt.»
(Wilhelm Busch)
«Nichts wird ... die Chancen für ein Überleben auf der Erde so steigern wie der Schritt zu einer vegetarischen Ernährung.»
(Albert Einstein)
«Man darf nicht essen, was ein Gesicht hat.»
(Paul McCartney)

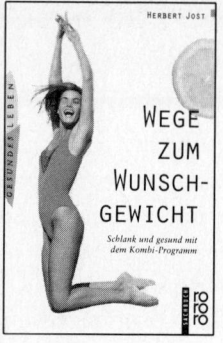

Herbert Jost
Wege zum Wunschgewicht
Schlank und gesund mit dem Kombi-Programm
(rororo sachbuch 9792)
Gehören Sie auch zu denjenigen, die schon viele «Erfolgsdiäten» ausprobiert haben und feststellen mußten, daß sie sehr schnell ihr altes Gewicht wieder erreicht hatten oder sogar mehr wogen als vorher?
Das ist jetzt vorbei!
Mit dem dreiteiligen Kombi-Programm können auch Sie Ihr Wunschgewicht langfristig halten. Durch viele weitere wertvolle Tips erfahren Sie, wie auch ein «Schlemmertag» oder ein «Faulenztag auf dem Sofa» Ihren Gewichtsverlust langfristig nicht gefährden können.

Ein Gesamtverzeichnis aller lieferbaren Titel der Reihe *rororo gesundes leben* finden Sie in der *Rowohlt Revue.* Jedes Vierteljahr neu. Kostenlos in Ihrer Buchhandlung.

Ingo Jarosch
Die acht Brokate *Kraft und Entspannung aus dem Reich der Mitte*
(rororo sachbuch 9648)
Finden Sie Entspannung, tanken Sie Kraft und innere Ruhe: Die acht Brokate sind ein Gesundheitszyklus aus dem Tai Chi und beruhen auf der fernöstlichen ganzheitlichen Betrachtungsweise des Menschen. Diese eleganten Übungen sind schnell und leicht zu erlernen. Und wenn Sie sich jeden Tag nur zehn Minuten Zeit nehmen, werden Sie Ihre innersten Energien wecken und in kurzer Zeit ein positives Lebensgefühl erfahren.

Ingo Jarosch
Tai Chi *Neue Körpererfahrung und Entspannung*
(rororo sachbuch 8803)

Sue Luby
Hatha Yoga *Entspannen, auftanken, sich wohl fühlen*
(rororo sachbuch 8592)
«Das Buch wendet sich an Anfänger und Fortgeschrittene verschiedenen Grades. Es möchte dem Leser helfen, Geist und Körper auf intelligente Weise beherrschen zu lernen, um dadurch Gesundheit und Spannkraft des Körpers zu erhöhen. Diese Absicht des Buches kann der Leser gewiß mit Erfolg erreichen, wenn er nach den Anleitungen des Buches übt. Es ist ‹ein intelligentes Buch›.»
BDY-Information (Berufsverband der deutschen Yogalehrer)

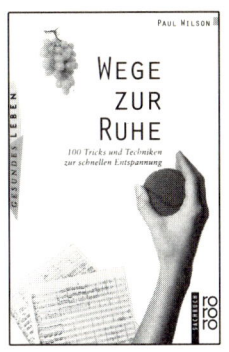

Paul Wilson
Wege zur Ruhe *100 Tricks und Techniken zur schnellen Entspannung*
(rororo sachbuch 60119)
Ein kurzweiliger Reader für hektische Zeiten: Neben Klassikern wie Atemtechnik, Stretching, Autosuggestion und Massagen stellt der Autor auch viele überraschende Wege zur Ruhe vor, etwa: die Katze streicheln, helle, lockere Kleidung anziehen oder viel klares Wasser trinken und für besonders Ungeduldige und Gestreßte gibt es effektive Hilfe für den «Notfall». Eine originelle, amüsante und informative Zusammenstellung von hundert Wegen zu schneller Ruhe und Entspannung.

Ein Gesamtverzeichnis aller lieferbaren Titel der Reihe *rororo gesundes leben* finden Sie in der *Rowohlt Revue*. Jedes Vierteljahr neu. Kostenlos in Ihrer Buchhandlung.

Jeanne Achterberg
Gedanken heilen *Die Kraft der
Imagination. Grundlagen
einer neuen Medizin*
(rororo sachbuch 8548)
«Die neuen Verhaltens-
therapien, die die Imagination in den Mittelpunkt
stellen, wie zum Beispiel
gelenkte Phantasien, Hyp-
nose und Biofeedback, und
denen ein Hauch von
Schamanismus anhaftet,
haben in kontrollierten Test-
situationen ihren Einfluß auf
die Immunität bewiesen.
Nun, da sich die schwer
faßbaren Geheimnisse des
menschlichen Geistes zu
enthüllen beginnen, spielt
sich vor unseren Augen ein
faszinierendes, noch nie da-
gewesenes Drama ab: Das
wissenschaftliche Paradigma
wechselt, die Metaphern
vermischen sich. Es ist ein
guter Augenblick zu leben.»
*Dr. med. Jeanne Achterberg
im Vorwort ihres Buches*

Norman Cousins
Der Arzt in uns selbst *Wie Sie
Ihre Selbstheilungskräfte
aktivieren können*
Mit einem Vorwort von
Heiko Ernst
(rororo sachbuch 9307)
Norman Cousins litt an einer
tückischen, äußerst schmerzhaften Knochendegeneration,
als er beschloß, sich selbst zu
heilen: durch Höchstdosen
von Vitamin C und – La-
chen. Zur Verblüffung aller
Fachleute war seine Therapie
tatsächlich erfolgreich. In
Der Arzt in uns selbst beschreibt der renommierte
Journalist seinen sensationel-
len Heilungsprozeß, der die
Wegscheide in der modernen
Medizin markiert.

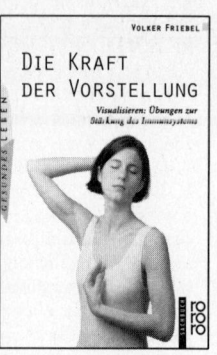

Volker Friebel
Die Kraft der Vorstellung
*Visualisieren: Übungen zur
Stärkung des Immun-
systems*
(rororo sachbuch 9959)
Der Diplompsychologe Dr.
Volker Friebel bietet nicht
nur eine Einführung in das
Zusammenspiel von Psyche
und Immunsystem. Er be-
schreibt auch ausführlich,
wie die Selbstheilungskräfte
des Körpers funktionieren
und welche Rolle die Techniken der Visualisierung
dabei spielen. Im praktischen
Teil des Buches stellt er
Übungen vor, die der Ent-
spannung und Stimulierung
des Immunsystems dienen.

Ein Gesamtverzeichnis aller
lieferbaren Titel der Reihe
rororo gesundes leben finden
Sie in der *Rowohlt Revue*.
Jedes Vierteljahr neu.
Kostenlos in Ihrer Buchhandlung.

William B. Burleigh
Bring dich in Schwung! *Das ganz leichte Fitness-Programm*
(rororo sachbuch 9446)
Dieses Buch erzählt Ihnen alles, was Sie wissen müssen, um fit zu werden, sich besser zu fühlen und Ihr Gewicht zu vermindern. Folgen Sie einfach diesem leichten und amüsanten 16-Wochen-Programm mit der Garantie, sich danach besser zu fühlen als heute. Das Programm zeigt Ihnen, wie Sie in vier Monaten locker einen 5000-Meter-Lauf bewältigen können , ohne daß sie mehr als maximal zwei Stunden pro Woche investieren müssen. Das Buch lädt sie aber nicht nur zum Laufen ein, sondern darüber hinaus zu einer sanften Veränderung Ihrer Lebensweise. Sie müssen lediglich vier Monate lang jede Woche ein paar Minuten für das Lesen eines Kapitels erübrigen und dann die leichten Anweisungen befolgen. Auch wenig Bewegung tut gut, man muß nur im wahrsten Sinne des Wortes den ersten Schritt tun, nehmen Sie also das Buch als Startschuß in ein bewegtes Leben.

Ileana Melas
Die natürliche Bewegung
Energie bewahren, Körperbewußtsein entwickeln, Harmonie finden
(rororo sachbuch 9958)

Tran Vu Chi
Heilen durch Bewegung
Schnelle Selbsthilfe durch WA DO bei Krankheiten und Beschwerden
(rororo sachbuch 9615)

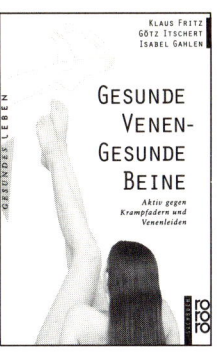

Klaus Fritz / Isabel Gahlen / Götz Itschert
Gesunde Venen – Gesunde Beine
Aktiv gegen Krampfadern und Venenleiden
(rororo sachbuch 9713)
Besenreiser, Krampfadern, Venenentzündungen, Thrombosen – in Deutschland haben etwa 15 Millionen Menschen Probleme mit ihren Venen. Was Sie alles tun können, um Ihre Venen – und damit Ihre Beine – gesund zu erhalten, erläutert dieser umfassende Reader. Fachleute geben sachkundig und verständlich Auskunft über Aufbau und Funktion des Gefäßsystems, Ursachen von Beinbeschwerden, besondere Risikofaktoren, Diagnose- und Therapieverfahren sowie Möglichkeiten der Selbsthilfe, Vorbeugung und Beschwerdelinderung.

Ein Gesamtverzeichnis aller lieferbaren Titel der Reihe *rororo gesundes leben* finden Sie in der *Rowohlt Revue*. Jedes Vierteljahr neu. Kostenlos in Ihrer Buchhandlung.